国外食品药品法律法规编译丛书

FDA
生物药剂学
指南

组织编写　药渡经纬信息科技（北京）有限公司

U0285932

中国医药科技出版社

图书在版编目（CIP）数据

FDA生物药剂学指南 / 药渡经纬信息科技（北京）有限公司组织编写. —北京:中国医药科技出版社，2018.1
（国外食品药品法律法规编译丛书）
ISBN 978-7-5067-9408-4

Ⅰ.①F…　Ⅱ.①药…　Ⅲ.①生物药剂学－研究－美国　Ⅳ.①R945

中国版本图书馆CIP数据核字(2017)第160294号

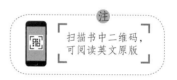

注　扫描书中二维码，可阅读英文原版

美术编辑　陈君杞
版式设计　大隐设计

出版　中国医药科技出版社
地址　北京市海淀区文慧园北路甲 22 号
邮编　100082
电话　发行：010-62227427　邮购：010-62236938
网址　www.cmstp.com
规格　710×1000mm $^1/_{16}$
印张　22
字数　257 千字
版次　2018 年 1 月第 1 版
印次　2018 年 1 月第 1 次印刷
印刷　三河市国英印务有限公司
经销　全国各地新华书店
书号　ISBN 978-7-5067-9408-4
定价　58.00 元

本书编委会

主　编　丁红霞　唐小枚

编　委（按姓氏笔画排序）

丁红霞　　刘　恕

苏　晶　　唐小枚

序

食品药品安全问题，既是重大的政治问题，也是重大的民生问题；既是重大的经济问题，也是重大的社会问题。十八大以来，我国坚持以人民为中心的发展思想和"创新、协调、绿色、开放、共享"的五大发展理念，全力推进食品药品监管制度的改革与创新，其力度之大、范围之广、影响之深，前所未有。

党的十九大再次强调，全面依法治国是国家治理的一场深刻革命，是中国特色社会主义的本质要求和重要保障。法律是治国之重器，良法是善治之前提。全面加强食品药品安全监管工作，必须坚持立法先行，按照科学立法、民主立法的要求，加快构建理念现代、价值和谐、制度完备、机制健全的现代食品药品安全监管制度。当前，《药品管理法》的修订正在有序有力推进。完善我国食品药品安全管理制度，必须坚持问题导向、坚持改革创新、坚持立足国情、坚持国际视野，以更大的勇气和智慧，充分借鉴国际食品药品安全监管法制建设的有益经验。

坚持食品药品安全治理理念创新。理念是人们经过长期的理论思考和实践探索所形成的揭示事物运动规律、启示事物发展方向的哲学基础、根本原则、核心价值等的抽象概括。理念所回答的是"为何治理、为谁治理、怎样治理、靠谁治理"等基本命题，具有基础性、根本性、全局性、方向性。理念决定着事物的发展方向、发展道路、发展动力和发展局面。从国际上看，食品药品安全治理理念主要包括人本治理、风险治理、全程治理、社会治理、责任治理、效能治理、能动治理、专业治理、分类治理、平衡治理、持续治理、递进治理、灵活治理、国际治理、依法治理等基本要素。这些要素的独立与包容在一定程度上反映出不同国家、不同时代、不同阶段食品药品安全治理的普遍规律和特殊需求。完善我国食品药品安全管理法制制度，要坚持科学治理理念，体现时代性、把握规律性、富于创造性。

坚持食品药品安全治理体系创新。为保障和促进公众健康，国际社会普遍建立了科学、统一、权威、高效的食品药品安全监管体制。体制决定体系，体系支撑体制。新世纪以来，为全面提升药品安全治理能力，国际社会更加重视食品药品标准、审评、检验、检查、监测、评价等体系建设，着力强化其科学化、标准化、规范化建设。药品安全治理体系的协同推进和持续改进，强化了食品药品安全风险的全面防控和质量的全面提升。

坚持食品药品安全治理法制创新。新时代，法律不仅具有规范和保障的功能，而且还具有引领和助推的作用。随着全球化、信息化和社会化的发展，新原料、新技术、新工艺、新设备等不断涌现，食品药品开发模式、产业形态、产业链条、生命周期、运营方式等发生许多重大变化，与此相适应，一些新的食品药品安全治理制度应运而生，强化了食品药品安全风险全生命周期控制，提升了食品药品安全治理的能力和水平。

坚持食品药品安全治理机制创新。机制是推动事物有效运行的平台载体或者内在动力。通过激励与约束、褒奖和惩戒、动力和压力、自律和他律的利益杠杆，机制使"纸面上的法律"转化为"行动中的法律"，调动起了各利益相关者的积极性、主动性和创造性。机制的设计往往都有着特定的目标导引，在社会转型期具有较大的运行空间。各利益相关者的条件和期待不同，所依赖的具体机制也有所不同。当前，国际社会普遍建立的食品药品分类治理机制、全程追溯机制、绩效评价机制、信用奖惩机制、社会共治机制、责任追究机制等，推动了食品药品安全治理不断向纵深发展。

坚持食品药品安全治理方式创新。治理方式事关治理的质量、效率、形象、能力和水平。全球化、信息化、社会化已从根本上改变经济和安全格局，传统的国际食品药品安全治理方式正在进行重大调整。互联网、大数据、云计算等正在以前所未有的方式改变着传统的生产、生活方式，而更多的改变正在蓄势待发。信息之于现代治理，犹如货币之于经济，犹如血液之于生命。新时期，以互联网、大数据、云计算等代表的信息化手段正在强力推动食品药品安全治理从传统治理向现代治理方式快速转轨，并迸发出无限的生机与活力。

坚持食品药品安全治理战略创新。战略是有关食品药品安全治理的全局性、长期性、前瞻性和方向性的目标和策略。国家治理战略是以国家的力量组织和落实食品药品安全治理的目标、方针、重点、力量、步骤和措施。食品药品安全治理战略主要包括产业提升战略、科技创新战略、行业自律战略、社会共治战略、标准提高战略、方式创新战略、能力提升战略、国际合作战略等。食品药品管理法律制度应当通过一系列制度安排，强化这些治理战略的落地实施。

坚持食品药品安全治理文化创新。文化是治理的"灵魂"。文化具有传承性、渗透性、持久性等。从全球看，治理文化创新属于治理创新体系中是最为艰难、最具创造、最富智慧的创新。

食品药品安全治理文化创新体系庞大，其核心内容为治理使命、治理愿景、治理价值、治理战略等。使命是组织的核心价值、根本宗旨和行动指针，是组织生命意义的根本定位。使命应当具有独特性、专业性和价值性。今天，国际社会普遍将食品药品安全治理的是使命定位于保障和促进公众健康。从保障公众健康到保障和促进公众健康，这是一个重大的历史进步，进一步彰显着食品药品监管部门的积极、开放、负责、自信精神和情怀。

中国的问题，需要世界的眼光。在我国药品安全监管改革创新的重要历史时期，法制司会同中国健康传媒集团组织来自监管机构、高等院校、企业界的专家、学者、研究人员陆续翻译出版主要国家和地区的食品药品法律法规，该丛书具有系统性、专业性和实用性、及时性的特点，在丛书中，读者可从法条看到国际食品药品治理理念、体系、机制、方式、战略、文化等层面的国际经验，期望能为我国食品药品监管改革和立法提供有益的参考和借鉴。

焦 红

2017 年 12 月

编译说明

当今世界，美国医药产业发展优势显著，其研发能力和产品质量控制能力全球领先。美国拥有多家世界一流的制药企业及众多药品专利，美国食品药品管理局（FDA）也是世界公认的食品药品监管权威机构。FDA在其百余年的监管历程中，积累了大量经验，其所采取的监管模式及颁布的法律法规具有较佳的示范效应。

自1938年FDA颁布《联邦食品药品和化妆品法》(Federal Food, Drug and Cosmetic Act)以来，FDA在食品、药品监管领域逐渐形成了较完善的法律体系。近年来，FDA陆续出台了一系列药品监管法规、指导意见等，以鼓励医药行业在保障安全性的基础上，健康、快速发展，降低患者的用药风险和成本，提高美国厂商在全球医药制品市场的竞争力，也为相关医药产品在美国进行有效注册指明了方向。

我国医药产业基础薄弱，但发展迅速，目前正处于转型关键期。国家对医药研发的鼓励和支持、人口老龄化现象的加剧、人们对健康的普遍关注等因素为我国医药研发提供了良好机遇。近年来，国内众多有实力的制药企业、高校、科研机构等在药物创新研发中做出了积极努力，取得了丰硕成果。在此背景下，无论是相关企业、研发机构，还是药品监管部门，均有必要了解、学习、借鉴FDA关于新药申报注册的相关指导原则，以不断提高我国医药产品的研发水平、产品质量和监管能力，促进我国医药行业的健康、有序、快速发展。

本书在全面汇总、整理 FDA 关于新药申报注册相关生物药剂学方面比较重要的十三篇指导原则的基础上，对其分别进行了编译。为方便阅读，编译中对指导原则的结构和内容做了如下调整：

第一，FDA 指导原则目的在于为新药申报者提供相关建议，其体现了 FDA 对某一主题的见解，并不具有法律的强制性，除引用了专门法规或法定要求之外，其余仅作建议供行业参考。指导原则中"应该"（should）一词意指"建议"，而非"强制要求"之意。

第二，指导原则的原结构基本予以保留，根据内容分章节略加整理，不影响指导原则内容的完整性和读者的理解。

第三，本书对原指导原则的编号方式进行了调整，原指导原则中的"Ⅰ"对应本书中的"一"；原指导原则中的"A"对应本书中的"（一）"；原指导原则中的"1"对应本书中的"1"；原指导原则中的"a"对应本书中的"（1）"；原指导原则中的"i"对应本书中的"1）"。

据了解，迄今为止，国内尚无对 FDA 关于新药申报注册相关指导原则进行全面翻译的出版物。但是，随着医药行业的不断发展，关注美国医药制品监管法律法规，包括新药申报注册相关规定的专业人士会越来越多，相关翻译出版物也会日益丰富，很可能出现不同出版物术语杂乱、表达各异的现象，影响读者理解。因此，有必要推出规范化的 FDA 关于新药申报注册相关指导原则系列汇编，为医药制品研发、生产部门及审批、监管部门提供规范化的参考资料，深化相关人员对 FDA 法律法规的理解，加速与国际惯例接轨，推动我国医药行业的现代化和国际化进程。

翻译中术语以及专业名词以全国自然科学名词审定委员会公

布的名词以及相关法律法规使用的术语为准。药物名称以《中华人民共和国药典》2015 年版《中华人民共和国药典临床用药须知》2010 年版和《中国药品通用名称》现行版为准。本书涉及医药领域相关知识范围较广，受译者团队能力所限，疏漏之处在所难免，敬请广大读者予以指正，以便我们不断改进。

目录

第一章 | 生物样品分析方法验证指导原则[1]

本指导原则代表美国食品药品管理局（FDA）对该主题目前的观点。它不会赋予任何人任何权利，也不会约束 FDA 或公众。如果有替代方法能够满足法令法规的要求，可以采用该替代方法。

一、前言

本指导原则旨在指导申报者进行新药临床研究（INDs）、新药上市申请（NDA）、仿制药申请（ANDA）以及生物分析方法验证信息的补充申请时用以评价人体临床药理学、生物利用度（BA）、生物等效性（BE）和药代动力学（PK）的原则。本指导原则也适用于非人体药理学 / 毒理学研究和临床前研究的生物分析方法。对动物药品审批过程的相关研究，本指导原则只适用于血液和尿液的 BA、BE 和 PK 研究。

---

[1] 本指导原则由药品审评与研究中心（CDER）的生物药剂学协调委员会与兽药中心（CVM）联合发布。

本指导原则适用于生物分析的一般方法，如气相色谱法（GC）、高压液相色谱法（LC）和色谱－质谱联用法（如 LC-MS, LC-MS-MS, GC-MS, GC-MS-MS），用以定量测定药物和（或）生物基质（如全血、血清、血浆或尿）中的代谢产物。本指导原则也适用于其他生物分析方法（如免疫学和微生物学）和生物基质（如组织和皮肤样本）。

本指导原则提供了生物分析方法验证的一般建议。可以根据分析方法的具体类型进行调整或修正。

二、背景

本指导原则是基于两次专题讨论会的研究而制订，分别是分析方法验证：生物利用度、生物等效性和药代动力学研究（1990 年 12 月 3 日 ~5 日举行）[2] 和生物分析方法验证·十年进展回顾（2000 年 1 月 12 日 ~14 日举行）。[3]

药物及其代谢产物（分析物）定量评价分析方法的选择性和灵敏度是临床前和（或）生物药剂学及临床药理学研究顺利进行的关键。生物分析方法验证的目的是证明定量测定给定生物基质（如血液、血浆、血清或尿液）中分析物的特定分析方法的可靠性、可重复性。生物样品分析方法的基本参数包括：①准确度；②精密度；③选择性；④敏感性；⑤重现性；⑥稳定性。方法验证涉

---

[2] Workshop Report: Shah, V.P. et al. Pharmaceutical Research: 1992, 9:588-592.
[3] Workshop Report: Shah, V.P. et al. Pharmaceutical Research: 2000, 17:in press.

及试验记录，通过特定的实验室研究以确保该方法的工作特性是
适合、可靠及符合预期分析应用要求的。分析数据的可接受性直
接对应于验证方法的标准。

公示的分析方法通常需要调整来适应实验室分析的要求。应对这
些调整加以验证来确保分析方法的适用性。当对已验证方法进行
变更，分析者应判断需要进行哪些额外的验证。在传统的药物开
发过程中，一个已确证的生物分析方法会经历多次修改。支持特
定研究的有利的变更和不同程度的验证表明分析应用的有效性。
验证方法的分类和特点如下。

（一）全面验证
- 首次建立的生物样品分析方法。
- 新的药物。
- 新增代谢产物定量分析。

（二）部分验证
已验证生物分析方法的部分修改。部分验证的范围可以从内部分
析的准确性和精密度的测定到接近全面验证。典型的生物分析方
法修订如下（但不限于此）。

- 实验室或分析员的改变（生物样品分析方法在实验室间或分析
  员的转移）。
- 分析方法的改变（例如检测系统改变）。
- 生物样品中抗凝剂的改变。
- 同物种生物基质改变（例如人血浆－人尿）。
- 样品前处理方法的改变。
- 生物样品种属的改变（例如，大鼠血浆－小鼠血浆）。

● 相关浓度范围的改变。

● 仪器的改变和（或）软件平台的改变。

● 样本体积有限（例如儿童研究）。

● 稀少生物基质。

● 分析物在同服药物存在时的选择性证明。

● 分析物在特异代谢物存在下的选择性证明。

（三）交叉验证

交叉验证是当两个或两个以上的生物分析方法被用于分析在一个研究或不同研究中获得的数据时，验证参数比较。例如原有的、经过验证的生物分析方法作为参考，修订的生物分析方法与之比较。应同时使用两种方法进行比较。

用同一种方法在不同场所或实验室进行样品分析时，需进行基质标准品加样和主要样品的交叉验证，建立实验室间的可靠性数据。对监管提交所需的各种不同研究项目中，通过使用不同的分析技术（如 LC-MS-MS 与 ELISA[4]）获得的数据，应考虑进行交叉验证。

应对所有的修订进行评估，以确定推荐的验证程序。分析实验室进行药理学/毒理学和临床前研究的监管意见书在整个测试过程应遵照 FDA 发布的药物非临床研究质量管理规范（Good Laboratory Practices）[5]（21CFR 58）和健全的质量保证原则。人体 BA、BE、PK 和药物相互作用研究涉及的生物分析方法必须满足 21CFR 320.29 标准。分析实验室应有一套标准操作程序（standard operating procedures，SOP）的书面文件以确保拥有质量控制和质

---

[4] 酶联免疫吸附试验。

[5] 兽医中心，所有的生物等效性研究依据《药物非临床研究质量管理规范》。

量保证系统的完整。SOP 应涵盖分析实验中，从取样、样品进入实验室直至完成分析结果报告的各个方面，并且应包括结果保存、安保、样品运输链（确保测试完整性的责任体系）、样品制备和分析工具，例如方法、试剂、设备、仪器和对数据的质量控制和检验程序。

一个特定生物分析方法的开发、验证和用于日常样品分析的过程可分为三部分：①参考标准品的制备；②生物分析方法的开发和分析程序的建立；③已验证生物分析方法在日常样品分析以及分析运行及（或）分析批次接受标准中的应用。本指导原则对这三个部分在以下章节中分别进行阐述。

三、参考标准品

对生物基质中的药物及其代谢产物进行分析时，在样品中添加标准（对照）物质，并使用质量控制（QC）物质作对照。参考标准品的纯度对研究数据有影响。因此，应使用权威认定的、纯度已知的参考标准品来配制一定浓度的溶液。条件允许的情况下，参考标准品应与被分析物一致；若条件不允许，可以使用已知纯度和已有确定化学形态（游离碱或酸，盐或酯）的样品。通常使用的三种类型：①法定的参考标准品（例如 USP 药典标准）；②商业提供的参考标准品；③实验室或非商业组织制备的有确定纯度的定制合成的化合物。每个标准物质需注明来源、批号、有效期，并提供分析证书和（或）内部或外部提供的质量和纯度检验报告。

四、方法开发：化学分析

方法开发和建立阶段定义为化学分析。生物分析方法验证的基本参数有准确性、精密度、选择性、灵敏度、重现性和稳定性。生物基质中每个分析物的测定需要验证。此外，应确定样品中分析物的稳定性。生物分析方法开发和建立的典型方法包括：①选择性；②准确度、精密度、回收率；③校准曲线；④样品中分析物的稳定性。

（一）选择性（特异性）

选择性是区分样品中目标分析物和其他组分并定量测定目标分析物的一个分析方法。选择性应该考察至少 6 个来源的适宜生物基质（血浆、尿液或其他基质），测定每个空白生物样品干扰组分的响应值。干扰组分的响应值应低于分析物定量下限（LLOQ）的响应值。

生物基质中潜在的干扰物质包括内源性物质、代谢产物、分解产物，在实际研究中，还有同服药物和其他外源性物质。如果该方法的目的是定量多个分析物，那么应对每个分析物进行测定，以确保消除干扰。

（二）准确度、精密度、回收率

分析方法的准确度指应用该方法多次测量结果的平均值与分析物真实值（浓度）的接近程度。通过含有已知量分析物的样品来评估准确性。考察准确度要求每个浓度至少测定 5 个样品。建议至少包含 3 个预期浓度范围内的浓度。测定值的平均值应在真实值的 ±15% 范围内，定量下限准确度应在标示值的 ±20% 范围内。准确度用平均值与真实值的偏差表示。

分析方法的精密度描述了对同一生物基质的多个单一、均匀、等分体积进行重复测定时，被分析物测定值的接近程度。考察精密度要求每个浓度至少测定 5 个样品。建议至少包含 3 个预期浓度范围内的浓度。精密度用变异系数（CV）表示，各浓度水平变异系数值不得超过 15%，定量下限 CV 值不得超过 20%。精密度被进一步细分为批内精密度（考察同一分析批的精密度）和批间精密度（考察不同分析批的精密度，可能涉及不同的分析员、设备、试剂和实验室）。

分析物的回收率是指在生物基质中加入和提取分析物过程前后，分析物含量与标准物质真实值的比值。在可变限度内，回收率与分析方法的提取效率有关。分析物的回收率不需要为 100%，但分析物和内标物的回收率应是一致、准确、可重现的。回收率试验应考察高、中、低三个浓度的提取回收率。

（三）校准 / 标准曲线

校准（标准）曲线是表示仪器的响应值与已知浓度分析物关系的曲线。样品中每种分析物均应有校准曲线。应用足够数量的标准物质确定浓度和响应值之间的关系。通过加入已知浓度的分析物绘制校准曲线，应使用与待测样品相同的生物基质。构建校准曲线所用的标准物质数将是一个预期的分析值范围和分析物 / 响应关系性质的函数。标准物质浓度的选择应基于特定研究中的预期浓度范围。校准曲线应包含空白样品（不含内标的、处理过的基质样品）、零浓度样品（含内标的、处理过的基质样品）和 6~8 个覆盖预期浓度范围的非零浓度样品（包括定量下限）。

1. 定量下限（LLOQ）

在满足下列条件的情况下，校准曲线的最低点为定量下限。

● 分析物在定量下限的响应值应该至少是空白对照响应值的 5 倍。

● 分析物的峰（响应）应可识别、完全分离、可重现，测定结果的精密度为 20%，准确度介于 80%~120% 之间。

2. 校准曲线 / 标准曲线 / 浓度响应

应使用最简单的模型描述浓度 – 响应关系。复杂回归方程的加权和使用的选择应该是合理的。校准曲线应满足下列条件。
● 定量下限在标示值的 20% 以内。
● 除定量下限以外的浓度在标示值的 15% 以内。

6 个非零浓度的校准值至少有 4 个应符合上述标准，包括定量下限和最高浓度的校准值。删除标准点不应改变模型。

（四）稳定性

生物流体中的药物稳定性是贮存条件、药物的化学性质、基质和容器系统的函数。在特定基质和容器系统中，分析物的稳定性仅与基质和容器系统有关，不应该被外推到其他基质和容器系统。考察稳定性应该从样品的采集、处理，长期（冻结在预定的贮存温度）和短期（实验台、室温）贮存，到经过冻融循环和分析测试全过程。稳定性实验的条件应该反映实际样品处理和分析过程中可能遇到的情况。还应包括对分析物在储备溶液中稳定性的考察。

所有稳定性测定应使用新制备的、适当的分析物和无干扰的生物基质储备溶液制备的样品。稳定性评价中分析物的储备溶液应使用适当的、已知浓度的溶剂。

1. 冻融稳定性

分析物的稳定性应在三个冻融周期后测定。低浓度和高浓度至少各 3 份样品在预期的贮存温度下贮存 24 小时并在室温下自然解冻。当完全解冻后，样品应在相同的条件下复冻 12~24 小时。冻融循环应再重复 2 次，然后在第 3 个周期进行分析。如果被分析物在预期贮存温度下不稳定，稳定性样品应该在 -70 ℃下冻存。

2. 短期温度稳定性
低浓度和高浓度各 3 份样品应在室温下解冻并在室温下保持 4~24 小时（根据在目的研究时，样品在室温中保存的预期持续时间）并分析测定。

3. 长期稳定性
长期稳定性试验贮存时间考察应超过第一个样品取样和最后一个样品分析期间的时间。长期稳定性试验应在与研究样品相同贮存条件下且低浓度和高浓度至少各取 3 份样品的条件下进行确定。样品量应足够用于 3 次独立分析。自长期稳定性试验开始，各稳定性样品的浓度应与适当浓度的标准品回归计算值的平均值进行比较。

4. 原液稳定性
考察药物和内标物储备液的稳定性应在室温下至少进行 6 小时评估。如果储备液是在这一期间冷藏或冷冻的，应记录其稳定性。在达到目标贮存时间后，应与新鲜制备溶液的仪器响应值相比较。

5. 后制备稳定性
应考察处理后样品的稳定性（包括在自动进样器的驻留时间）。药物和内标物的稳定性应通过验证样品基于原始校准标准测定浓度的预期批量处理时间来评估。

本指导原则中引用了传统的方法来比较贮存样品与新鲜制备样品的分析结果，还可以使用统计学方法根据置信区间来评估生物基质中分析物的稳定性。标准操作规程应明确说明所使用的统计方法和规则。额外的验证可能包括样品制剂后的调查。

（五）生物分析方法验证和建立的原则

●确保生物分析方法验证性能的基本参数有准确度、精密度、选择性、灵敏度、重现性和稳定性。

●应详细描述特定的生物分析方法。可以以方案、研究计划、报告和（或）标准操作规程的形式阐述。

●应考察方法的每一步骤，确定从样品采集到分析测试的全过程中，环境、基质、材料或操作上可能的改变对测定结果的影响。

●基于样品的生理特性，考虑基质的可变性很重要。以 LC-MS-MS 为例，在应用时应采取适当的步骤来避免基质效应的影响，尤其是当方法验证中所使用的基质性质改变时。

●生物分析方法在应用前应进行验证。所有关于分析方法有效性的证明或试验结论应形成报告（方法验证报告）。

●方法验证时尽可能使用与目的样品中基质相同的生物基质（组织有限的生物基质可以用生理学上有代表性的基质来代替，如骨髓）。

●最好在样品分析前考察样品取样过程和贮存期间分析物 [药物和（或）代谢物] 在基质中的稳定性。

●对于具有潜在不稳定代谢产物的物质，应确认制剂后基质中分析物的稳定性。

●应确定分析方法对生物基质中内源性物质、代谢产物和已知降解产物准确度、精密度、重现性、响应函数和选择性进行分析。选择性指该分析方法应证明经定量分析的物质是预期的分析物。

●应根据涵盖预期浓度范围的实际标准样品的测定（包括其统计学变化）确定生物分析方法中分析物的定量范围，这就定义了标准曲线。

●应采用足够数量的标准点确定浓度和响应值之间的关系。应说明浓度和响应值之间的关系是连续的和可重现的。标准点数量应是浓度 – 响应关系动态范围和特性的函数。通常，6~8 个浓度（不包含空白值）可以拟合标准曲线。非线性关系标准曲线需要更多浓度的标准点。

●方法验证中应确保高于标准曲线上限浓度的样品稀释后的准确度和精密度。

●考察高通量分析（包括但不限于多通道、多层柱和平行系统）应使用足够的质控样品来确保对分析测定的控制。运行量决定质控样品的数量，在分析中应合理放置质控样品。

●有效的生物分析方法应符合预先设立的、特定的可信标准，并在涵盖标准点范围内的质控样品验证中达到准确度和精密度的要求。

（六）方法验证具体建议

●标准曲线应由单个或重复样品至少 6 个标准点组成（不包括空白样品）。标准曲线范围应涵盖整个预期浓度范围。

●应采用适当的加权和统计检验，用简单的数学模型来适当地描述试验响应值与分析物浓度间的关系，即标准曲线的拟合。

●定量下限是标准曲线上浓度最低的点，具有可信的准确度和精密度。确定定量下限应至少测定 5 个独立的标准样品，并确定变异系数值和（或）适当的置信区间。定量下限是标准曲线上最低浓度点，应区别于检测限和（或）低质控样品。标准曲线上最高浓度点是分析方法中的定量上限（ULOQ）。

●验证生物分析方法的准确度和精密度时，要求每个浓度水平至少测定 5 个样品（不包括空白样品）。准确度均值应在理论值的 15% 范围内，定量下限应在理论值的 20% 范围内；平均值的精密度变异系数不得超过 15%，定量下限变异系数不得超过 20%。其他符合这些条件的考察准确度和精密度的方法可能也同样适用。

●应注明生物基质内测定已知浓度分析物的准确度和精密度。可通过重复分析相同生物基质中一系列已知浓度的质控样品来完成。应至少选定 3 个浓度来代表整个标准曲线范围，一个不高于 3 倍定量下限（低浓度质控样品），一个在中部附近（中浓度质控样品），一个近标准曲线范围上限（高浓度质控样品）。

●分析方法验证数据报告及准确度和精密度的测定应包括所有异常值，然而排除统计学确定的异常值后，计算的准确度和精密度的值也应报告。

●应确定生物基质中分析物在预期贮存温度的稳定性。应研究冻 –
融循环的影响（至少在 2 个浓度进行 3 个周期并重复 3 次）。

●应评估分析物在典型的样品制备、样品处理和分析运行时间的
时间段内。

●应考察重复进样的再现性来确定分析运行是否可以在仪器故障
时再分析。

●应至少使用 6 个不同来源的相同基质确定分析方法的选择性。
然而对于质谱联用的分析方法来说，6 个基质的影响并不重要。
在 LC–MS 和 LC–MS–MS 中，应研究基质效应对精密度、选择性
和灵敏度的影响。分析方法开发和验证过程中以及应用于真实样
品分析过程中，均应考察方法的选择性。

●加标的、含基质的标准物质和验证质控样品的接受 / 拒收的判
决标准，应按名义（理论）分析物浓度制定。如果想获得在标准
范围内的准确度和精密度，可以预先设定具体的标准。

五、方法开发：微生物学和配体结合分析

上述生物分析方法验证的参数和原则也同样适用于微生物学和配
体结合的分析，但在方法验证中应考虑到它们的特殊之处。

（一）选择性问题
同色谱法一样，微生物学和配体结合分析应体现分析的选择性。
应考虑以下处理两个选择性问题的建议。

1. 理化结构与分析物相似的物质的干扰

●应考察代谢产物、同服药物或内源性物质的单独评价以及与联合目标分析物结合时的交叉反应影响。

●可能的话，免疫分析应使用加标样品并预先制订免疫测定和参考方法准确度一致的标准，来与经过验证的参考方法（如 LC-MS）进行比较。

●研究（加标）样品应使用评估参考标准品的稀释线性。

●在免疫测定前加入分离步骤可能会提高一些分析物的选择性。

2. 与分析物无关的基质效应

●基质效应应通过生物流体中的标准曲线与缓冲溶液中的标准曲线相比较来测定。

●应通过稀释后标准品对稀释后研究样品平行性的考察来测定基质效应。

●应测定非特异性结合。

（二）定量问题

微生物学和免疫分析标准曲线是非线性的，通常建议使用比化学分析涵盖更多的标准曲线范围的浓度点来拟合。除其非线性特性之外，免疫分析标准曲线的响应－误差关系是平均值（异方差性）的非常数函数。因此建议至少采用 6 个非零校准浓度（每个浓度双样本）进行测定。浓度－响应关系最常见的拟合是含有 4 或 5 个参数的逻辑模型，经过适当验证也可以使用其他模型。标准曲线高、低浓度渐近线终端的参照点可以改进曲线的整体拟合。这些参照点通常位于低于定量下限和高于定量上限处。可能的话，校准物应使用与研究样品一样的基质或等效的替代基质来制备。定量上限和定量下限都应根据研究要求用可接受的准确度、精密度或置信区间标准来定义。

对所有的分析来说，关键的因素是报告结果的准确度。准确度可以利用重复样品来改良。当验证中使用测定重复样品来改良准确度时，对未知样品也应采取相同步骤。

下面的建议适用于定量问题。

●如果分析前研究样品进行分离而标准品没有进行此步骤，需要设定回收率并在测定结果中显示该结果。考察回收率有效性和再现性的有效途径：①使用带放射性示踪的分析物（数量足够小不影响分析）；②预先建立可重现的回收率；③使用不被抗体识别但可以用其他技术测定的内标物。

●关键试剂应合理表征并在规定条件下贮存，如抗体、示踪物、参考标准品和基质。

●应在真实的基质中考察分析物的稳定性（例如不能使用剥离的基质来去除内源性干扰）。

●验收标准：至少67%（6个中4个）的质控样品应在其各自标定值的15%之内，33%的质控样品（不是在相同浓度下重复）可能超出15%的标定值。在某些情况下，可以有更宽泛的接受标准。

●以下关键试剂变更时，在分析再优化或验证中可能很重要。

1. 示踪分析物（示踪剂）
○应再优化键合。
○应使用标准曲线和 QC 样品确认性能。

2. 抗体
○应核查关键交叉反应。
○应重复上文中示踪剂试验。

3. 基质
○应重复上文中示踪剂试验。

方法开发试验应包括若干天内至少进行 6 次分析，其中每次分析至少 4 个浓度（定量下限、低、中、高），每个浓度取 2 个平行样品。

六、已验证方法在日常样品分析中的应用

在生物基质中所有样品的分析应在有稳定性数据的时间周期内完成。通常，如果分析方法有可接受的、在验证数据中已定义的可变性，生物样品可以单次测定，不用平行样品或重复测定，精密度和准确度、变异度处于可接受的偏差范围内时可这样操作。对于不稳定分析物，高精密度和准确度标准可能很难达到，可以进行平行甚至 3 次分析来进行更好的分析物评估。

每个分析批的分析样品中都应有一条校准曲线，并且应使用该标准曲线计算分析批中未知样品的分析物浓度。加标样可以包含一种以上的分析物。一个分析过程可以由质控样品、标准样品和研究中所有处理后待分析的样品组成一批次；也可以由质控样品、标准样品及一个或更多个来源未知的样品处理后作为一批次。除

在定量下限处的标准样品，校准（标准）曲线应覆盖未知样品预期浓度范围。不允许在定量范围外求算未知样品的浓度。否则，标准曲线应重新定义或高浓度的样品应稀释后再测定。最好一个项目中的所有样品在同批中进行分析。

日常分析中使用已验证的分析方法时，应定期监测其准确度和精密度，以确保方法的有效性。因此，应根据总样品量将分别制备的各质控样品和处理后的供试样品进行间隔分析。在每次分析测试中，质控样品应含有 3 个浓度 [近定量下限（即 3 倍的定量下限）、中间点、近最高点]。质控样品的数量（3 的倍数）取决于分析测定的样品总数。质控样品的分析结果为分析批合格或拒收提供了依据。至少 4/6 的质控样品应在预期标示值的15% 内。2/6 的质控样品可能超出预期标示值，但是这两个样品不能在同一浓度下。

在日常药物分析中应用生物分析方法时应注意以下事项。
● 含基质的标准曲线应含有除空白样品（单或双）以外至少 6 个覆盖整个范围的标准点。

● 响应函数：一般地，标准曲线应使用研究验证中拟合良好的曲线。响应函数由验证中每次分析实际测得的标准点进行适当的统计学分析得出。响应函数的改变指出了研究验证与日常分析验证中潜在的问题。

● 应使用质控样品来接受或拒绝分析批。质控样品是基质加标样。

● 系统适应性：根据分析物和技术，应有明确的标准操作规程（或样品）支持以确保使用系统的优化操作。

●任何需要稀释的样品应使用类似基质（如人对人）来避免实际和研究的稀释基质与质控样品相结合。

●再分析：为再分析和选择报告值的标准制订一个标准操作规程或指导原则是很重要的。标准操作规程或指导原则中应说明样品再分析的理由。再分析的理由可能包括对临床或临床前样品进行注册、复测结果不一致、样品超出分析范围、样品处理失误、设备故障、色谱分离不佳和药物动力学数据不一致。样品量允许的条件下，样品再分析应进行3次。应明确地记录样品再分析理由和报告值。

●样品数据再处理：应为样品数据再处理制订一个标准操作规程或指导原则。标准操作规程或指导原则中应说明重新处理的理由和如何进行再处理。应明确地描述和记录再处理的理由。应报告原始和处理后的数据。

（一）分析批的可接受标准

应该使用下列接受标准。

●已验证供试溶液的稳定性和准确性，标准样品和质控样品可以由相同的加标储备液制备。已验证基质选择性，也可使用单一来源的基质。

●标准曲线样品、空白样品、质控样品和分析样品可以在分析批中恰当安排。

●应有计划安排标准样品和质控样品在分析批中的位置，以测试整个分析批的漂移。

●含基质的标准校准样品：除定量下限应在标示值 ±20% 范围内外，测定回算浓度时（包括定量上限）75% 的标样或至少 6 个应在标示值的 ±15% 范围内。限度外的其他值可废弃，不会改变已建立的模型。

●应按照在第四节第六部分"方法验证具体建议"中提到的准确度和精密度的可接受标准提供同天和同批试验结果。

●质控样品：应在每个分析批中重复测定（至少一次）至少 3 个浓度 [3 倍定量下限（低浓度质控样品）、范围中值（中浓度质控样品）、近范围高点（高浓度质控样品）] 的样品。质控样品的值为接受和拒绝分析提供了依据。至少 67%（4/6）的质控样品应在预期标示（理论）值的 15% 之内，33% 的质控样品（不是相同浓度的重复样）可能超出 15% 的标定值。另一种方法是根据置信区间比较准确度和精密度得率。

试验样品的最小值（3 的倍数）应至少是未知样品的 5% 或 6 个质控样品数，按数值大的定。

●包括多种分析物的样品不应按一种分析物的数据不符合接受标准而判为不合格。

●不合格批的数据不需要记录，但事实上应记录不合格批及其不合格理由。

七、相关材料

分析方法的有效性应通过试验证明。在分析报告中，应提供成功完成这些试验工作的相关资料。建立一般性和特殊性标准操作规程，保存完整的试验记录保证是分析方法有效性的基本要素。生物分析方法建立中产生的数据和质控样品测试结果应全部记录并妥善保存，必要时接受检查。提供给药品注册管理部门的材料应当包括：①综合信息；②方法开发与建立的数据；③在日常样品分析中的基本资料；④其他相关信息。

（一）综合信息

综合信息应包括下列几项内容。

●验证报告汇总表，包括分析方法验证、部分验证和交叉验证报告。这个表应按时间先后顺序排列，包括分析方法编号、分析方法类型和新方法或额外验证的理由（如定量限太低）。

●方案中使用的分析方法的汇总表。应提供项目编号、项目标题、分析方法类型、分析方法编号以及相应的项目报告编号。

●应提供允许交叉引用多个识别号的汇总表（如分析方法、验证报告和生物分析报告有不同编号，特别是当申报者和合同实验室分配不同的编号）。

（二）方法建立的数据

方法建立的数据应包括以下所列内容。

●分析方法的详细描述。

●验证试验中使用的药物标准品、代谢产物标准品和内标物的纯度及来源。

●稳定性试验描述及相关数据。

●描述测定准确度、精密度、回收率、选择性、定量限、标准曲线（如有公式和函数）的试验并给出获得的主要数据。

●批内、批间精密度和准确度的详细结果。

●在新药上市申请中，根据具体情况提供交叉验证研究数据的信息。

●根据具体情况提供代表性的色谱图或质谱图并加以说明。

● SOP、试验计划或 GLP（根据具体情况）中的偏差并评价。

（三）在日常样品分析中的应用

已验证生物分析方法在日常样品分析中的基本材料如下。

●在日常分析中使用的药物标准品、代谢物标准品和内标物的纯度及来源。

●样品处理和保存信息的汇总表。表中应包括样品编号、采集日期、运输前的保存、运输情况、分析前的保存。信息应包括日期、时间、样品所处条件以及任何偏离试验计划的情况。

●临床或临床前样品分析批的综合信息，包括分析批编号、分析的时间和日期、分析方法、分析人员、开始和结束时间、持续时间、主要设备和材料的变化以及任何可能偏离建立分析方法的情况。

●用于计算结果的回归方程。

●用于分析样品和标准曲线总汇数据的标准曲线数据表。

● 各分析批质控样品测定结果综合列表并计算批内和批间的精密度、准确度，鼓励提供质控样品图和趋势分析。

● 临床或临床前分析批数据表，包括分析批编号、样品编号、原始数据和计算结果、集成代码和（或）其他报告代码。

● 分析批中 5%~20% 受试物样品的全部色谱图，包括相应的校正标样和质控样品的色谱图。对于关键为上市进行的生物等效性研究中应包括连续选择 20% 受试物样品的色谱图。在其他研究中，应包括每个研究中 5% 随机选择的受试物样品的色谱图。应在临床样品分析前定义提交色谱图的受试物样品。

● 样品缺失的原因。

● 试验样品重复分析的材料，应包括初始值和复测值、报告值、分析批编号、复测理由、复测要求和主管批准。临床或临床前样品的复测应仅根据预先确定的 SOP 进行。

● 数据重处理的材料，应包括初始和再处理的结果、再处理的方法、报告值、分析批编号、再处理理由、再处理要求和再处理批准。临床或临床前样品的再处理应仅根据预先确定的 SOP 进行。

● 分析方法或标准操作规程的偏离，偏离的原因和调整。

（四）其他信息

用于方法开发和建立及（或）其他日常样品分析的其他信息包括以下几项。

●缩略词表和任何附加代码的列表，包括样品条件代码、集成代码和报告代码。

●参考文献列表

●标准操作规程和实验报告包括以下几项。
○校准标准接受或拒绝的标准。
○校准曲线接受或拒绝的标准。
○质控样品和分析测定接受或拒绝的标准。
○未知样品重复测定时报告值的可接受标准。
○样品指定编号，包括临床和临床前样品编号及生物分析样品编号。
○分析批中临床或临床前样品的分配。
○样品收集、处理和储存。
○样品复测。
○样品再处理。

术语解释

准确度：在确定的分析条件下，测得值与真实值或认可的参考值的接近程度。准确度有时也称真实度。

分析物：一个特定的被测定的化学基团，可以是完整的药物、生物大分子或其衍生物、代谢物和（或）生物基质中的降解产物。

分析批：包括待测样品、适当数目的标准样品和质控样品的完整系列。一天内可以完成几个分析批，一个分析批也可以持续几天完成。

生物基质：一种生物来源物质，能够以可重复的方式采集和处理，例如全血、血清、血浆、尿、粪便、唾液、痰、各种组织等。

标准样品：在生物基质中加入已知量分析物配制的样品，用于建立标准曲线，计算质控样品和未知样品中分析物的浓度。

内标物：将已知和恒定浓度的试验化合物（如结构类似物、稳定的标记化合物）加入到标准样品和待测样品中，以方便目标分析物的定量分析。

检测限（LOD）：指某一分析方法在给定的可靠程度内可以从样品中检测待测物质的最小浓度或最小量。

定量下限（LLOQ）：是指样品中被测物能被定量测定的最低量，其测定结果应具有一定的精密度和准确度。

基质效应：由于样品中存在非预期的分析物（分析用）或其他干扰物质，对响应造成直接或间接的影响。

方法：对样品分析中所用步骤的全面描述。

精密度：在确定的分析条件下，相同基质、相同浓度的样品一系列测量值的接近程度。

处理：一个样品经各种处理（例如提取、稀释、浓缩）后的最终提取液（仪器分析前）。

定量范围：包括定量上限（ULOQ）和定量下限（LLOQ）的浓度

范围，在此范围内采用浓度 – 响应关系能进行可靠的、可重复的定量，其准确度和精密度可以接受。

提取回收率：分析过程的提取效率，以样品提取和处理过程前后分析物含量的百分比表示。

重现性：不同实验室间测定结果的精密度，以及相同条件下分析方法在间隔一段短时间后测定结果的精密度。

样品：包括对照样品、空白样品、未知样品和处理的样品。

空白样品：不含有分析物的生物基质样品，用来评价生物分析方法的特异性。

质控样品（QC）：即 QC 样品，系指在生物基质中加入已知量分析物配制的样品，用于监测生物分析方法的重复性和评价分析批中未知样品分析结果的完整性和正确性。

未知样品：一个生物样本，分析的主体。

选择性：分析方法测量和区分共存于组分中分析物的能力。这些共存组分可能包括代谢产物、杂质、分解产物、基质组分等。

稳定性：一种分析物在确定条件下，一定时间内在给定基质中的化学稳定性。

标准曲线：试验响应值与分析物浓度间的关系（也称为定标曲线）。

系统适用性：在分析批处理之前，通过分析一个参考标准来确定仪器的性能（例如灵敏度和色谱保留时间）。

定量上限（ULOQ）：样品中可准确定量测定分析物含量的最高值。

全面验证：建立所有验证参数，以应用于每个分析物的生物分析方法时的样品分析。

部分验证：对已验证过的生物分析方法进行修订后不必进行全面验证。

交叉验证：比较两种生物分析方法的验证参数。

第二章 | 局部作用的鼻气雾剂和 鼻喷雾剂生物利用度和 生物等效性研究[1]

本指导原则代表美国食品药品管理局（FDA）对该主题目前 的观点。它不会赋予任何人任何权利，也不会约束 FDA 或公众。 如果有替代方法能够满足法令法规的要求，可以采用该替代 方法。若想讨论替代方法，申报者可以联系 FDA 负责实施本 指导原则的工作人员。

一、前言

本指导原则旨在为准备进行产品质量研究的申请人提供建议，该 研究包括测定和（或）评价支持局部作用的鼻气雾剂 [定量吸入 气雾剂（MDIs）] 及鼻喷雾剂（定量喷雾泵）生物利用度（BA） 和生物等效性（BE）以支持其新药上市申请（NDAs）或仿制药 申请（ANDAs）。本指导原则阐述了处方皮质类固醇、抗组胺药、

---

[1] 本指导原则由食品药品管理局药品审评与研究中心（CDER），口腔吸 入和鼻腔药品技术委员会，局部起效药品指导委员会，生物药剂学协调 委员会，吸入药品工作小组和化学、生产和控制协调委员会共同起草完成。

抗胆碱能药及非处方药肥大细胞稳定剂色甘酸钠的生物利用度及生物等效性研究。本指导原则是否对将来待开发的鼻内给药制剂同样适用，请与相关的 CDER 审评部门讨论。

本指导原则不涵盖 OTC 专论[2] 中所包含的鼻喷雾剂研究，也不含经鼻腔定量给药制剂研究和需装在已批准的非定量喷雾瓶（挤压）中的鼻腔给药制剂的研究。

本指导原则的第一版草案于 1999 年 6 月颁布供大众评议。根据诉讼事件表收到的评论、内部讨论、制药科学咨询委员会的审议意见做出的改变，决定再颁布一版指导原则的草案。将起草一系列附件，一经完成将作为独立文本与本指导原则一同公布在互联网上。

FDA 的指导文件，包括本原则，并不具备法规强制性。反而，指导原则描述了 FDA 对于某一主题当前的观点并应当仅作为一种建议，除非引用特定的法律或法规要求。FDA 指南中使用的"should"一词为建议或推荐，并非必须做某件事。

二、背景

产品质量研究提供关于药品同一性、强度、质量、纯度及药效的信息。这些研究包括化学、生产和控制，微生物、生物等效性及某些生物利用度方面的信息。BE 试验一般用于受试制剂（T）和参比制剂（R）之间的比较、即将上市制剂和关键临床实验药物

---

[2] 21CFR 341.人用非处方感冒，咳嗽、过敏、支气管扩张药品。

的比较、仿制药与对照药（RLD）的比较。因此，BE 试验可提供制剂质量方面的信息。BA 试验是为了确保药物活性成分从制剂中释放的程度和速度（Wiliams 等，2000）。BA 试验也可用于阐明生物制药学和临床药理学方面的问题，比如活性成分及其代谢物在体内吸收、分布、消除和剂量比例方面的问题。后续这些 BA/PK 试验不仅仅提供制剂药品质量 BA 特征信息，也可列入 NDA 申请人体药物动力学部分（第 6 项）。后续试验不是本指导原则的主题。而本指导原则主要讨论制剂性能（如药物从制剂中的释放）。本指导原则后续部分所提及的 BA 试验仅指确保制剂质量方面的 BA 试验。

本指导原则应与 CDER 公布的其他 CMC、BA 和 BE 通用指导原则一起使用。[3] 制剂质量信息与支持 NDA 申请的临床安全性和有效性信息不同，是对它的一种补充说明。对于需要在鼻部发挥局部作用的新活性成分 / 活性部分的新制剂或含有已批准的鼻喷雾剂包含的活性成分 / 活性部分的新剂型（如鼻气雾剂），需提供其安全性和有效性研究的相关信息，具体问题请咨询相关的 CDER 审查人员。

注：有关鼻气雾剂和鼻喷雾剂详细的 CMC 信息，列在了《鼻喷雾剂和吸入剂溶液、混悬液以及喷雾剂药物产品化学、生产和控制文档》[4] 最终指导原则中。此文件提供本指导原则推荐的 BA/BE 试验方法的相关补充信息。

---

[3] 获取指导原则网址为 http://www.fda.gov/cder/guidance/index.htm.
[4] 1998 年 10 月公布了一份定量雾化吸入器（MDI）和干粉吸入器（DPI）药物制剂：化学、生产和控制文件指导原则草案。它一旦最终定稿将代表审评机构对该主题目前的观点。

（一）生物利用度和生物等效性数据

在 21CFR 320.1 中，生物利用度指制剂中活性成分或活性部位被吸收并在靶器官发挥作用的速度和程度。对于不被吸收到血液中的药物，常通过测定活性成分或活性部分被靶器官利用的速度和程度来评价生物利用度。生物等效性的定义为当在设计得当的研究中、相似条件下给予相同摩尔质量药物时，在药物作用位点药学等效、药学可替代的活性成分或活性部分之间的吸收速率和程度没有显著的差异。BA 和 BE 紧密相关，在 NDA 或 ANDA 中评价 BE 时，可采用新药上市申请时使用的测定 BA 的相同方法。BA 具有可比性，评价 BE 的具体方法是比较两种产品的 BA。通常评价 BE 采用：①根据测得的 BA 的均值和（或）方差建立可比较的标准；②该标准的置信区间；③该标准的 BE 限度（门柱法）。

按照相关法规提供生物利用度和生物等效性数据。[5] 应用体内（药代动力学、药效学或临床研究）和体外方法评价生物利用度和生物等效性，在某些情况下，可只进行体外研究。[6] 局部作用鼻气雾剂和鼻喷雾剂的生物利用度及生物等效性的评价是比较复杂的，因为全身吸收后，并不先到达作用部位。液滴或药物颗粒在局部沉积，随后药物被吸收并被局部作用部位所利用。用于局部作用的鼻腔给药制剂可能产生全身作用，然而血药浓度一般不能反映到达鼻腔作用部位的药量。鼻腔给药后的系统暴露量可以来自于药物从鼻黏膜吸收进入全身血液循环，也可来自于胃肠道的摄取和吸收（Daley-Yates 等，2001）。正是由于以上因素，生物利用度和生物等效性的研究要考虑局部给药和系统药物暴露或全身吸收两个方面。

---

[5] 21CFR 320.21，体内生物利用度以及生物等效性数据提交的必备条件。
[6] 21CFR 320.24，评价生物利用度或生物等效性的证据类型。

1. 局部给药的生物利用度 / 生物等效性概念

对于局部给药的生物利用度包含几个因素：制剂中活性成分的释放情况；局部作用部位的药物利用度。其中，制剂中药物活性成分的释放情况取决于液滴或药物颗粒粒径、鼻腔内药物分布特征，依赖于药物活性成分性质、制剂处方和设备特点。而液滴或药物颗粒粒径、分布特征、混悬状态下药物溶出情况、跨鼻黏膜屏障的吸收和鼻腔去除率通常均能影响到达局部作用部位的有效药量。从产品质量角度来说，关键因素是制剂中药物活性成分的释放情况以及黏膜吸收情况，其他因素影响较小。

评估药品质量生物利用度和生物等效性的关键问题在于仅用体外研究的方法或者体外研究加临床研究测定生物利用度（标准）和评价生物等效性的程度。体外研究方法的可变性较差（Newman 等，1995；Borgstrom 等，1996；Suman 等，2002），更易于控制，而且如果产品间存在差异更容易被检测出，但并不总是能够清晰阐明临床试验的相关性或差异程度。临床终点指标可能具有较高可变性，而且当剂量差异超过 8 倍或更高时，剂量的改变的影响将不明显（药物科学咨询委员会，2001），因而检测药品之间潜在的差异就不那么灵敏了。然而，临床研究却可以验证制剂的有效性。

在本指导原则中，对于局部作用的鼻腔药物制剂的溶液配方（包括气雾剂和喷雾剂）推荐的方法，是依据体外的方法来评价生物利用度。为了确立生物等效性，推荐的方法依据：①受试和参比制剂配方的定性和定量的同一性；②容器和密闭系统的可比性；③证实等价性能的体外方法。本方法依据的前提是对于将药物递送到鼻腔作用部位，体外研究相比临床研究将提供更敏感的指标。有关溶液配方，参见章节四。

对于局部作用鼻腔药物制剂的混悬液配方（包括气雾剂和喷雾剂），确立 BA 和 BE 的推荐方法是除了开展体外研究，还要开展体内研究。[7] 至于气雾剂和喷雾剂的溶液配方，为了确立 BE，该方法还要依据受试和参比制剂配方的定性和定量同一性及容器和密闭系统的可比性。推荐在开展体外研究时添加一项 BA 的临床研究或者添加一项带有临床终点的 BE 研究（章节六），从而确定递送到鼻腔作用部位的原料药。由于目前无法充分表征气雾剂和喷雾剂中药物的粒径分布（PSD），因此推荐开展体内研究（章节五）。混悬液配方的药物粒经分布具有影响进入鼻腔作用部位和进入体循环中药物的可利用率和程度的潜力。

2. 系统暴露和系统吸收生物利用度 / 生物等效性概念

局部作用药物是通过将药物施用到鼻腔局部作用部位产生药效，而非依靠系统吸收。尽管系统吸收可以使某些皮质类固醇和抗组胺药产生临床疗效，不过系统吸收 [例如下丘脑 – 垂体 – 肾上腺（HPA）轴采用皮质类固醇抑制] 的结果一般不可取。在缺少经验证的且可表征混悬液制剂药物粒经分布体外方法学的情况下以及在可以获得可测血药水平的时候，本指导原则推荐开展 PK 研究来测定系统暴露 BA 或者确立系统暴露 BE（参见章节七）。由于混悬液制剂不能产生足够的可评价系统暴露的血药浓度，因此推荐开展临床研究、药效学或临床终点的 BE 研究，从而分别测定系统吸收 BA 和确立系统吸收 BE（章节八）。

---

[7] 可能会提交各种类型支持 ANDA 的体内 BE 研究，除开展药代动力学研究外，开展各种人体测试，包括测定急性药理学作用作为时间函数和开展设计适当的比较性临床试验验证实 BE（2CFR 320.24）。

（二）CMC 和体外 BA 测试（非对照）与 BE 测试（对照）

一般情况下，CMC 测试帮助表征药物制剂的鉴别、强度、质量、纯度和效力，并帮助制定规范（测试、方法、验收标准），从而允许批次放行。这些测试相比 BA/BE 测试有一个不同的目的，重点研究从药物制剂中释放的原料药。本指导原则中描述的一些体外 BA/BE 测试可能与用于表征和（或）批次放行的 CMC 测试相同。CMC 和体外测试都有验收标准。体外 BE 测试有 BE 的限制。用于批次放行的 CMC 测试或者体外 BA 测试的规范（测试、方法、验收标准）通常依据一般或者特定的生产经验。例如，一项 CMC 测试，如剂量含量均匀度测试所用的验收标准，是依据重复批次的生产经验。相比之下，BE 测试的限制通常不依据生产经验，而是受试和参比制剂间等价性比较研究的一部分。BE 限度可能以先验判断为依据，并且可能延伸为参比制剂的变异。当开展新药上市申请时，本指导原则中描述的一些体外 BA 测试可以是非对照性的，并且主要用作记录（基准）新产品的质量生物利用度。

三、配方、容器和密闭系统

（一）配方

由于溶解度和（或）溶出度各不相同，因此粒径、形态和活性成分的溶剂化状态可能影响药物制剂 BA。推荐一项混悬液配方的 ANDA，与参考上市的药物相比较，可能的话需提供以下数据：具有可比性的 PSD 和药物颗粒的形态、剂型中药物团聚体的大小和数量以及剂型中活性成分水合物或溶剂化物的数据。若情况不允许，则要求给出不能提供这套完整比较数据的合理理由。对于超过一个规格的已上市混悬液配方，推荐每一规格制剂的原料药均在同一参数下进行微粒化且所得的用于每一个制剂规格的散装药 PSD 应相同。

（二）容器和密闭系统

鼻腔气雾剂通常由配方、容器、阀门、驱动器、防尘盖、相关配件和保护性包装组成，这些共同构成了药物制剂。相似的是，鼻腔喷雾剂是由配方、容器、泵、驱动器、保护帽和保护包装组成，这些共同构成药物制剂。

对于依据 ANDA 的鼻腔气雾剂和鼻腔喷雾剂，推荐在经验证的体外和体内测试的基础上对 BE 记录存档；如果为溶液，只需进行经验证的体外测试。当受试制剂使用的设备品牌和模型与参比制剂所用的相同时（特别是定量阀或者泵和驱动器），可最大程度地保证基于体外测试的等价性。若情况不可行，推荐所使用的阀门、泵和驱动器在所有设计方面尽可能地接近参比制剂。推荐计量室体积和驱动器孔径应相同。对于鼻腔喷雾剂，其特性会受到以下方面的影响，包括预压机制及驱动器的设计、特定几何形状（Kublic 和 Vidgren 1998）以及涡流室的设计。测试驱动器的外部尺寸则是参考驱动器，确保适当的鼻腔插入深度。受试制剂预计可在参比制剂驱动标示量范围内达到最佳水平。建议申报者考虑装配驱动所需的所有组件设备的体积，包括内径和汲取管的长度，因该体积可影响喷雾泵所需的驱动次数。

四、BA 和 BE 的文档记录

（一）NDA

对产品质量而言，溶液和混悬液制剂在 NDA 中推荐提供体外 BA 研究数据，混悬液制剂推荐提供体内 BA 研究数据。这些数据作为表征体外性能的基准是有用的。对混悬液而言，更需要的是体内性能。若关键临床试验制剂的配方和（或）制造方法在原料药、辅料的理化特性或设备特性方面发生改变，体外测试（对于溶液和混悬液制剂）和体内测试（对于混悬液制剂）中所用的 BE 数据在某些情况下依然有用，以确保拟上市产品（T）与相似的临床试验批次和（或）用于稳定性试验的批次（R）相当（章节五）。推荐申报人与相关的 CDER 评审人员就 BE 方法的有用性进行讨论。

（二）ANDA

对于产品的等价性，推荐受试和参比制剂配方中的药物浓度不超过 ± 5 %。此外，推荐受试制剂配方中的非活性成分应与参考上市药物配方中的非活性成分之间，在定性（Q_1）[8] 上相同，在定量（Q_2）上基本相同，并且要遵守章节三中所记录的有关容器和密闭系统的推荐建议。CDER 已确定在定量上基本相同，这意味着受试制剂中非活性成分的浓度或数量与参考上市药物中的浓度或数量间的差异不超过 ± 5%。推荐对受试和参考上市药物配方中的组分进行并行 Q_1 和 Q_2 比较试验并提相关数据。请同时提供容器和密闭系统组分并行的比较试验、上市品牌和模型、关键组分尺寸（章节三）的数据，如若可能，请提供工程图。

1. 溶液配方

体外测试仅依赖于鼻溶液制剂产品的 BE 数据，而非局部作用的 BE 数据。该方法认为对溶液制剂而言，如若具有等价的体外性能遵循 Q_1 和 Q_2 的推荐建议及容器和密闭系统的推荐建议，将能够确保传递到鼻黏膜、呼吸道和胃肠道的药物量相当。有关推荐测试的建议方法和验证方法在章节五中提供。建议用于比较的统计方法将在本附录中进行讨论。如果体外数据未能满足验收标准，则鼓励申请人修改受试制剂以达到等价的体外性能。在体外研究失败的情况下进行体内研究不够的。

---

[8] 参见 21CFR 314.94（a）（9）（v）。

2. 混悬液配方与 PK 系统暴露数据

为了记录用于局部作用的混悬液配方制剂的生物利用度，推荐使用体外和体内两种数据。体内研究应包括带临床终点的生物利用度研究（局部给药）和药代动力学研究（系统暴露）。本方法仅适用于那些可产生足够高血药浓度的待测组分的混悬液配方制剂，从而允许鼻腔给药后有足够长的时间来确保分析测定结果可靠。推荐测试的建议方法和验证方法提供于章节五的体外研究中，体内研究提供于章节六和七中。至于溶液，即使是带临床终点的 BE 研究或者 PK 研究符合统计检验，面对体外研究中的失败（即体外 BE 研究不符合统计检验），体内研究也并不充分。相反，如果 ANDA 的体外数据可以接受，但是体内数据不符合统计检验，则不足以确立 BE。

3. 没有 PK 系统暴露数据的混悬液配方

对于那些用于局部作用的制剂，如果产生的血液或血浆水平太低不足以进行测定，鉴于目前的含量测定限制，推荐开展一项用于确立鼻腔局部给药等价性的带临床终点的 BE 研究（章节六）以及一项用于确立系统吸收等价性的带药效学或临床终点的研究（章节八）。在体外研究不能证明 BE 的情况下，即使体内研究符合统计检验也是不够的。至于有 PK 数据的混悬液，如果 ANDA 的体外数据可接受，但是体内数据不符合统计检验，仍不足以确立 BE。

（三）批准后的变更

本指南不包括批准后的变更。计划这种变更的申请人可以咨询已批准的 NDA 或 ANDA 行业变更指导原则，并在确定变更前联系相关的审核部门。

五、体外研究

（一）批次和药物制剂样品收集

1.NDA

推荐使用来自三个或三个以上批次的样品开展鼻腔气雾剂和喷雾剂的体外 BA 研究。提供一个用于体外性能与体内数据间关联的关键临床试验批次，一个初步稳定性批次以及一个生产规模批次（如果可行）。这种批次的选择能够确保三种类型批次间体外性能的一致性。若初始生产规模批次不可用，则第一个关键临床试验批次或第二个初步稳定性批次可以替换。研究三个批次时推荐，最好是来自三个不同批次的原料药、不同批次的关键辅料以及不同批次的容器和密闭系统组件的最佳条件。不过，容器（罐或瓶）可以来自同一批次。希望三个批次同时进行研究时，如有可能，依据批次之间的平均值和方差去除研究间的差异。

待研究的 BA 批次应与拟上市产品等价，且能够代表生产规模。这些批次的生产工艺应模拟那些用于上市的大规模生产批次（国际协调会议（ICH）指导原则中的 Q1A 新原料药和制剂的稳定性试验提供更多有关大规模批次的信息）。更完整的批次记录包括各批次中所用设备组件的批号，应与 BA 一同提交。

体外 BA 研究者在表征重要的罐（鼻腔气雾剂）或瓶（鼻腔喷雾剂）在批次内和批次间测定值的平均值和方差。然而，根据 21CFR 320.1 和 320.21，该研究可能与其他配方或者制剂之间不具可比性。体外测试和度量的描述参见本指导原则中的章节五。上述研究中使用的各个批次的罐或瓶的推荐数量以及有关统计分析的建议描述参见附录。

2.ANDA

一般会使用来自每三个或更多批次的受试制剂和每三个或更多批次的参考上市药物的样品，开展鼻腔气雾剂和喷雾剂的体外 BE 研究。受试制剂样品应来自用于确立有效期限的初步稳定性批次。研究三个批次时推荐，受试制剂放大生产的条件最好满足自三个不同批次的原料药、不同批次的关键辅料以及不同批次的容器和密闭系统组件。不过，容器（罐或瓶）可以来自相同批次。对于配制成溶液的鼻腔喷雾剂，可以与该溶液一个批次制成的三个亚批制剂交替进行体外 BE 测试。[9]

待研究的 BE 批次应等价于拟上市制剂。这些批次的生产工艺应模拟那些上市的大规模生产批次。完整的批次记录，包括批次或亚批次（鼻腔喷雾剂溶液配方）中所用的设备组件的批号，应与 BE 一同提交。

参比制剂样品应来自市场上可用的三个不同批次。推荐的体外测试和度量的描述参见章节五。各制剂所用的罐或瓶的推荐数量和以上研究中使用的批次及推荐统计方法的描述参见附录。

（二）测试和度量

通过鼻腔气雾剂或鼻腔喷雾剂给药的局部作用药物的体外 BA 和 BE，通常使用以下七项测试进行表征。

（1）通过容器寿命确定单一驱动含量。

（2）通过激光衍射确定滴径分布。

---

[9] 对于溶液配方鼻腔喷雾剂，体外 BE 研究数据的批次之间的变异主要是由于该制剂设备组件的变异造成的，而不是溶液变异的原因。因此，一个单一批次的溶液可以分装为三个大小相等的亚批次制剂。应使用来自相同设备（泵和驱动器）组件的三个不同批次制备亚批次。

（3）通过多级撞击取样器确定小颗粒/液滴中的药物或者粒径/
滴径分布。

（4）通过显微镜观察药物粒径分布。

（5）喷雾形态。

（6）喷雾羽状物几何学。

（7）充装和再充装。

除了通过显微镜观察药物的粒径分布外（仅适用于混悬液制剂），
这些测试与所有鼻腔气雾剂和鼻腔喷雾剂（无论是配制成溶液还
是混悬液制剂）均相关。有关体外测试的总结，参见附录表2-1。

推荐在研究之前验证所有体外测试的准确度和精确度。对于适
用的研究，应使用研究已确定的仪器设置。对于比较研究，使
用相同的设置能确保T和R处于相同的仪器条件下。使用从测
试批次中随机选择罐或瓶开展体外测试，包括来自生产运行的
早期、中期和末期。无论是采用自动驱动，还是采用设盲程序
手动驱动时，均是为了消除潜在的操作偏差。推荐自动驱动系
统用于所有可比的体外BE测试。这些系统将预计减少由于操作
员因素造成的给药差异，因此提高了检测上述测试产品间潜在
差异的敏感性。[10] 此外，重要的是，在对收集的数据后期评估时，
分析员可能不了解样品的特性。推荐使用经过验证的分析方法

---

[10] 自动驱动系统可以是独立的或者是喷雾表征仪器的配件。系统可以包
括有关力量、速度、加速度、冲程和其他相关参数的设置。患者经过对
正确制剂用法的培训，可以进行正确的设置选择，而有关鼻腔喷雾剂的
信息，可以参考泵供应商提供的建议进行测试，例如通过激光衍射确定
滴径分布和喷雾形态。在缺乏泵供应商建议的情况下，推荐依据探索性
研究来记录进行设置，其中相关参数的变化可以模拟手动驱动时的体外
性能。选定的用于体外研究设置，应在采用该系统的每项测试的测试方
法或SOP中明确指出。

分析体外测试的样品。[11] 非预期的结果来自方案或 SOP 的偏差，连同对偏差的判断均应提交相关报告。样本包括但不限于在体外分析期间替换的罐或瓶，未能使用方案要求的特定的驱动以及由于系统原因而放弃的试验（例如仪器失效、样品收集或处理错误）。原始和重新分析的数据，连同重新分析的原因都应在研究报告中列表表示。体外测试和分析方法的验证报告、随机化过程和每项测试的所有测试方法或 SOP 均应与该数据一同提交。适当的时候，如果有测试前的标准化振摇过程以及随后的标记指示，均应收录在测试方法或 SOP 中。

除了提交所有的原始数据外，中心希望有以下文件作文档：通过激光衍射确定滴径分布、喷雾形态和喷雾羽状物几何学。如有仪器输出报告、摄影或图形材料需提交。推荐此文件中如有制剂（例如 T 或 R）、批号和测试条件（例如距离、生命周期、延迟时间），应明确标示出。提交有关通过激光衍射确定滴径分布、滴径概况和单次喷雾的完整寿命中遮拦或透光百分率的文件。对于喷雾形态和喷雾羽状物几何学，推荐使用本指导原则中相关 BA/BE 指标对每一图形进行描述。有关通过激光衍射确定滴径分布、喷雾形态和喷雾羽状物几何学的支持文件应包括含 > 20% 总观察数据的代表性副本，最好是电子版的。对于通过自动图像分析定量的喷雾形态和喷雾羽状物，应提交含 > 20% 总观察数据的代表性电子图像，而不是纸质副本，因该电子图像是确定的。对于喷雾形态和喷雾羽状物几何学的自动图像分析，除了电子图像外，推荐将少数几个屏幕图像的纸质副本作为参考样本进行提交。

---

[11] 一个标题为分析程序和方法验证的指导原则草案，于 2000 年 8 月发布。

1. 通过容器寿命确定单一驱动含量（SAC）

对于非比较性数据，相对于通过容器寿命确定的标示量，通过容器寿命测试确定的 SAC 用于对从鼻腔气雾剂或鼻腔喷雾剂的驱动器中发射的药物的给药进行表征。对于 T 和 R 的比较，该测试用于确保在驱动的标示量范围内，T 制剂递送的药物量与 R 制剂具有等价性。该测试区别且不适用于剂量含量均匀度（DCU）或喷雾含量均匀度（SCU）的验收标准。

有关用于收集从气雾剂中发射的剂量取样装置的描述参见美国药典（USP）25，<601>。推荐使用合适的装置收集从鼻腔喷雾剂中发射的剂量数据。对于鼻腔气雾剂和鼻腔喷雾剂的溶液和混悬液两种配方，应依据稳定性指示化学含量测定法确定每次驱动发射的药物质量，除非使用的非稳定性指示法得到了合理证明。由于该数据在生命周期的初始阶段（B）将用于确认启动（章节五），因此通过容器寿命确定的 SAC 是荐于每次测定的单次驱动数据。对于 BA 和 BE 的提交文件，该测试应确定对于鼻腔气雾剂，在单元寿命[12] 的初期、中期和末期及对于鼻腔喷雾剂，在单元寿命的初期和末期，从满载药物的单元中发射（发射或前驱动器）的药物质量。递送的原料药质量应以实际数量和百分比标示量两种方式表示。推荐应依据单元内和单元间（容器）数据和批次（或亚批次）间数据来确定通过容器寿命确定的 SAC 中的平均值和方差。对于 BE 数据，T 和 R 数据的等价性应依据附录中描述的统计方法。

---

[12] 依据标示量的驱动，本指导原则使用的在生命周期的初始（B）、生命周期的中期（M）和生命周期的末期（E）的术语，可以与单元寿命的初始（以标示量充装驱动器后的首次驱动）、单元寿命的中期（驱动相当于 50% 标示量的驱动）和单元寿命的末期（驱动相当于标示量的驱动）的术语互换。

为了使用充装研究中通过容器寿命确定的 SAC 数据，推荐在开展测试之前使气雾剂和喷雾剂处于未充满状态。因此，对于气雾剂满足以下两个条件时，可以实施该测试：①在后熟期后；②作为批次放行测试的一部分，进行最后一次驱动后不少于一个月。在批次放行与通过容器寿命确定 SAC 测试的间期内，将不对气雾剂制剂进行驱动。而且在这一个月内，T 和 R 气雾剂将以阀门处于垂直位置进行贮藏，除非标签标明该制剂应贮藏在阀门向下的位置，在这种情况下，测试应使用阀门处于向下位置贮藏的制剂进行。对于喷雾剂，通过容器寿命测试确定的 SAC 应于批次放行测试完成后不少于一个月后开展。在批次放行和 SAC 测试的间期内，该制剂将不进行驱动。

2. 通过激光衍射确定滴径分布

滴径分布是一项影响鼻腔气雾剂和喷雾剂在鼻腔沉淀的重要特性，推荐对其进行完全的表征。

（1）鼻用喷雾剂　推荐使用激光衍射或者适当的经验证的替代方法来确定滴径分布。

激光衍射是一种用于滴径测定的非空气动力学光学方法，测量飞行中液滴的几何大小。现代激光衍射仪器可以提供单次喷雾的整个寿命期间的遮拦斑点（光学浓度）或者透光百分率（$T\%$）和滴径分布（D_{10}、D_{50}、D_{90}）。可根据上述数据计算跨度 [（D_{90}－D_{10}）$/D_{50}$]。这些概况数据表明，每一羽状物均可通过三个阶段进行表征：成型、充分开发和耗散。对于鼻腔喷雾剂，有关遮拦或随时间变化的透光百分率的特征为：首先在喷雾寿命的早期（成型阶段），特征为遮拦的快速增加、$T\%$ 减少，随后达到平稳水平（充分开发），然后是喷雾寿命的晚期（耗散阶段），特征是遮

拦快速减少或 $T\%$ 增加。滴径的变化与遮拦或 $T\%$ 的变化同时发生，滴径达到平稳值的时间阶段与遮拦或 $T\%$ 达到平稳值的时间阶段近似。在单次喷雾的整个寿命期间，液滴尺寸和遮拦或 7% 应视情况建议每隔两个距离便进行确定，以建立数据收集的充分开发阶段，且需要该阶段的滴径分布和跨度。应在申报方案或 SOP 中对选择该平稳区域的标准进行说明，以用于确定该平稳区域的滴径数据 [例如整个平稳区域所有扫描的平均值、仅在最大遮拦（或最小 $T\%$）的单次扫描（扫描）数据或围绕该遮拦或 $T\%$ 周围指定范围内扫描的平均值]。应在研究前确立每两个距离的标准，且该标准贯穿研究始终。

提交文件内最好含相关仪器设置和操作条件的内容。推荐应在生产商推荐的遮拦或 $T\%$ 范围内操作该仪器，请在提交文件中说明，从而避免或者尽量减少多重散射（由于高液滴浓度）。最好使用校正算法避免多重散射，以抵消这种作用。

应根据体积（质量）而不是计数（液滴数量）来报告单次喷雾的滴径分布和跨度。要求提供以下有关鼻腔喷雾剂数据。
● 仅充分开发阶段。
● B 和 E 生命周期。
● 来自驱动器孔径的两个距离。为了提交检测两种制剂间潜在差异的能力，推荐在距离开孔处 2~7 cm 的范围内进行本研究，两个距离相隔 3 cm 或更多。

（2）鼻用气雾剂　可以使用激光衍射法或者适当的经验证的替代方法确定滴径分布。

最好包含仪器设置和操作条件的内容。推荐应在生产商推荐的遮

拦或 $T\%$ 范围内操作该仪器，请在提交文件中说明，从而避免或者尽量减少多重散射（由于高液滴浓度）。最好使用校正算法避免多重散射，以抵消这种作用。

由于推进剂蒸发导致光柱的折射率作用转向，是鼻腔气雾剂需要额外关注的问题。若与驱动器的距离可以消除或者尽量减小光束转向可行的话，通过此距离来表征滴径分布，如果使用了校正算法，推荐申报者提供有关这些校正的解释。

推荐单次喷雾的滴径分布和跨度应根据体积（质量）而不是计数（液滴数量）来报告。提供以下各项有关鼻腔气雾剂的数据。
● 仅充分开发阶段。
● B 和 E 生命周期。
● 距离驱动器的两个距离。

对于鼻腔喷雾剂和鼻腔气雾剂，可通过每个生命周期从该单元多达连续 3 次喷雾的平均值来计算给定瓶或罐的 D_{10}、D_{50}、D_{90} 的平均值。然而，为了评价精确度，还应报告每次喷雾的平均值。

3. 通过多级撞击取样器确定小颗粒 / 液滴中的药物或粒径 / 滴径分布

通过多级撞击取样器（CI）进行液滴或小颗粒的定径，依据惯性碰撞测定空气动力学直径是鼻通道中药物沉积的一项重要因素。分析数据应依据经验证的化学测定法。[11] 推荐对至少 3 个或更多浓度的质量控制档品进行分析，该样品可代表整个范围的标准曲线或代表来自各个 CI 阶段该产品的预期浓度范围。需同时提交分析验证报告及 CI 数据报告。SOP 或验证报告需指明在每一报告用药部位沉积的最小量化药物质量。

（1）鼻用喷雾剂 小颗粒／液滴中的药物。

对于鼻腔喷雾剂，大多数发射的药物均在 CI 测试的第一级之前或者第一级期间沉积。本项测试的小液滴和定义为滴径小于最合适 CI 阶段的有效截止直径（ECD）的剂型，可能有将药物递送到超出鼻腔气道区域的潜力。本测试的目的是确定在小颗粒／液滴中药物的数量。例如，对于 USP 25 装置 1（<601>），在标准 28.3L/min 的配置下进行 CI 第八级的操作，小液滴是指那些滴径小于 9.0μm 的液滴。对于 BA，CI 测试预期用于定量小液滴中药物的质量。对于 BE，T 制剂的小液滴中药物质量应小于或相当于相应 R 制剂中药物质量。该比较测试解决了一项潜在的安全性问题：由于 T 相对 R 多出的小液滴可能被递送到鼻腔外区域，可能会对肺部造成不良影响。用于鼻腔喷雾剂的 CI 测试并非旨在提供药物或者气雾剂化液滴的 PSD。

CI 最高阶段以下可测的药物水平将成为特定药物制剂的实验设置以及程序的函数，包括驱动次数和检测灵敏度。因此，推荐使用一项经验证的、高灵敏度的检测。根据该机构经验，一个 2 升室或更大的感应端口（膨胀室）优于 1 升室。希望研究中尽量减少驱动次数（一般不超过 10 次）以更多地反映单次剂量，可由检测灵敏度证明其合理性。应在质量单元中报告药物沉积。应报告质量平衡问责。应依据在每一个阀杆、驱动器、适配器、感应端口、任何其他配件和在最高阶段及较低阶段过滤器上沉积的药物计算质量平衡。建议在所有阶段和配件上收集的药物总质量应位于每次驱动基础标示量的 85%~115% 之间。低于最高阶段的药物总质量是主要关注的问题。因此，可以报告在所有较低阶段和过滤器上沉积的药物汇集质量。

对于 BA 和 BE，仅要求生命周期初始期间 CI 的测试数据。统计方法将分别提供在附录中。

（2）鼻用气雾剂　粒径/滴径分布。

鼻腔气雾剂的 CI 研究应使用一个可最大限度地增加低于 CI 最高阶段的药物沉积的感应端口（膨胀室）。为此，尽管其他尺寸的感应端口也适用，一个 1 升的感应端口还是优于 USP 25（<601>）。该机构的经验表明，如果使用合适的感应端口和 CI，用氟氯烃或氢氟烷烃推进剂配制的鼻腔气雾剂在低于最高阶段沉积的药物数量级与从口腔吸入气雾剂的数量级相同。因此，与低于最高阶段的药物总质量的鼻腔喷雾剂剂型不同，推荐提供有关这种剂型的粒径/滴径分布。最合适的 CI 选择可能受到各种品牌多级撞击取样器的各级有效截止直径（*ECD*）、感应端口的几何学和其他因素的影响。有关气雾剂 CI 研究推荐的驱动次数在定量雾化吸入器（MDI）和干粉吸入器（DPI）的药物制剂：化学、生产和控制文件的指导原则草案中有描述。药物沉积应在质量单元中报告。应报告质量平衡问责。

对于 BA 和 BE，仅要求在生命周期初始期间的 CI 测试数据。推荐鼻腔气雾剂研究使用 USP 25 装置 1（<601>）在标准 28.3L/min 的配置下操作。推荐依据 11 个部位的药物沉积数据测定曲线：①阀杆加驱动器的总和；②感应端口、（3~10）8 个单个级别、（11）过滤器。阀杆加驱动器中的药物沉积将被列入，从而提供一个阀前（不是驱动器前）药物沉积曲线。需要指出的是，用于曲线比较的体外 BE 限制，依据的是级别数和其他配件的沉积部位。BA 和 BE 的统计方法分别提供在附录中。

4. 通过显微镜观察药物粒径分布

对于混悬液制剂，药物粒径对溶出度和鼻腔内作用部位的可用性可能很重要。因此，可以通过喷雾剂或气雾剂配方在驱动之前和喷雾剂在驱动之后的数据来表征药物粒径分布（PSD）和团聚程度。测定配方及以下驱动的 PSD 和团聚体，目的是表征设备对解团聚作用的潜在影响。仅要求在生命周期初始期间对喷雾剂的测定数据。鼻用喷雾配方中存在不可溶的混悬剂的情况下经常含有混悬的原料药，这增加了粒径表征的复杂性。当检查含有混悬剂配方时，目前现有的测定药物粒径的技术并不被接受，可以使用用于检查药物和团聚药物粒径分布的定性和半定量法。推荐可进行含安慰剂的鼻腔喷雾剂的研究，从而可评估因辅料引起的表观药物颗粒假阳性的发生率。可使用光学显微镜或者其他适用的方法进行评估。

对于喷雾剂和气雾剂两种制剂的 NDA 和 ANDA，推荐提交的 BA 或 BE 文件中涵盖药物 PSD 和团聚数据以及测试方法。如果需要的话，申报者可提交有代表性的显微照片。即使是定性和半定量法，对申报者而言，在进一步制剂开发和测试之前，BE 和通过光学显微镜观察的 PSD，用于评估相对于制剂前体的粒径大小也是有用的。上述数据具有支持性，而正式的统计学测试并不适用。

5. 喷雾形态

在适当的目标上，例如在薄层色谱（TLC）板上进行撞击，通过研究撞击前或后的喷雾形态来表征喷雾。某些鼻腔喷雾制剂的喷雾形态，可能为轮辐形状或是不规则形状。

若已通过验证，通过手动或自动成像分析，喷雾形态可被表征或定量。上述分析可确定喷雾的形状和大小。自动分析系统还可以确定待确定的喷雾形态范围内的质量（COM，未加权图像强度）和（或）重力（COG，加权图像强度）。COG 更受关注，并且在喷雾形态自动分析中优先考虑。自动图像分析预计会增加喷雾形态测定中的客观性。该技术能确定喷雾真实形状的圆周，鉴别 COM 和（或）COG，并且量化该圆周内面积，因此鼓励使用这种技术。

以下定性与定量结合的方法可以确立 T 和 R 制剂间喷雾形态的等价性。

● 肉眼检查，形状比较。对于自动分析，通过软件确定真实的形状作为比较的基础（定性）。确定了定性上相同的 T 和 R 喷雾形状是以下两种定量分析的先决条件。

● 用于自动分析的真实形状圆周内的等效面积或者用于手动分析的等效 D_{max}（定量）。

● 等效椭圆率（椭圆度）（定量）。

（1）对于非撞击系统　一个合激光片光源的系统可使喷雾形态可视化，而一个高速数字相机可使垂直于鼻腔喷雾剂轴的喷雾形态可视化。基于自动分析系统在单次喷雾期间采用的是时间均值图像，可以用来确定真实形状的周长、圆周范围内的面积（包括高比例，例如 > 95% 的总形态）、COG 和通过 COG 并延伸到真实形状圆周的 D_{max}（最长直径）及 D_{min}（最短直径）。可在预研究验证期间确定软件设置，并且将该设置贯穿始终。每个距离的统计分析应以圆周范围内的等效面积和椭圆率（D_{max} 除以 D_{min}）为依据。

（2）对于撞击系统　每一喷雾形态对应的喷雾次数最好为一次。推荐的可视化技术，其对原料药具有特异性。若探索性研究中未能发现药物 - 特异性试剂，则可使用非特异性可视化试剂。建议控制上述试剂剂量，从而保持该图形中图像强度的细节。

手动分析：识别近似 COM 并绘制通过该中心的 D_{max} 和 D_{min}。D_{max} 和 D_{min} 两条线不得互相正交。可以提交有代表性的曲线，每一条曲线图均可以以 COM、D_{max} 和 D_{min} 标记，且均基于视觉分析。应提供每一喷雾形态的椭圆比。每一距离的统计分析应依据 D_{max} 和椭圆率的等效性。

自动分析：自动图像分析软件可以定义喷雾形态真实形状的周长，包括高比例（例如 >95%）的总形态。在每块 TLC 板上喷 T 和 R 后，需确保每块板在相同强度范围内进行喷雾形态的测定。D_{max} 和 D_{min} 均应适当地通过 COM 或 COG，并延伸到真实形状的圆周内。每一距离的统计分析应依据圆周内的等效面积和椭圆率。

（3）对于非撞击和撞击两种系统　以上信息适用范围为 COM 或 COG 落在真实喷雾圆周图像的圆周范围之内且 D_{max} 轴不会延伸至圆周的外部。偶尔会有 COM 或 COG 落在喷雾形态圆周范围之外且（或）D_{max} 轴与圆周交叉的情况发生。马蹄形和某些其他形态可能会导致上述现象发生。若发生上述情况，推荐使用具有以适当的几何形状拟合该圆周能力的系统进行自动分析。每一距离的统计分析应以喷雾形态真实形状圆周内的等效面积（并不位于拟合的几何形状之内）和椭圆率为依据，其中 D_{max} 和 D_{min} 通过拟合的几何形状（例如椭圆）进行计算。

对于以上所有实例，推荐依据以下情况确定喷雾形态。
● 单次驱动（非撞击系统）或者最好是单次驱动（撞击系统）。
● 仅适用于生命周期的初始阶段。

●距驱动器孔径的两个距离能够在各单个泵单元之间以及 T 和 R 制剂之间进行辨别。对于鼻腔喷雾剂，建议该距离在 3~7 cm 范围内，至少为 3 cm。

对于撞击系统研究（例如 TLC 方法）喷雾形态的手动定量法，建议提交的文件包括副本（最好是电子版），具有代表性的两个距离的喷雾形态图，每张图应明确标明评估的 COM（手动分析）、D_{max} 和 D_{min}。若自动图像软件用于撞击研究，应在电子文件中提供相关数据。对于自动图像分析，无论是撞击研究或是非撞击研究，电子文件都应该是确定的。推荐提交电子版文件，目的是避免出现打印机相关的图像空间校准变化。同时文件应包含 COG 或 COM 和喷雾形态真实圆周形状的图像以及定量报告。每个图像还应包含用于测量的清晰刻度。

一些自动图像分析软件可能并不包括喷雾形态图像的自动定量。对于这种情况，分析员应确定并显示电子图像上的定量参数。如上所述，电子图像的定量应该是确定的。

6. 喷雾羽状物几何学

喷雾羽状物几何学描述了平行于羽轴的喷雾云侧视图，它可能是基于高速摄影，一个激光光片和高速数码相机或其他合适方法拍摄的。该图像为快照，而非时均值图像。可通过手动分析或自动图像分析进行定量。

一个水相鼻腔喷雾剂喷雾在其形成的早期，药物以细小的射流喷出驱动口，随后形成一个相对稳定、充分成熟的锥形喷雾与孔口分离。当喷雾处于充分成熟阶段且仍与驱动端接触时，建议喷雾角度、宽度和高度都通过相同的分析方法进行定量，每个单一的延迟时间均有报告，申报人应提交相关文件证明在选定的延迟时间点内喷雾已经充分成熟。喷雾角度应根据喷雾的锥形区域从顶点外延，处于或接近驱动端。仅通过喷射模式的直径和从驱动端至喷射面的距离来确定喷雾角度是不恰当的。本指导原则推荐喷雾宽度为用于确定喷射模式的两个距离中较大的值。因此，喷雾宽度是喷射模式数据的补充，其距离值是相同的。喷雾高度为驱动口（喷雾剂）或吸入管（气雾剂）至喷雾前端的距离。要求提供定义喷雾角度、宽度和高度边界的标准。

以下情况应测量喷雾羽状物几何学。
● 仅在生命周期的初始阶段。
● 只有一个侧面视图。
● 单一延迟时间。

递交资料可采用图像（若使用手动分析定量）或数码图片（若使用自动图像分析）。每个图像需包含清晰的测量刻度，并清楚地标明延迟时间。图像应清楚地标明喷雾角度、宽度和高度。若采用自动图像分析，电子图像的定量应该是确定的。基于电子图像的纸件副本来进行手动定量是不允许的。

建议喷雾几何测量值应概括平均值、几何平均值和偏差系数（%）。基于 log 转换数据，三批 T 和三批 R 的几何平均值之比对喷雾角度和宽度而言，应在 90%~111%（点估计值）范围内，此对比值为 BE 的研究提供了支持性数据。由于喷雾高度测量具有主观性，点估计值不适用。

7. 试喷和再次试喷
试喷和再次试喷数据将确保药品根据标示剂量给药。基于通过容器寿命研究获得的单驱动内容（SAC）相同的生命初始周期数据来建立试喷数据。对新药上市申请，应在递交资料的 CMC 部分提供基于单驱动内容的试喷和再次试喷数据。

除了法规 [21CFR 314.94（a）（8）（iv）] 中描述的特定变化，已批准的产品标签（ANDA）与对照品标签相同。对于鼻腔喷雾剂和部分鼻腔气雾剂，对照品标签 [说明书和（或）患者说明书] 应描述初次使用时产品的试喷次数和一段或多段时间未使用（如末次给药后 24 小时或 7 天）后再次试喷的次数。对于这些产品，要求提供 T 和 R 的试喷和再次试喷数据。研究应遵循章节五中推荐的成熟期和（或）批次放行检测与执行试喷试验的时间周期。若 R 没有试喷和（或）再次试喷说明，则不需要进行试喷和（或）再次试喷研究。

建议在 ANDA 申报资料的 CMC 部分提供 T 的多方向试喷和再次试喷数据。因此，对于 BE 申请，可以对贮藏于阀门竖直位置中的产品进行研究，但鼻腔气雾剂例外，鼻腔气雾剂的 R 标签要求在阀下位置贮藏。对于后者，应提供阀下位置贮藏的试喷和再次试喷（如果适用的话）数据。应根据 R 标签中指定的试喷次数，基于生命初始周期单驱动射量，立即进行试喷研究。对于 ANDA，通过生命初始周期的 SAC 数据计算 30 罐或瓶的几何平均喷射量，应为标示量的 95%~105%，则可建立试喷数据。类似地，根据对照品标签中指定的再次试喷次数，通过单驱动数据建立再次试喷数据。虽然未与 R 进行对照，试喷研究的每个产品需按 R 标签中规定的喷射次数、标示剂量给药，从而确保 SAC 通过容器寿命研究是基于 T 和 R 的试喷数据而进行，这对 BE 申报是至关重要的。

六、局部释放的临床研究

（一）基本信息

1.NDAs

目前，本指导原则覆盖的药物种类中，只有某些激素类药物被制成了鼻腔气雾剂和鼻腔喷雾剂，同时要求进行体内 BE 或 BA 研究（21 CFR 320.21）。根据批准的 IND，在人体内展开同样充分和良好的对照临床试验，用于确定药品的安全性和有效性，作为将要申报 NDA 的支持数据（21 CFR 314.126）。某些情况下，这些数据可用于建立 BA，或数据具有可比性时，建立 BE（21 CFR 320.24）。

2.ANDAs

在不能显示剂量 – 响应关系，并且体内外不能重现一致性的情况下，应进行临床研究。然而，BE 研究临床终点无需显示剂量响应，因上述研究的目的仅仅为了确认鼻腔气雾剂和鼻腔喷雾剂的供试品和对照品之间在临床上无显著差异（药物科学咨询委员会，2001）。对于 ANDA，已批准的生物制品需要展开具有临床终点的 BE 研究。[13]

对于局部作用的鼻腔悬浮剂，一种具有临床终点的鼻炎 BE 研究生物等效性的测定方法应以下条件为前提。
- 处方种类和用量一致。
- 容器和封闭系统具有可比性。
- 体外试验的等效性。

---

[13] 1992 年 10 月 13 日，仿制药办公室政策和程序指南，36~92．"新药临床申请"提交至仿制药办公室（OGD）。

● 系统暴露或系统吸收的等效性。
● 局部吸收研究的等效性。

大量的 FDA 指导原则提供了关于临床研究的一般性操作指导原则，包括证明 BA 和 BE 的临床研究，含临床试验的一般考虑 [国际协调会议（ICH）E8]、临床研究报告的结构和内容（ICH E3）、良好的临床实践、综合指导原则（ICH E6）、临床试验的统计原则（ICH E9）和在临床试验中对照组的选择及相关问题（ICH E10）。

（二）临床研究批次

建议用于 BA 研究的批次应与用于体外 BA 的关键临床研究的批次一致。NDA 的 BE 研究所用样品和对照品批次应与体外研究所用批次一致。

用于建立 ANDA 局部释放 BE 的供试品和对照品批次均应为体外 BE 研究中所用的三个批次样品中的任意一批。建议非活性成分的安慰剂（P）应符合对照品相关的 Q_1 和 Q_2 要求；安慰剂容器和密闭系统应符合章节三的要求。

（三）临床 BE 研究设计和受试者纳入标准

传统治疗研究中，需对供试品和对照品进行为期两周的评估。两周时间，除了比较疗效，还需评估在合理的使用时间内 T 安全性和耐受性。建议该项研究于成人最低标示剂量下展开，以便优化研究的敏感性。给药前根据标签说明试喷产品。确保试喷在患处，以避免患者吸入药物而被浪费掉。文件中应包含安慰剂组，每个鼻孔的给药频率和喷射次数均与供试品及对照品相同。

BE 研究的受试者由季节过敏性鼻炎患者（SAR）组成，这可以延伸到局部作用的鼻腔皮质类固醇产品标签中涵盖的所有适应证。除了有季节过敏性史之外，建议患者进行特定过敏源的阳性检测（如过敏源皮肤测试），并在加入研究时，明确症状严重程度的最低水平。不鼓励纳入患有其他明显疾病的患者，包括哮喘（除了轻度间歇性哮喘外）。

建议设计一个随机、双盲、安慰剂对照的平行组研究，研究周期为 14 天，前期用 7 天的安慰剂建立一个基线来识别安慰剂效果。[14] 建议在研究中排除安慰剂效果，来增加显示活性物质治疗和安慰剂治疗间显著性差异的能力（效果分析），也增加供试品和对照品间潜在差异的敏感性（一致性分析）。设计方案将安慰剂效果作为前提。若药物标签中规定一天一次或一天两次给药，在临床评价中，为期 7 天的安慰剂阶段和 14 天的随机治疗阶段，都采用一天两次的给药方式（每天早上和下午，间隔 12 小时）。每次给药前应立即打分，以反映前 12 小时的效果（反应评分）和在评价期间患者的感受（即时或大概分数）。虽然 BE 终点包括反射分数和即时分数，但由于主要 BE 终点是基于反射症状分数，因此应基于反射分数识别安慰剂响应。

建议基线评分优先包括安慰剂导入期第 5、6、7 天的上午和下午的响应性分数、为期 14 天的随机治疗期第 1 天上午的得分（在给药前），得到总共 7 个上午和下午的等级评分。安慰剂响应者

---

[14] 2000 年 4 月份发布了一份题为"过敏性鼻炎药物临床开发计划"
Allergic Rhinitis: Clinical Development Programs for Drug Products
的指导原则草案。这份指导原则讨论了包括双盲的一般方案。一旦确定，它将代表机构对这个主题的思考。

对基于总共 7 个上午和下午等级的平均鼻症状总分（TNSS）进行确认。研究方案应该声明筛选招募人员的反射性 TNSS 最低资格，根据每个患者加入到随机化研究前得到的总共 7 个上午和下午等级平均分，应满足 TNSS 的最低资格。建议在 7 个上午和下午等级评估之后开启随机化研究，随机化研究可以在第一天的早晨开始且在早晨基线评分之后。

随机治疗期间的症状得分由第 1 天的下午得分和（第 2 天到第 14 天）26 个上午及下午得分组成，最后得到总共 27 个等级评分。建议采用多中心研究以避免研究者潜在的偏好。出于对双倍的液体体积可能导致将药物从鼻沉积位点冲洗下来，甚至可能导致安全和有效性特征的改变等方面的担心，水溶性鼻喷雾剂的盲法研究不建议使用双模拟试验设计。然而，盲法试验是重要的考虑因素，建议在研究方案中应仔细描述 T、R 和 P 制剂是如何被遮挡的。建议展开等效分析作为评价分析方法，而不是意向治疗数据分析。评估人群由错过不超过指定天数症状评分的人群、未服用配伍禁忌药物以及未违背试验方案的患者组成。研究方案应描述排除随机受试者的具体标准导致分析的亚组受试者减少 FDA 新药申请临床和统计学部分的格式和内容指导原则，除了等效分析，应展开有效性分析以说明研究对 T 和 R 制剂的灵敏度。有效性分析可以作为一项意向治疗分析，应清晰地界定意向治疗分析的人群。因为本指导原则没有提供具体的研究建议，因此建议申报者在 FDA 相关审评部门审核之前，应提交特定的混悬剂以临床疗效为终点评价指标的 BE 研究方案。

（四）临床 BE 研究终点

等效性和有效性分析终点应是患者自评方案（TNSS）。TNSS 通常包括流涕、喷嚏、鼻痒和鼻塞的综合评分，但是对于某些制剂，可能将非鼻部症状加入到综合评分中。[15] TNSS 是一种分类变量（分成多个离散类别）与连续变量正好相反。常见的过敏性鼻炎评级系统采用 4 分量表，体征和症状的严重程度从 0（无症状）到 3（重度症状）依次增大，如下[16] 所列。

● 0 = 无症状（无明显体征 / 症状）。

● 1 = 轻度症状（存在明显体征 / 症状，但意识极轻微，容易忍受）。

● 2 = 中度症状（具有令人困扰但可忍受的明确可意识到的体征 / 症状）。

● 3 = 重度症状（体征 / 症状难以忍受，干扰日常生活活动和（或）睡眠）。

建议将等效性和有效性分析的终点用 TNSS 相对于基线（治疗前）的平均变化绝对单位而不是相对于基线的百分比变化表示。研究报告纳入了每天上午和下午 12 小时的反应性症状评分。此外，报告将包括安慰剂导入期的总计 7 次上午和下午评分的平均症状评分及随机治疗期间的 27 次评分的平均症状评分。对于等效性和有效性分析，在本研究的两周随机试验中，主要终点将是 12 小时合并 TNSS 的反映评分。然而，瞬时评分也可作为次要终点。

在治疗前（筛选或基线时）和治疗结束时进行安全性评估。每天报告不良事件。

---

[15] 2000 年 4 月公布了一份过敏性鼻炎：药品临床开发项目（Allergic Rhinitis: Clinical Development Programs for Drug Products）指导原则草案，它一旦最终定稿将代表审评机构对该主题目前的观点。

[16] 2000 年 4 月发布的过敏性鼻炎：药品临床开发项目（Allergic Rhinitis: Clinical Development Programs for Drug Products）指导原则草案中提出另外一种评分系统。它一旦最终定稿将代表审评机构对该主题目前的观点。

七、系统暴露的药代动力学（PK）研究

（一）基本信息

对该机构建议，使用 BA 和 BE 研究的血浆浓度 – 时间曲线来评估产生足够高浓度待测分子与等浓度的混悬制剂的系统暴露，以便在鼻腔给药后足够长的时间内进行可靠的分析测量。BA 和 BE 研究中推荐的分测量部分在本文别处有描述。[17]

局部作用制剂的系统性药物水平通常处于低 ng/ml 或 pg/ml 范围，这取决于药物和制剂。经验证的生物分析方法可用于许多鼻用皮质类固醇药物。这些药物在开展全规模 PK 研究前无须进行预试验。如果经验证的方法不可用，一项小规模、单次给药预试验或一项小规模、多次给药预试验可有助于评估拟定的分析方法是否恰当且可以确定是否达到了足够高的药物浓度。系统暴露的 PK 研究是首选，其次是系统吸收的药效动力学（PD）或临床研究（第八节）。如申报者在进行 PK 研究均以失败告终的基础上获得的可靠数据，则可采用全身吸收的 PD 或临床研究。若系统暴露测定是建立在 PK 研究的基础上，则不要求进行系统吸收的 PD 或临床研究（第八节）。

（二）研究批次

FDA 建议 PK 系统暴露研究中的 BA 批次是临床研究的关键批次。另外，若使用与关键临床试验中相似的 PK 批次，建议在研究开始之前，申报者应与 CDER 相关审评部门讨论 PK 批次和关键临床批次之间的任何差异。如果 PK 批次不是体外 BA 研究使用的

---

[17] 口服给药的药物生物利用度和生物等效性研究指导原则（2000 年 10 月）。它一旦最终定稿将代表审评机构对该主题目前的观点。

三批中之一，应确保为采用三个批次相同的方案进行 PK 研究提供体外 BA 数据。

（三）试验设计和受试者纳入标准

表征系统暴露的 BA 研究可以是针对治疗兴趣的临床药理学和生物药剂学问题进行的 PK 研究之一。BA 试验可以在健康受试者或者过敏性鼻炎患者中展开。适当时，BA 试验应包括参比制剂，可能是口服或静脉溶液、口服混悬液或者其他鼻用制剂。建议应向相关的审评部门咨询比较的或者非比较的 BA 试验是否合适。

对于 NDA 或者 ANDA，体内 BE 研究应采用重复或非重复的随机交叉试验设计。对于水溶性鼻喷雾剂，该研究在最大标记成人剂量和最小血浆药物剂量之间进行，同时避免给药剂量高于标签剂量时，鼻内药物沉积形式可能改变。该改变或是因为药物流入鼻咽部或是鼻腔外而使药物损失。对于鼻气雾剂，当给药剂量超过最大标签剂量沉积形式的改变较小，仍需按照与水溶性鼻喷雾相同的试验设计和剂量进行试验。建议研究在健康受试者中进行，主要为了安全起见。研究方案应包含每个鼻孔给药的时间间隔以及给药期间受试者头部的位置等相关信息。

本指导原则建议 PK 研究采用单剂量研究。与多剂量研究相比，单剂量研究在评价原料药从制剂到循环系统中的释放速率更灵敏。另外经鼻腔给药的皮质类固醇的生物半衰期从不足一小时到八小时不等。对这类产品，给药频率为一日一次或一日两次时，预计系统蓄积的药量相对较低，因此多剂量研究可能不会得到更可信的分析测量结果。然而也存在一些数据，由于其药代动力学特征是在多剂量研究中药物浓度可能更高，这使对感兴趣的待测药物分子的检测比在单剂量研究中更可信。对于这些药物，相比单剂量的 PK 研究，优选进行多剂量 PK 研究。

（四）研究措施

在单剂量研究中，以下 BA 和 BE 参数检测最为关键：$AUC_{0\sim tlast}$（总暴露量的测定）、$AUC_{0\sim 4}$（总暴露量的测定）、C_{max}（暴露峰值）。如果由于不能准确的估计 kel 值导致不能确定可靠的 $AUC_{0\sim 4}$ 值，总暴露量可根据 $AUC_{0\sim tlast}$ 测量。以下 BA 和 BE 的检测和血药浓度能够支持对 PK 特征的描述：每个采样时间点的血药浓度、T_{max} 和 k_{el}。以下 BA 和 BE 的检测对多剂量研究最为关键：$AUC_{0\sim t}$（总暴露量），其中 t 是给药时间间隔；C_{max}（暴露峰值）。T_{max} 数据也可以支持 PK 特征的描述。

八、系统吸收的 PD 研究和临床研究

（一）基本信息

目前只有某些糖皮质激素制成混悬剂并且在体内研究中对其质量有一定要求。对于血液或血浆（第七节）中待测分子浓度太低以至于不能在足够长的时间内进行可靠的分析检测的混悬剂而言，系统吸收量的测定可作为 PD 或临床研究的终点。然而，若可能的话，应首选测定系统暴露量的 PK 研究。如第七节所述，若申报者在进行 PK 研究均以失败告终的基础上获得可靠数据，则 PD 或临床研究可以代替 PK 研究。描述系统吸收特征的 BA 研究是为确定药物安全性而展开相同的临床研究之一。研究应根据已授权的 IND 展开，来支持将来的 NDA（21CFR 314.126）。

若 PD 或临床研究即将展开（见上文），建议进行鼻用皮质类固醇激素系统吸收的 BE 研究设计来评估下丘脑 – 垂体 – 肾上腺皮质（HPA）轴。该研究应在鼻气雾剂和鼻喷雾剂的最大成人剂量

下开展，以研究的灵敏度最大化。然而，由于该剂量可能处于或接近肾上腺素抑制剂量 – 响应曲线的底部，超过 6 周的最大标签剂量可能不会检测到受试制剂和参比制剂对肾上腺素的抑制，而该试验的设计应基于对以上的了解。除了受试安慰制剂（P），建议该研究应包含活性对照药（如泼尼松）以确保该试验对于检测药效具有充分的灵敏度（灵敏度分析）。确保活性对照药的剂量足够大、给药持续时间足够长以产生与安慰剂相关的统计学意义的响应，给药持续时间足够短使受试者过量暴露或风险降到最低。申报者应开展预试验来确定最优的活性对照药的给药剂量和给药方案。预试验可以决定 6 周的初期研究阶段使用匹配的活性对照药的安慰剂，而剩余时间给予的活性对照药，以减少的暴露。预试验也能够估算出关键试验所需的受试人数，以找出 HPA 轴终点，活性对照药和受试制剂统计学意义之间的差异（即气雾剂和喷雾剂安慰剂）。它也可以估计纳入受试者的数量以表征任何 HPA 轴作用或缺失，同时总结 T 和 P、R 和 P 之间的相关性（HPA 轴的相对评估）。可在过敏性鼻炎（AR）患者中进行有效性评估试验，以评估试验方案的顺应性（有效性分析）。因此推荐 AR 患者（而不是健康的非过敏的患者）作为研究人群。同时，建议开展其他依从性试验，包括对气雾剂和喷雾剂容器使用前后进行称重以及记录每日使用药量。

由于本部分没有提供具体的建议，推荐申报者在开始研究之前，向相关的 FDA 审评部门提交 BE 研究试验方案以及特定药物制剂的 PD 或临床终点。对于 NDA，根据已授权的 IND 规定，在人体内展开同样充分和良好的对照临床试验，用于确定药品的安全性和有效性，作为将要申报 NDA（21CFR 314.126）支持数据，在某些情况下，这些数据可用于评价 BA 或者具有可比性的话，用于评价 BE（21CFR 320.24）。对于 ANDA，在预试验或者全规模试验中，如果活性对照药单次或者每日总给药剂量超过所选的活性对照药物制剂标签剂量，则需要进行授权的 Bio-IND。[13]

（二）临床研究批次

FDA 建议在体外 BA 研究中使用的批次应为关键临床试验中使用的批次。NDA 所需的 BE 研究，参比制剂和受试制剂的批次应与体外试验中使用的批次相同。对于 ANDA，系统吸收试验中使用参比制剂和受试制剂的批次与局部给药临床研究中所使用的批次相同。以上用到的批次必须为体外 BE 研究中使用的 3 个批次其中之一。第六节描述了安慰剂相关制剂的处方和设备的建议。建议使用活性对照药（如泼尼松）。对于盲法来说，同样建议使用匹配的活性对照安慰剂（与活性对照药外观一致）。

（三）临床 BE 研究设计和受试者纳入标准

建议展开为期六周的安慰剂和活性对照的随机、双盲、平行试验设计，来比较受试制剂（T）和参比制剂（R）。该研究不是两周局部给药研究鼻炎的子试验。该试验的受试者为具有 AR 史的患者。HPA 轴抑制的相对评估将作为可评估（每个方案）分析进行。灵敏度分析和有效性分析可作为意向治疗分析。试验方案应详细说明安慰剂响应者是否被排除分析外。建议在 HPA 轴评估期间，受试者在临床研究中心居住。患者需入住研究中心，有助于在 24 小时的尿液和血浆采集期可靠地且完全地进行相关研究程序。给予 T 和 R 最大标签成人剂量。每个鼻孔给予 P 的频率和次数应与 T 和 R 相同。如上文所述该试验应包含活性对照药物（如泼尼松）。四组试验包括：T、R、P 和活性对照组。这项研究的随机化部分将采用双盲试验设计 [即所有受试者均要进行活性对照药物（活性对照药物本身或者与活性对照药对应的安慰剂）和喷雾剂或气雾剂（活性药物或者安慰剂）] 的对照治疗。四个治疗组为 T 加匹

配的活性对照安慰剂，R 加匹配的活性对照安慰剂，P 加匹配的
活性对照安慰剂以及 P 加活性对照药。未给予活性对照药物期间
（含安慰剂磨合期）将给予受试者匹配的活性对照安慰剂。建议
尽量减少 HPA 评估中心的数量，以避免中心与中心间的变异性。
对于水溶性鼻喷雾剂来说，不建议使用双盲模拟试验设计。然而，
盲法试验应是重要的考虑因素，建议在研究方案中应仔细描述
T、R 和 P 制剂是如何被遮挡的。[18]

活性对照药预期的作用应远大于 T 和 R。因此，活性对照药组的
样本容量应小于其他组。建议 T 和 R 组的样本容量足以表征任何
HPA 轴的作用或缺失，并且总结 T 和 P、R 和 P 之间的相关性。

建议定时收集血浆和尿液样品，分别检测 24 小时尿游离皮质醇
（UFC）或 24 小时血浆皮质醇浓度。采集时间为给药前（基线）
以及 42 天给药周期的最后 24 小时（即 41 天到第 42 天），在此
期间应动态给药。

（四）皮质类固醇类药物临床 BE 研究终点

无论药物标签中规定每日一次或每日两次给药，其终点都可以是
基于 24 小时内采集的尿液中尿游离皮质醇（UFC）的浓度，或基
于 24 小时内每 4 小时采集的血浆皮质醇浓度，午夜样品除外。
对于 UFC 终点，通过检测尿肌酐来确定 24 小时尿液采集完全。
UFC 值不应根据肌酐浓度进行校正。建议对于血浆皮质醇终点，
应检测每个给药间隔的 AUC_{0-24} 和谷浓度（最大效应）。灵敏度分

---

[18] 题为过敏性鼻炎：药品临床开发项目（Allergic Rhinitis: Clinical
Development Programs for Drug Products）的指导原则草案发表于 2000
年 4 月，一旦定稿该指导原则将代表 FDA 对该主题的看法。

析终点在分析前应进行基线校正。应提供用于评价 HPA 轴抑制的原始数据。有效性分析 TNSS 数据应表示为基线开始的变化。

九、BA 和 BE 试验样品保留数量

体内、体外 BA 和 BE 研究必须保留样品（21CFR 320.38 和 320.63）。法规中声明，每次保存的样品必须有足够的数量允许 FDA 进行五次释放试验来满足申请和补充申请的要求。药剂含量均匀度或单个喷雾含量均匀度释放试验要求每批次 30 份样品（罐或瓶）。其他释放试验要求额外的样品。根据 5 次用量要求，3 批 T 和 R 总共样品保存的数量可能超过 1000 个（每批次 T 和 R 的样品数量高达 250 个）。

药物已确定，代替 5 次用量要求，为测试和分析而保证吸入剂（鼻气雾剂或鼻喷雾剂）受试制剂（T）和参比制剂（R）的数量，每个批次至少 50 份。[19] 对于 NDAs，BA 试验需要进行 3 批试验。因此，建议鼻喷雾剂或鼻气雾剂 3 个批次中的每个批次应至少保存 50 份样品。然而，参比制剂是另外的鼻喷雾剂或鼻气雾剂，一批也要保存至少 50 份样品。对于 ANDAs，体内或体外 BE 研究使用的每个 T 和 R，3 批中的每一批都要至少保留 50 份样品。对于 NDAs 和 ANDAs，如果体内或体外研究中包含气雾剂或喷雾剂安慰剂，每个安慰剂批次应至少保存 50 份样品。以上建议仅适用于本指导原则涵盖的局部起效且以多次给药剂型销售的（通常标签说明每罐或每瓶可给药 30 次或更多）鼻气雾剂和鼻喷雾剂。

---

[19] 样品保留数量，最终规则序言，生物利用度和生物等效性试验样品的保留 58 FR 25918—26, 1993, IIC21.

每罐或每瓶驱动给药少于 30 次的鼻气雾剂和喷雾剂的样品保存
数量本指导原则中未做说明。有关保存 BA 和 BE 试验样品的其
他信息信息仍待定。[20]

十、多种规格

少量局部起作用的鼻喷雾剂存在两个规格：①异丙托溴铵鼻喷雾
剂，溶液剂；②丙酸倍氯米松鼻喷雾剂，混悬剂。较低规格的制
剂通常采用较低浓度处方制剂，每次驱动给药的剂量也较低，而
不是改变更高规格制剂的驱动器和剂量阀或泵（吸管除外，由于
制剂体积不同或其他因素）。下文将推荐曾经展开过更高规格的
BA 或 BE 研究的鼻喷雾剂。本文对 BA 或 BE 研究最初在低规格
的制剂中展开的情况给予了建议。未经批准的鼻气雾剂可存在多
种规格，因此建议 BA 和 BE 研究不考虑此类制剂。

（一）溶液型鼻喷雾剂

建议较高规格和较低规格的溶液型鼻喷雾剂的 BA 研究应在第 5
节描述的所有适用的体外试验下展开。这些研究的特征通常没有
可比性。T 和 R 制剂间的 BE 研究记录原则应遵循第 3 节描述的
有关制剂处方、容器和密闭系统的建议。如下所述，建议简略的
体外试验在记录高规格制剂的 BE 研究后，应记录低规格的受试
制剂和低规格的参比制剂的 BE 研究。

---

[20] 题为 BA 和 BE 试验样品处理和保存的指导原则草案发表于 2002 年 8 月，
一旦定稿，它将代表 FDA 对该主题的看法。

体外试验	高规格	低规格
容器寿命内单次驱动含量	B，E①	B，E
再填充	是	是
通过激光衍射法确定小雾滴大小分布	B，E	B
通过级联冲击器观察到小颗粒／雾滴中的药物	B	No
喷雾类型	B	B
喷雾羽状物几何学	B	否

①初期（B）、中期（M）、末期（E）。

除了减少试验，FDA 建议采用与评价高规格制剂 BE 相同的试验方案和验收标准来评价低规格制剂。不需要体内研究来评价溶液型鼻喷雾剂的 BA 或 BE。初始低规格制剂 BE 评价应在第 5 节描述的所有适用的体外试验下展开。对于后续对高规格制剂的 BE 评价，将根据上文所述的所有适用的体外试验展开。

（二）混悬型鼻喷雾剂

假设生物样品分析方法学可有效检测系统的浓度，建议较低规格的混悬型鼻喷雾剂的 BA 研究应在第 5 节描述的所有适用的体外试验和系统暴露量试验下展开。如果没有类似方法学，建议 BA 的系统吸收通过药效学或临床研究进行记录。

较低规格制剂的 BE 评价条件应包括以下内容。

● 高规格受试制剂和参比制剂的 BE 评价应依据可接受比较的处方制剂和容器以及密闭系统，可比较的体外数据以及体内数据。

● 适用于低规格受试及参比制剂的比较，处方制剂和容器及密闭系统。

●所有适用于体外试验条件的中低规格受试和参比制剂的可接受
比较的研究。

●整个容器使用周期中，高和低剂量受试制剂和参比制剂之间单
次驱动喷射含量比例相似。

较低规格制剂的 BE 评价无需进行体内研究。

在 ANDA 申请中，初次评价低规格混悬型处方制剂的 BE 以及接
下来提交高规格制剂 ANDA，应提供高规格制剂所有的体外和体
内 BE 文件。

十一、较小容器的规格

鼻气雾剂和鼻喷雾容器可能具有两种规格。目前有：①丙酸倍氯
米松鼻气雾剂，混悬剂；②丙酸氟替卡松鼻喷雾剂，混悬剂；③
色甘酸钠鼻喷雾剂，溶液剂。较小规格容器鼻气雾剂的制剂处方
与关键临床试验（NDA）使用的或已评价过 BE（ANDA）的大规
格容器具有相同的成分和组成、定量阀、驱动器。较小容器规格
的鼻喷雾剂的制剂处方与关键临床试验（NDA）使用的或已评价
过 BE（ANDA）的大规格容器具有相同的成分和组成、泵、驱动器。
此种情况下，无需进一步评价 BA 或 BE。然而，考虑到制动装置
填充成分的体积发生了改变，在某些情况下重新设置适合的启动
装置较为合适。

参考文献

1.Advisory Committee for Pharmaceutical Science Meeting. Report from the Orally Inhaled and Nasal Drug Products Subcommittee. Rockville, MD, Transcript,2001: 24–91.

2.Borgstrom L, Asking L, Beckman O, et al. Dose Variation , within and between individuals, with different inhalation systems. Respiratory Drug Delivery V, Interpharm Press, Buffalo Grove, IL, 1996 : 19–24.

3.Daley–Yates PT, Price AC, Sisson JR, et al. Beclomethasone dipropionate: absolute bioavailability, pharmacokinetics and metabolism following intravenous, oral, intranasal and inhaled administration in man. Br J Clin Pharmacol, 2001, 51:400.

4.Kublic H, Vidgren MT. Nasal Delivery Systems and Their Effect on Deposition and Absorption. Advanced Drug Delivery Reviews,1998,29:157.

5.Meltzer EO, Jalowayski AA, Orgel HA, et al. Subjective and objective assessments in patients with seasonal allergic rhinitis: Effects of therapy with mometasone furoate nasal spray. J Allergy Clin Immunol, 1998, 102:39–49.

6.Newman S, Steed K, Hooper G, et al. Comparison of gamma scintigraphy and a pharmacokinetic technique for assessing pulmonary deposition of terbutaline sulphate delivered by pressurized metered dose inhaler. Pharm Res, 1995, 12:231.

7.Suman JD, Laube BL, Lin T, et al. Validity of in vitro tests on aqueous spray pumps as surrogates for nasal deposition. Pharm Res, 2002, 19:1-6.

8.Task Group on Lung Dynamics: Deposition and Retention Models for Internal Dosimetry of the Human Respiratory Tract. Health Phys, 1966, 12:173-207.

9.Welch MJ, Bronsky EA, Grossman J, et al. Clinical evaluation of triamcinolone acetonide nasal aerosol in children with perennial allergic rhinitis. Annals Allergy, 1991, 67:493.

10.Williams RL, Adams W, Chen M-L, et al. FDA Biopharmaceutics Coordinating Committee. Where are we now and where do we go next in terms of the scientific basis for regulation on bioavailability and bioequivalence. Europ J Drug Metab Pharmacokinet, 2000, 25:7-12.

附录

表 2-1 推荐的鼻气雾剂和鼻喷雾剂体外 BA 和 BE 研究

试验[②]	BA 和 BE 研究检测	统计学评估参数	研究阶段 B（初期），M（中期），E（末期）	BE 的统计学评估 PBE（群体生物等效性）	指导原则
整个容器使用周期单次驱动喷射含量	每次驱动药物质量	与上一列相同	B、M、E（气雾剂）；B、E（喷雾剂）	PBE	五（二）1
通过激光衍射法确定小雾滴大小分布	D_{10}、D_{50}、D_{90}，范围在两个距离之间	D_{50}，范围	B、E	PBE	五（二）2
通过级联冲击器观察小颗粒/雾滴中的药物	药物质量低于最高限	与上一列相同	B（喷雾剂）	平均值比较有关的 PBE 的单侧修改	五（二）3
通过级联冲击器观察颗粒/雾滴大小分布	每个配件，阶段等药物质量-特征分析	沉积特征	B（气雾剂）	特征分析	五（二）3
通过显微镜观察混悬剂药物颗粒的大小分布	药物 CMD；聚集度	与上一列相同	B	不适用	五（二）4
喷雾类型	自动化分析：面积，两距离的椭圆率。手动分析：D_{max}，两距离的椭圆率	定性-比较形状定量-与上一列相同	B	PED 的面积和椭圆率（自动分析）或 D_{max} 和椭圆率（手动分析）	五（二）5
喷雾几何学	在同一延迟时间内同侧观察高度、宽度和锥角	在同一延迟时间内同侧观察宽度和锥角	B	点估计	五（二）6
启动和重启动	单次首次启动或再次启动喷射的药物质量	对于启动和如果前体药品标签中说明的再次启动与上一列相同	B（启动）未说明使用寿命（再启动）	如果前体药品标签中说明与标签声明有关的点估计	五（二）7

②虽然替代试验方法对于某些试验是合适的，如果得到确认，建议申报者在使用这些方法之前与相关的审评部门联系讨论拟定的方法。

第三章 | 1999 年 6 月指导原则草案的统计学信息以及 1999 年 8 月 18 日公布的体外生物等效性数据的统计学信息

《局部作用的鼻气雾剂和鼻喷雾剂生物利用度和生物等效性研究》
（2003 年 4 月 2 日），体外非线性生物等效性数据统计学分析方法
的建议正在拟定。随后会公布该分析方法。在这些分析方法制定
好之前，两个被使用的文件需要更新在现在的文件中。分别为来
自 1999 年 6 月指导原则草案和 1999 年 8 月 18 日公布的体外生
物等效性数据的统计学信息。随后的补充细则将包括罐内（生命
阶段）的方差分量间的估计。

一、1999 年 6 月指导原则草案

（一）统计学分析

体外生物等效性（BE）数据：采用置信区间方法进行非线性分析。

当在标签中特指此信息时，如下试验应采用非线性分析：①剂量
或喷雾含量均匀性；②液滴粒度分布；③雾化状态；④激活和（或）
再次激活。

1. 研究草案

对于 BE 标准的数据应以每 3 个批次受试制剂（T）和参比制剂（R）中测试适当数量的样品个数为基础。在开始和结束时或单位寿命的前、中、后期，每一个样品应测试感兴趣的指标（参数）。建议提交一项结合多个生命阶段的标准，而不是分别评价每个寿命阶段的性能。在此情况下认为，多个生命阶段具有相同潜在数量的测定方法。推荐标准考虑瓶或罐寿命周期内剂量或数量的均匀性偏差，所得结果只能是理想化的平均值。寿命阶段之间缺乏一致性时，应该用另一个方差分量的判据处理。

对于混悬型鼻喷雾剂以及溶液型和混悬型鼻气雾剂，每次用于研究的受试制剂和对照制剂样品（单位）的数量应不少于 30 个（即每 3 个批次不应少于 10 个）。对于溶液型鼻喷雾剂，每 3 个批次或 3 个小批用于研究的单位不应少于 10 个。单位的数量是 T 对 R 的函数均值和方差。估算这些平均值和方差对初步研究是必要的。

2. 比较、置信区间和生物等效性限度的标准

非线性试验的等价法依赖：①用于比较的标准；②置信区间的判据；③生物等效性限度的标准。

（1）用于比较的标准　体外群体 BE 标准和 BE 限度如下。

$$\frac{(\mu_T - \mu_R)^2 + (\sigma_T^2 - \sigma_R^2)}{\sigma_R^2} \leq \theta$$

式中：μ_T, μ_R　——T 和 R 平均值（对数标度）；

　　　σ_{BT}, σ_{BR}　——批次 T 和批次 R 间的标准差（对数标度）；

　　　σ_{CT}, σ_{CR}　——样品容器 T 和样品容器 R 间的标准差

　　　　　　　　（对数标度）；

　　　σ_R^2　　——$\sigma_{BR}^2 + \sigma_{CR}^2 + \sigma_{LR}^2$ ；

　　　σ_T^2　　——$\sigma_{BT}^2 + \sigma_{CT}^2 + \sigma_{LT}^2$ ；

　　　σ_{LT}, σ_{LR}　——罐 T 和罐 R 寿命阶段的标准差 ；

　　　θ　　　——体外 BE 限度（上限）。

两种制剂的总体方法应在所有瓶子和罐子，寿命阶段（除了启动和修复的评估外）和批次之间取平均值。

一般方法为计算 95% 置信区间的上限。若该值小于或等于最高限度，可认为受试制剂与 5% 水平的参比制剂具有生物等效性。最终定稿时，基于群体和个体生物等效性方法（1997 年 12 月草案）在体内生物等效性研究产业指导原则中将会对此标准进行进一步的讨论。推荐使用群体生物等效性（而非平均生物等效性）标准来评估受试制剂是否比参比制剂更易变。个体的 BE 方法对于体外数据不适用，因体外数据不考虑个体因素，故个体和处方间也不存在相互作用。

（2）确定 95% 置信区间上限　药品审评与研究中心（CDER）推荐一种方法暂时用于估算群体生物等效性标准的平均值和方差。在特殊情况下，可以使用基于限制最大似然（REML）的方法。为了确定 95% 置信区间的上限，CDER 推荐使用 Hyslop, Hsuan 和 Holder 1998 提出的个体生物等效性的类似方法。

（3）群体 BE 上限值的说明　上限值的通式，类似于群体 BE 标准的公式，即：

$$\frac{(平均差的自然对数)^2 + 方差}{比例方差}$$

相对应的上限值公式

$$\frac{(BE 限度平均值的自然对数)^2 + 方差偏移}{比例方差}$$

上述公式包含三个需要详细说明的值：① BE 限度平均值；②方差项偏移；③比例方差。以目前正在进行的模拟工作为基础的本指导原则定稿时，上述值将均需被详细说明。

BE 限度平均值：由于体外测量的可变性低，目前 CDER 建议此限度不应大于 90/111（即几何平均数比值应在 0.90~1.11 内）。暂时推荐 0.90 为 BE 限度平均值，且该值应用于群体 BE 限度的计算。

方差项偏移：该值的产生原因可能为总方差中允许存在一些不重要的差异。就这一点而言，方差项偏移类似于 BE 限度平均值。方差项偏移也有助于在估算方差时校正对幂和对样本量的影响。由于体外测量的可变性低，在以群体和个体生物等效性方法为基础的体内生物等效性研究指导原则草案（1997 年 12 月）中，ϵ_p 用来表示方差项偏移，定稿时，ϵ_p 值应为 0.0。同时 CDER 也在考虑，ϵ_p 值应等于 0.01。

比例方差：该值根据参考药物方差调整 BE 标准。当方差大于比例方差，限度放宽。当方差小于比例方差时，限度缩小。

如以群体和个体生物等效性方法为基础的体内生物等效性研究指
导原则草案（1997 年 12 月）中所述，最终定稿时，体外研究应
该使用混合比例。混合比例，当研究中参考方差低于比例方差时，
群体 BE 标准应改为其常量形式。

$$\frac{(\mu_T - \mu_R)^2 + (\sigma_T^2 - \sigma_R^2)}{\sigma_{T0}^2}$$

混合比例用于避免处罚具有低标准方差的受试制剂。挑选体外研
究的 σ_{T0} 是 CDER 当前的目标，以便该常量在大部分研究中使用，
σ_{T0} 至少为 0.10。

使用参考群体间隔比例（PDR）解释上限。PDR 指试验参考间隔（对
数标度）与标准参考间隔之比。定稿时，与个体 BE 对比，群体
BE 间隔是以管理不同个体 [在以群体和个体生物等效性方法为基
础的有关体内生物等效性研究产业指导原则（1997 年 12 月草案）
中将提供具体细节] 为基础。用 PBC 表示与 PDR 有关的群体 BE
判据如下。

$$PDR = \left(1 + \frac{PBC}{2} \right)^{\frac{1}{2}}$$

用 BE 限度代替 PBC 来表达 PDR 范围的上限。规定 0.90 为平均
限度，0.0 为方差项偏移，0.10 为标准方差比例，与 PDR 为 1.25
的最高上限相对应。

二、体外生物等效性数据的统计学信息（1999年8月18日首次公布）

局部作用的鼻气雾剂和鼻喷雾剂的生物利用度和生物等效性研究。

体外非线性生物等效性数据：群体生物等效性 – 平行设计。

群体生物等效性标准的统计学检验方法。

既然3个批次不足以可信地估计批与批之间组件的方差，总体方差应以包含3个批次组合的"超级批次"罐间的方差来估计。此外，初始实施并不包括罐内（寿命阶段）方差的估计。

1. 标准

$$\left[(\mu_T - \mu_R)^2 + \sigma_T^2 - \sigma_R^2 \right] / \sigma_R^2 \leqslant \theta_p$$

以下个体生物等效性标准由 Hyslop、Hsuan 和 Holder 于 1999 年提出，建议用如下方法考察此标准，包括计算为正值（不认为群体生物等效）或负值（认为群体生物等效）的检验统计量。此方法以 Howe（1974）和 Ting 等（1990）的工作为基础。此方法假定每批次罐的数量相同，且每三个批次的药品作为每个产品的一个"超级批次"组合进行分析。

2. 注释

n_T, n_R：受试制剂（T）和参比制剂（R）每批次的样品数量。

l_T, l_R：受试制剂（T）和参比制剂（R）的批次数。

$\triangle = \mu_T - \mu_R$：　受试制剂（T）和参比制剂（R）的平均差。

σ_T^2, σ_R^2：　受试制剂（T）和参比制剂（R）的总方差。

σ_{T0}, θ_R：　标准常数。

3. 线性标准

$$\eta_1 = (\mu_T - \mu_R)^2 + (\sigma_T^2 - \sigma_R^2) - \theta_p \cdot \sigma_{T0}^2 < 0, \ \sigma_R > \sigma_{T0}$$

$$\eta_2 = (\mu_T - \mu_R)^2 + (\sigma_T^2 - \sigma_R^2) - \theta_p \cdot \sigma_{T0}^2 < 0, \ \sigma_R < \sigma_{T0}$$

4. 线性标准的估算

先计算各自的平均值和方差作为每个药品的测量日志。由于 3 个
批次不足以可靠地估算批次成分间的差异，因此将总方差估计为
由三批组合组成的"超级批次"间的罐方差。计算每个药品总和
的平方，称之为 SST_T 和 SST_R。计算：

$$MST_T = SST_T / (n_T \cdot l_T - 1) \quad ; \quad MST_R = SST_R / (n_R \cdot l_R - 1)$$

估算每个药品的总平均值，计算：

$$\hat{\triangle} = \overline{X}_T - \overline{X}_R = \hat{\mu}_T - \hat{\mu}_R$$

$$\hat{\eta}_1 = (\overline{X}_T - \overline{X}_R)^2 + MST_T - (1 + \theta_p) MST_R$$

$$\hat{\eta}_2 = (\overline{X}_T - \overline{X}_R)^2 + MST_T - MST_R - \theta_p \sigma_{T0}^2$$

对于群体生物等效性试验，计算参考比例或恒定比例线性判据的95% 置信区间上限。计算步骤将在下一个段落叙述。如果这个置信区间上限是负值，则认为群体生物等效。如果上限是正的，则不认为群体生物等效。

5. 药物成分的 95% 置信区间上限

利用基于 $l_T \cdot n_T - 1$ 和 $l_R \cdot n_R - 1$ 的自由度来估算受试制剂（T）和参比制剂（R）的总体方差。其中 n_T 和 n_R 为每批中受试制剂（T）和参比制剂（R）的样品个数；l_T 和 l_R 为每个药品的批次数。

利用 Lee 和 Gurland 对 Behrens-Fisher 问题提出的方法及 Lee 和 Fineberg 提供的估算方法，以总方差为基础计算双侧置信区间 $\hat{\triangle}$。

令 $E_0 = (\overline{X}_T - \overline{X}_R)^2$，$H_0 = \max\{LCL^2, UCL^2\}$ 利用双侧区间得到 $\hat{\triangle} = \overline{X}_T - \overline{X}_R$，上述讨论过（Hsu 等，1994）。

令 $E_1 = MST_T$，计算得 $H_1 = \dfrac{(l_T n_T - 1)E_1}{\chi^2_{l_T n_T - 1, \alpha}}$

令 $E_{2rs} = -(1 + \theta_p)MST_R$，计算得 $H_{2rs} = \dfrac{(l_R n_R - 1)E_{2rs}}{\chi^2_{l_R n_R - 1, 1 - \alpha}}$

令 $E_{2cs} = -MST_R$，计算得 $H_{2cs} = \dfrac{(l_R n_R - 1)E_{2cs}}{\chi^2_{l_R n_R - 1, 1 - \alpha}}$

以上每个部分，也计算得 $U_i = (H_i - E_i)^2$ 。

6. 线性判据得 95% 置信区间上限

$$H_{\eta 1} = (E_0 + E_1 + E_{2rs}) + (U_0 + U_1 + U_{2rs})^{\frac{1}{2}}$$

$$H_{\eta 2} = (E_0 + E_1 + E_{2cs} - \theta_p \sigma_{T0}^2) + (U_0 + U_1 + U_{2cs})^{\frac{1}{2}}$$

参考文献

1.Howe W.G. Approximate confidence limits on the mean of X+Y where X and Y are two tabled independent random variables. J Amer Statist Assoc, 1974, 69:789–794.

2.Hsu J.C., J.T.G.Hwang, H.-K.Liu, et al. Confidence intervals associated with tests for bioequivalence. Biometrika, 1994, 81: 103–114.

3.Hyslop T., F. Hsuan, D.J. Holder. A small–sample confidence interval approach to assess individual bioequivalence. Submitted, 1999.

4.Lee A.F.S., J. Gurland. Size and power of test for equality of means of two normal populations with unequal variances. J Amer Statist Assoc, 1975, 70: 933–941.

5.Lee A.F.S., N.S. Fineberg. A fitted test for the Behrens–Fisher problem. Comm Statist– Theory Meth, 1991, 20: 653–666.

6.Searle S.R., Linear Models. John Wiley and Sons, New York, 1997.

7.Ting N., R.K. Burdick, F.A. Graybill, et al. Confidence intervals on linear combinations of variance components that are unrestricted in sign. J Statist Computation and Simulation, 1990, 35 ; 135–143.

第四章 | 皮肤外用皮质激素类药物：体内生物等效性研究指导原则[1]

一、前言

本指导原则为药物申报者提供了证明皮肤外用皮质激素类药物（下文称为外用皮质激素类药物）体内生物等效性方法的建议。本指导原则于 1995 年 6 月 2 日生效。该日期之后开始的任何研究通常应遵守本指导原则的建议。基于最新版 Stoughton-McKenzie 血管收缩生物分析法，本指导原则采用药效学方法来评价外用皮质激素类药物的生物等效性。该方法采用暴露持续时间法（剂量持续时间）来控制外用皮质激素类药物的给药剂量。建议的方法学包括进行试验剂量的持续时间 – 效应研究以确定用于关键性研究的合理剂量持续时间，然后进行包括重复设计的关键

---

[1] 本声明由仿制药办公室等放性部门、药物评价办公室、外用药物产品部门以及流行病学和生物统计办公室的生物识制技术部门共同制定。该声明是 21 CFR 10.90（b）（g）实施条例下的非正式沟通，代表当时两个审评部门的最佳判断。但该声明不代表为美国食品药品管理局（FDA）药品审评与研究中心（CDER）的正式立场，对 CDER 不具备约束力或其他义务。咨询本指导原则的任何信息，请联系生物等性部门。

性体内生物等效性研究,得出可接受的单个受试者剂量持续时间 – 效应证明文件。与所有的生物分析法一样,该药效学生物分析法要求药物申报者进行仔细的验证。

强效外用皮质激素类产品可能会抑制下丘脑 – 垂体 – 肾上腺(HPA)轴。过去,当采用单一时间点的 Stoughton-McKenzie 研究设计以证明这类产品的体内生物等效性时,当受试制剂与参比制剂有显著差异,仿制药办公室(OGD)则会要求开展 HPA 轴抑制试验。用本指导原则来证明生物等效的产品,则不要求提交 HPA 轴抑制试验数据。

1992 年 7 月 1 日发布的外用皮质激素类药物临时指导原则:体内生物等效性和体外释放方法临时指导原则[1]包括皮肤药代动力学(皮肤剥离)研究和体外释放试验。监管机构目前并没有充分的数据以推荐使用皮肤剥离法来证明外用皮质激素类药物的生物等效性。然而,如果提供合理的验证数据,则可以采用证明生物等效的方法。目前,OGD 不要求提供体外释放数据来支持外用皮质激素类药物的 ANDA 审批。根据规模化生产和批准后变更(SUPAC-SS)工作组对未来的建议,OGD 可能会建议提交体外释放数据,以支持更低规格外用皮质激素类产品、生产批次的规模化生产的体内生物等效性试验的豁免以及缺少体内数据的情况下对制剂、工艺和生产厂变更的批准。今后也可将这些数据用作一种质量控制工具。

本指导原则由生物等效性处(HFD-650)工作人员起草,外用药品处(HFD-540)和生物计量学处(HFD-710)的人员参与制定。这是一个适用于所有外用皮质激素类药物的通用指导原则。因为剂量持续时间 – 效应特征可能随试验药物和研究条件而变化,本

指导原则鼓励开展预试验以确定关键性研究的合适参数。HFD-
650 的成员将与药物申报者合作，共同设计具体研究以满足本指
导原则的建议。

二、背景

单次或多次给予健康志愿者两种药物后，这两种固体口服制剂的
生物等效性通常依赖于比较可获得的生物体液（例如血液或尿液）
中的药物和（或）代谢物浓度来测定。在无法按上述方法进行的
情况下，FDA 可能会依据食品、药品和化妆品法案和实施条例
（21 CFR&320），借助其他体内和体外方法对生物等效性进行评价。
按仿制药办公室给出的优先选用顺序，将这些方法按降序排列为：
①药效动力学效应研究；②临床试验；③动物体内研究；④体外
研究。虽然从法律/法规的角度看，上述的后两种方法是可接受的，
但是 OGD 的生物等效性处以往仅依赖于体内药效动力学或临床
试验，来评价在可获得的生物体液中无法产生可测量的药物或代
谢物浓度的药品的生物等效性。临床试验通常要求有大量的受试
者且常缺乏灵敏性。相反，药效动力学效应研究有可能在相对较
少的受试者中得出可接受的生物等效性数据。

多年来，生物等效性处依赖于药效动力学方法以批准外用皮质激
素类仿制药。该方法是基于皮质激素类药品可使皮肤变白或收缩
皮肤微血管的这一性质。该性质据推测与进入皮肤的药量有关，[2]

---

[2] 豁免低剂量规格外用皮质激素产品的体内生物等效性基于下述几点考
虑，即可接受的高剂量规格产品体内生物等效性数据和对比制剂数据，
该数据满足仿制药办公室的非活性成分制度对定性同一性（Q_1）和定量
同一性（Q_2）的要求，且该制度用于与相同规格的创新药相关的特定低
剂量规格的产品。

因此成为两种等效的外用皮质激素类制剂释药情况比较的可能依据。方法学的建立归功于 R. B. Stoughton 博士与 A. W. McKenzie 博士，他们最初将该方法学作为评价不同外用皮质激素类药物作用强度的方法。随后被制药厂商采用，并被 FDA 接受作为一种评价生物利用度和生物等效性的方法。在这些及其他的应用中，该方法亦被称为 Stoughton–McKenzie 试验、血管收缩试验或皮肤变白试验。尽管血管收缩试验有多种类型，但是常用的方法是基于在健康受试者中外用含有皮质激素的制剂 6~16 小时，随后由接受过培训的盲态观察员在单个时间点（通常在制剂擦除后 2 小时），按多单位量表（0~3 或 0~4）对变白程度进行目测。目前多数现有的外用皮质激素类仿制药基于本段中描述的血管收缩试验或其中的指标，在咨询外用药品部门后由 OGD 批准。这些研究是在 1992 年 7 月 1 日前进行的。

本指导原则建议开展两项体内研究：初步的剂量持续时间－效应研究和关键性的受试药与对照药的体内生物等效性比较研究。初步研究描述了 E_{max} 模型中药物的剂量持续时间－效应关系特征，并且单独使用参考目录药品（RLD）进行试验。根据 3 个剂量持续时间，本指导原则推荐的用于证明生物等效性的剂量持续时间测定方法是基于三个剂量持续时间：ED_{50}、D_1 和 D_2。关键性研究中试验药和对照药的对比是在与初步研究所测定的群体 ED_{50} 大致相等的剂量持续时间下进行的。关键性研究的灵敏度是通过在两个剂量持续时间（D_1，较短的剂量持续时间校准物；D_2，较长的剂量持续时间校准物）给予 RLD 校准物而确立的。本指导原则建议 D_1 大约等于 0.5 倍的 ED_{50}，D_2 大约等于 2 倍的 ED_{50}（ED_{50} 经初步研究测定）。因为研究中每例受试者都是"检测器"，所以仅药效学效应的 D_2/D_1 比值满足最小规定值的受试者的数据才能被纳入支持体内生物等效性的数据和统计分析中。推荐的方法学将在本指导原则的后续章节中进行更为完整的解释。

三、药效动力学效应研究：血管收缩试验

与现行血管收缩试验有关的法规考虑主要针对方法学的两个相关方面：①作为一种生物测定法的验证和标准化；②用接受过培训的观察者测量血管收缩效应。

（一）验证和标准化

基于外用皮质激素类药物的血管收缩特性可用来建立标准的、经验证的生物测定这一假设，使用血管收缩试验测定外用皮质激素类药物的生物等效性。包括生物测定在内的任何测定法的建立和验证都会涉及某些证明。1990 年 12 月，在由食品药品管理局、美国药物科学家协会、国际药学联合会、加拿大卫生保健局以及官方分析化学工作者协会联合发起的研讨会上，已对 CDER 的科学家所关注的需证明的项目进行了讨论。该研讨会的结论概要已经发表。

结合后续章节，可能会发现对比标准 HPLC 的方法验证或 GLC 的方法验证和血管收缩生物测定法的验证是非常有用的。后一种方法用观察到的对一定量药物的药效动力学效应（此处为对外用皮质激素类药物的血管收缩效应）代替了对已知量药物的 HPLC 或 GLC 检测器效应。而在标准血液或尿液水平测定中仅采用一种仪器和检测器，药效学生物测定研究中的每例受试者均成为反映已知或未知量药物效应的"检测器"。尽管标准血液或尿液水平测定和生物测定间存在许多根本性的差异，但是关于标准化和验证的许多原理是相似的。这些问题将在以下章节中进行讨论。

1. 线性

在过去的 15 年里，人们更加深入地认识了剂量或浓度与所关注的药效学效应之间的基本关系。将这一知识应用于血管收缩生物测定药效的线性评价。尽管有多种模型可以表示药物剂量与效应的关系，但是对于血管收缩生物测定尤为有用的一种模型是 E_{max} 模型或相关 Sigmoid E_{max} 模型，后者描述了诸如基线作用（E_0）、最大药效（E_{max}）的效用（E）测定以及达到半数最大药效（ED_{50}）的剂量（D）：

$$E = E_0 + \frac{E_{max} \times D}{ED_{50} + D}$$

体内血管收缩效应通常可接近于最大值。因此，在应用血管收缩试验评价生物等效性时，需要解决的首要问题是试验中受试制剂的规格是否已经超出皮肤微血管系统产生线性应答的能力。外用皮质激素类药物在相对较高的规格下，血管收缩效应可能出现微小变化，与给药持续时间的增加无关。外用皮质激素类药物在相对较低的规格下，确定能产生可靠的、可重复的血管收缩效应的最低剂量成为问题。这些问题与对血液或尿液中药物水平（标准曲线和灵敏度下限）的验证试验中遇到的问题类似。剂量 – 效应标准曲线的建立和验证对评估 ED_{50}、D_1 和 D_2 至关重要。

在标准分析方法验证过程中，需要建立检测器效应的线性。在血管收缩试验中，也需要建立效应的线性。因为拟售仿制制剂和参比市售制剂的规格可能使上市剂量、在量效曲线的平台部分产生效应，所以必须对试验进行优化以保证产品在曲线的线性部分进行对比。建立外用皮质激素类药物的量效关系依赖于一些可靠的方法，以按照预先确定的剂量对皮肤给药。在临时指导原则中，[1]认为有 3 种方法用于可释放一定量外用皮质激素药物：①剂量持

续时间法；②稀释法；③面积法。机构申报的研究中，剂量持续
时间法以及稀释法均显示出了较有前景的结果。从制剂的角度来
讲，稀释法是不实用的，因此 CDER 的科学家认为剂量持续时间
法最适于证明外用皮质激素类药物的生物等效性。建立外用皮质
激素类药物的剂量持续时间 – 效应关系，可显示出效应 – 时间关
系曲线中血管收缩效应不敏感的点。原则上，应遵循效应的时间
进行测定，直至效应降至基线，以保证在每个剂量持续时间内均
可观察到最大药效动力学效应。

2. 准确度、精密度和灵敏度

开发用于确定外用皮质激素类药物生物分析的准确性、精密度和
灵敏度的方法应与血管收缩试验测定的可接受的标准曲线的方法
相一致。应为每个研究人群建立这样的信息和标准曲线。与标准
血液或尿液试验一样，这类信息应通过使用未处理的对照部位以
及含所关注的外用皮质激素类药物的校准物建立。重复测定未处
理的对照部位和校准物可估算变异系数。正如标准 HPLC 或 GLC
试验中的校准物包括检测器对已知原料药浓度的效应测定一样，
基于剂量持续时间法，外用皮质激素类药物的药效学生物分析的
校准物包括不同时间段外用皮质激素类产品的标准规格的应用。

（二）血管收缩效应的测定

在检测光、温度、压力以及其他物理和化学变化的复杂方法日益
增多的时代，利用人类观察者来评价药效学作用的程度就显得日
益不足。在血管收缩试验中使用市售的比色计（或色度计，例
如 Chroma Meter 200 或 300 型系列，Minolta）检测红斑，使客观、
可量化的测定法取代主观目测评分成为可能。生物等效性处目前
认为，比色计适用于血管收缩试验的生物等效性研究，因此建议
药物申报者将比色计的使用纳入研究设计中。然而，经过合理地

验证，包括建立比色计测定与目测数据间的相关性，申报者可依赖目测来评估血管收缩程度。

（三）机构申报研究中的一些结论

按照代理合同开展的血管收缩试验的结果使 OGD 得出下述结论。

（1）在评价皮肤变白方面，比色计的灵敏度高于目测评价。

（2）在连续 2 个 24 小时（48 小时）时间段内测定的皮肤变白效应表现出遵循昼夜节律特征，可能是由血浆皮质激素水平的昼夜节律特征所致。自药物擦除或涂抹之时起至少 24 小时内的 AUEC 数据可用于生物等效性对比。

（3）对于经基线校正以及未处理对照部位校正的 AUEC 数据（基于比色计测定），这些研究表明无明显迹象能够显示：①左臂和右臂的效应存在差异；②当皮肤的给药部位与肘前窝或腕关节的距离不少于 3~4cm 时，手臂上产生局部作用。使用章节五推荐的试验设计与每个臂上的给药方式是互补的。例如 T 与 R 互补，如若实际发生这样的作用，其影响也是最小的。

四、初步的剂量持续时间 – 效应研究

初步研究的目的是测定外用皮质激素的剂量持续时间 – 效应关系，该外用皮质激素将用于关键的体内生物等效性研究中。该研究类似于在生物体液基质的药物测定中建立标准曲线。初步研究的结果提供了确定 ED_{50}、D_1 和 D_2（用于关键性的体内生物等效性研究）参数所需的剂量持续时间 – 效应信息以及在关键性研究中满足预期 AUEC 值的 D_2/D_1 最小比值的受试者比例的估计。因为初步研究的结果可能是研究条件的一种反映，该研究条件包括受试者人

群特征、评价皮肤变白所采用的方法学、药物用量等其他因素，因此本指导原则强烈推荐各研究中心对各研究中的 RLD 开展初步研究。请参考章节六，就初步研究的开展和（或）结果咨询生物等效处。

（一）研究设计和分析

（1）仅使用 RLD 进行剂量持续时间－效应研究，并随机选择剂量持续时间测定的皮肤部位。

（2）剂量持续时间为 0.25~6.0 小时，加上每个手臂上未处理的对照部位以及在与药物暴露无关的研究过程中校正含活性药物的皮肤部位的颜色变化。因为通常无法获得与 RLD 对应的赋形剂，所以未处理的对照部位是指未处理的皮肤区域，而并不是给予赋形剂的皮肤区域。

（3）在每次涂药并擦除后，用比色计测定外用皮质激素在不同时间段内的药效学效应，而不是在单一时间点进行测定。

（4）应用非线性混合效应模型法或单纯聚集法模拟剂量持续时间－效应数据，以确定群体 ED_{50} 值，该值可用作关键性研究中生物等效性对比的近似剂量持续时间。

（5）12 例受试者。

（6）对于多个规格已上市的产品，应对高剂量规格的产品进行初步和关键性研究。

（二）受试者入选标准

（1）健康受试者。

（2）对外用皮质激素可表现出充分血管收缩的受试者，即"应答者"。

（3）有书面知情同意。

（4）自愿服从研究规定。

（三）受试者排除标准

（1）有临床意义的高血压或循环系统疾病。

（2）在研究一周内吸烟的受试者。

（3）在研究前或研究过程中，每日咖啡因摄入量超过 500mg（1 杯咖啡约含 85mg 咖啡因）。

（4）具有临床意义的酗酒史或药物滥用史。

（5）研究前 1 个月内前臂腹侧面皮肤使用了外用皮肤药物治疗，包括药效学研究中在特定的皮肤部位给予外用皮质激素。

（6）外用或全身用皮质激素引起了不良反应。

（7）任何当前或过去的疾病状况，包括能够明显影响研究药物的药效反应的严重皮炎或其他皮肤疾病。

（8）需要剃除前臂腹侧面皮肤的毛发以保证在皮肤表面的用药剂量始终一致。

（9）使用作用于血管的（收缩剂或舒张剂）、能够调节血流的处方药或非处方药。类似药物包括硝酸甘油、抗高血压药、抗组胺药、非甾体类抗炎药、阿司匹林以及内含抗组胺药和（或）苯丙醇胺或酚妥拉明的非处方咳嗽/感冒药品。

（10）双臂的皮肤颜色存在明显差异。

（四）研究的限制条件

（1）在研究过程中，不应使用双臂进行锻炼，也不应从事任何过于劳累的活动。

（2）在给药和评价皮肤变白期间，请勿盆浴或淋浴。

（3）在研究前 24 小时内以及研究过程中，请勿在前臂上使用乳膏、润肤剂或类似产品。

（五）根据效应筛选受试者

（1）纳入"非应答者"会降低检测试验药与对照药间真实差异的能力（如果有）。因此，对于初步的剂量持续时间 – 效应研究和关键性生物等效性研究，应仅纳入"应答者"，即给予研究用 RLD 可产生血管收缩的受试者。

（2）在本指导原则中，"应答者"定义为在初步和关键性研究中，对相同封包或未封包条件的单剂量 RLD 持续时间产生效应的受试者。在初步和关键性研究中，通过比色计定量测定皮肤变白程度是最令人满意的方法。但是，因为用于目测读数的多单位量表是单独的（0~3 或 0~4），所以可能基于目测读数来判断"应答者"情况。推荐剂量持续时间为 4 小时（基于效价组Ⅲ产品，结果列于图 3–1 中）或 6 小时，且在药物擦除后 2 小时进行皮肤变白评价。"应答者"的目测读数结果至少为 1 个单位。

（3）为保留前臂的皮肤区域用于剂量持续时间 – 效应研究或生物等效性研究，可通过在除前臂外的其他部位开展试验来判断"应答者"的状态。

（4）应答者的判定标准包括剂量持续时间、反应程度以及受试的皮肤部位，这一标准应纳入研究报告中。应答者的状态也可通过参加之前的血管收缩试验得以证明。

（六）测定法的精密度验证

在满足章节六的标准和限制条件的 4~6 例受试者中，对测定方法的相同用药部位间和不同用药部位间的精密度进行验证。应选择前臂腹侧面皮肤上的 4 处未处理的对照部位。在 1 小时内，应用比色计对各部位进行 4 次读数。

本验证研究证明使用比色计测定皮肤变白程度的精密度是可接受的，该研究是由生物等效性试验公司进行的。应在给药前进行该验证研究。在初步研究报告（如需提交）和关键性体内生物等效性研究报告中应包括该研究结果。

（七）封包与未封包的比较

外用皮质激素类药物的分类标签说明封包膜可用于控制银屑病或顽固性病症处置。这一表述可见于代表各活性组的某些产品的标签中，尽管某些高效价产品的标签中特别说明不应使用封包膜。如果在特定的 RLD 标签中允许封包，则可以使用封包膜进行初步剂量持续时间 – 效应研究和关键性体内生物等效性研究。但是，必须使用警示语，因为按照代理合同进行的初步研究分析表明随着外用皮质激素类产品效价升高，ED_{50}（关键性研究中使用的剂量持续时间）降低。剂量持续时间 – 效应评价需要小于 ED_{50} 的剂量持续时间数据。很难进行极短的剂量持续时间试验，并且容易产生效应的高变异性。因此，封包可能仅适用于较低效价的产品，比如效价组 VI 和 VII。如果在初步研究中采用封包，那么在关键性研究中也应采用该方法。

（八）敷药和擦除的方法

在初步和关键性研究中可采用下述任意一种敷药和擦除方法。

（1）错时敷药，但同时擦除。该过程中，在不同时间将药物涂敷到皮肤部位上，但在同一时间擦除（附录 1）。

（2）同时敷药，但错时擦除。在该过程中，在同一时间将药物涂敷到皮肤部位上，但在不同时间擦除（附录 2）。

（九）试验日的具体操作

（1）在各试验日，受试者应于大约相同的时间（相差不超过 1 小时）开始试验。

（2）确认是否已充分洗脱应排除的药物。

（3）前臂上不应有可能干扰正确给药或药效反应评价的污垢或颗粒。不建议清洗皮肤，因为清洗可能会影响药物吸收和药效反应。若需要，应至少在给药前 2 小时进行清洗。若进行了清洗，应在试验报告中注明。

（4）无论研究是否在封包或未封包的条件下进行，均应使用未封包的保护装置，以防止外用药物被弄污或擦除。应注意避免保护装置和任何药物的接触，以防止无意间污染未处理的对照部位或其他试验部位。

（5）皮肤部位与肘前窝或腕关节应至少相距 3~4cm。

（6）在前臂腹侧面相同皮肤区域给予 RLD。初步研究的推荐剂量持续时间为 0.25、0.5、0.75、1、1.5、2、4 和 6 小时，但可能会随研究的皮质激素的不同而发生变化。

● 应将 8 个剂量持续时间，即活性药物部位在双臂间均分。

● 应通过实验室确定药量、皮肤部位大小以及部位间的距离。可供参考的是，一些研究者在表面积为 1cm^2、直径为 1cm 的皮肤部位使用了剂量为 2~10mg 的制剂。根据皮肤表面的适宜性（例如多血管、痣等）和手臂长度，各部位可以按直线或交错的方式以中心 – 中心为 2.5cm 的间距排列。如果两个相邻试验部位的血管收缩作用重叠，并且研究者无法辨别各试验部位的血管收缩作用，则应将受试者从数据分析中剔除。

（7）基于比色计测定的研究，每只手臂上使用 2 个未处理的对照皮肤部位。

● 应将每例受试者的 8 个持续时间和 4 个未处理的对照部位的给药随机分配至 12 个部位，保证每只手臂上都有 2 个未处理的对照部位和 4 个给药部位（每只手臂 6 个部位）。

● 基于目测评分的研究不需要未处理的对照部位，因为读数会包括给药部位和周围皮肤的目测比较。应将每例受试者的 8 个剂量持续时间在双臂间随机分配，保证每只手臂上都有 4 个给药部位。

（8）在测定给药结束时的药效动力学效应，应从皮肤上轻轻擦除残留的外用皮质激素。这可通过以下任意一种方法完成。

● 用干燥棉签连续擦拭 3 次。适用于错时敷药但同时擦除的方法或同时敷药但错时擦除的方法。

● 使用温和的皮肤清洁剂和水冲洗所有的皮肤部位，使用柔软的毛巾擦干用药部位，并在评价前至少风干 5 分钟。如 5 分钟后受试者有任何与冲洗相关的、可见的皮肤反应，则可能需要等待更长时间。

① 适用于错时敷药但同时擦除的方法；② 使用最少量的皮肤清洁剂清洗手臂表面，例如将 1 滴液体清洗剂滴至湿润的双手上，揉擦起泡，随后清洗干净；③ 温和的液体皮肤清洁剂有 Purpose Gentle Cleansing Wash（强生）和 Cleansing Wash（露得清）。

（9）评价各部位的基线皮肤颜色和皮肤变白程度。评价时间段举例如下。

● 对于错时敷药但同时擦除的方法：对于所有剂量持续时间和未处理的对照部位，在药物给药前剂量持续时间最长 1 小时内进行基线读数以及在擦除药品后 0、2、4、6、19 和 24 小时进行读数（附录1）。零时相当于药品擦除时。

● 对于同时敷药但错时擦除的方法：对于所有剂量持续时间和未
处理的对照部位，在活性药物部位给药前1小时内进行基线读数
以及在给药后6、8、11、24和28小时进行读数（附录2）。零时
相当于涂药时。

注释：涂药或擦除方法的最佳评价时间可能需要对特定药品的给
药程序和研究部位进行调整。对于任一方法，应在下午5点至午
夜间至少进行1次读数。

（十）数据分析和药效学模型

1. 比色计数据

（1）用各个皮肤变白效应 – 时间曲线（活性药物部位和未处理的
对照部位）的比色计原始数据对该部位的基线值进行调整。用同
一手臂上未处理对照部位的2个基线调整平均值进行每个活性药
物部位基线调整的校正（表3–1~表3–3）。

（2）利用梯形法则，计算各基线调整、未处理对照部位校正的剂
量持续时间的药效曲线下面积（$AUEC$）（表3–3、表3–4）。

① 错时敷药但同时擦除方法的 $AUEC_{(0~24)}$。
② 同时敷药但错时擦除方法的 $AUEC_{(6~28)}$ [基于第四部分第八节
的剂量持续时间计划]。一般情况下，计算给药后最长剂量持续
时间至28小时的 $AUEC$。

（3）通过所有受试者的各剂量持续时间的平均值，来拟合剂量持
续时间 – 效应数据是不可接受的。应使用全部单个受试者的全部

结果进行数据拟合。建模软件应得出来自于 12 例受试者数据的
ED_{50} 和 ED_{max} 值。可以采用下述方法。

①用合适的软件，根据非线性混合效应模型（群体模型）的假设
进行拟合（图 3-1）。混合效应建模技术可用于解释受试者自身差
异和受试者间差异。
②用来自于所有受试者的单个结果，基于非线性最小二乘回归法
进行拟合（单纯聚集法）。

（4）确定 ED_{50} 对应于数据最大响应的剂量持续时间。

（5）分别确定对应于药物一倍 ED_{50} 和两倍 ED_{50} 的 D_1 和 D_2 用于
关键研究。这些 ED_{50} 值，分别对应于最大响应剂量的 33% 和
67%，代表了剂量持续时间的敏感部分。[3]

2. 目测数据
（1）计算每个血管收缩 - 时间效应曲线下面积（$AUEC$）。

（2）按章节六中的描述，拟合剂量持续时间 - 效应数据。

（3）测定 ED_{50}、D_1、和 D_2。

3. 咨询生物等效性处
如果申报者在开展关键性体内生物等效性研究前，希望讨论初步

---

[3] 持续时间长达 15 分钟，以获得关键研究中使用的 ED_{50} 值。基于 D_1（为
观察列的 ED_{50} 的 0.25~0.5 倍）和 D_2（为观察列的 ED_{50} 的 2~4 倍）剂量
持续时间 - 效应演示在实线中也是可接受的。

剂量持续时间 – 效应研究的有关测定方法验证、剂量持续时间 – 效应或其他方面的问题，申报者可选择提交初步研究的数据和总结结果至生物等效性处，用于审评 ED_{50}、D_1 和 D_2 值以及推荐的关键性研究方案。如果提交了初步研究结果，生物等效性试验机构希望包括所有研究数据和解释并随附未纳入药效动力学分析的所有数据。

申报者可能认为他们已掌握了有关外用皮质激素的剂量持续时间 – 效应关系的足够信息，可直接进行关键性研究而无须开展初步研究。该做法是假设已知 ED_{50}、D_1 和 D_2 适用于在研究部位使用的 RLD，这对一个可接受的关键性研究是必要的。应申报者要求，生物等效性处的人员将对该信息进行审评。

4. 提交经计算机格式化的数据

如果提交试验数据和总结结果，则应将内含试验数据的 ASC Ⅱ 格式磁盘与初步研究一同提交。比色计原始数据、经基线调整的数据、经基线调整且未处理对照部位校正的数据以及 AUEC 数据均应按表 3-1~ 表 3-4 中给定的格式，放置于独立的文件夹内。

五、关键性体内生物等效性研究

关键研究的目的是证明试验药相对于 RLD 的体内生物等效性。本指导原则规定了入选至数据分析的个体受试者必须满足的最低剂量持续时间 – 效应比率。因此，在未咨询生物等效性处的情况下，通常也可启动关键研究。

（一）研究设计
（1）在同一研究日内，重复测定单次给予试验药和对照药的剂量

持续时间，并且基于初步研究中确定的群体 ED_{50}，进行药效学生
物等效性研究。

（2）基于可接受的 RLD 的 $AUEC$ 值的 D_2/D_1 比率，测定单个受试
者剂量持续时间 – 效应。该比率的最小值应为 1.25。通过重复给
予 RLD 来测定 D_1（该剂量持续时间约等同于 0.5 倍的群体 ED_{50}）
和 D_2（该剂量持续时间约等同于 2 倍的群体 ED_{50}），以确定是否
满足该剂量持续时间 – 效应标准。

（3）40~60 例可评价的受试者，即满足章节四和五的"应答者"
和"检测器"标准的受试者。

（二）受试者入选标准 参阅章节四（二）

（三）受试者排除标准 参阅章节四（三）

（四）试验的限制条件 参阅章节四（四）

（五）根据效应筛选受试者 参阅章节四（五）

（六）测定法的精密度 参阅章节四（六）

（七）试验日的具体操作

（1）如适用，请参阅章节四（九）。

（2）应对每例受试者前臂腹侧面的给药部位随机化，并采纳以下
建议。基于章节四（七）的考虑和初步研究的结果，给药部位可

封包或不封包。未处理的对照皮肤部位应被纳入基于比色计测定法的研究中。每只手臂的剂量持续时间和对照部位应包括以下几点。

① T：试验药，其剂量持续时间约与初步研究中利用 RLD 测定的 ED_{50} 对应（每只手臂的 2 个部位）。② R：RLD，其剂量持续时间约与试验药 T 的 ED_{50} 相同（每只手臂的 2 个部位）。③ D_1：较短的剂量持续时间的 RLD 校准物（每只手臂的 1 个部位）。④ D_2：较长的剂量持续时间的 RLD 校准物（每只手臂的 1 个部位）。⑤ UNT：未处理的对照（每只手臂的 2 个部位）。

试验部位的总数为 16 个（每只手臂 8 个部位）。如上所述，应对 8 种给药部位随机化。每只手臂的给药方式应是互补的，即 D_2 与 D_1 互补、R 与 T 互补、UNT 与 UNT 互补。例如，如果 T 被分配至一只手臂的特定皮肤部位，R 则应被分配至另一只手臂相应的皮肤部位。如果 UNT 被分配至一只手臂的特定皮肤部位，UNT 则也应被分配至另一手臂相应皮肤部位。

特定受试者的代表性给药顺序如下。

肘窝

左臂	右臂
D_1	D_2
T	R
UNT	UNT
R	T
UNT	UNT
T	R
D_2	D_1
R	T

手腕

应由试验方描述皮肤的具体部位，即由内侧（尺骨）至外侧（桡骨），上方至下方。

（3）与初步研究中的方法一致，错时敷药但同时擦除或同时敷药但错时擦除方法应用于 D_1、D_2 和 ED_{50} 剂量持续时间的测定。

（4）评价每一部位的基线皮肤颜色和皮肤变白作用的时间段举例如下。①错时敷药但同时擦除：对于所有剂量持续时间和未处理的对照部位，在剂量持续时间最长的给药前 1 小时内进行基线读数以及在擦除药品后 0、2、4、6、19 和 24 小时进行皮肤变白的读数。实际时间取决于给药时间和所研究的外用皮质激素药物。零时相当于药品擦除时。②同时敷药但错时擦除：对于所有剂量持续时间和未处理的对照部位，在活性药物部位给药前 1 小时内进行基线读数，在给药后的 D_2（见以下注释）、6、8、11、24 和 28 小时进行皮肤变白的读数。实际时间取决于给药时间和所研究的外用皮质激素药物以及 D_2。零时相当于给药时。

注释：例如，如果特定药物的 D_2 等于 4 小时，则所有皮肤部位（活性药物部位和未处理的对照部位）的首次基线后读数应在第 4 小时进行。对于任一方法，应在下午 5 点至午夜间至少进行 1 次读数。

（八）数据和统计分析

1. 数据分析

（1）对于比色计的原始数据，用各个皮肤变白效应 – 时间曲线（活性药物部位和未处理的对照部位）对该部位的基线值进行调整。用同一手臂上未处理对照部位的 2 个基线调整平均值进行每个活性药物部位基线调整的校正（表 4–1~ 表 4–4）。

（2）计算各基线调整、未处理对照部位校正的剂量持续时间的 $AUEC$（表 4-3、4-5、4-6）。①错时敷药但同时擦除方法的 $AUEC_{(0-24)}$；②同时敷药但错时擦除方法的 D_2 到 28 小时的 $AUEC_{(D_2-28)}$。

（3）在数据分析中应仅包括"检测器"的数据，"检测器"即 D_1 与 D_2 处的 $AUEC$ 数值（表 4-5）均为负值且符合剂量持续时间 – 效应标准的单个受试者（表 4-6，表 5-1）。剂量持续时间 – 效应标准为：

$$\frac{D_2\,\text{的}\,AUEC}{D_1\,\text{的}\,AUEC} \geqslant 1.25$$

其中：D_2 的 $AUEC$=0.5[D_2 的 $AUEC$（左臂）+ D_2 的 $AUEC$（右臂）]；D_1 的 $AUEC$=0.5[D_1 的 $AUEC$（左臂）+ D_1 的 $AUEC$（右臂）]。

（4）仅具有完整数据集（即重复测定 2 次 D_1 与 D_2 值，重复测定 4 次 T、R 和 UNT）的受试者才能纳入数据分析中。

（5）根据章节五，在与 ED_{50} 大致相当的剂量持续时间计算 $AUEC$ 值，基于计算的 $AUEC$ 值进行生物等效性比较 [给药 T 和 R，章节五（七）]。

（6）应提交包括"非检测器"数据在内的所有研究数据。还应提交解释并随附生物等效性评价中未使用的数据（例如"非检测器"，由于相邻部位的血管收缩作用重叠等）。

2.统计分析

（1）统计分析需要使用未转换的数据，因为由基线调整、未处理对照部位校正的数据计算 T 和 R 的 *AUEC* 值，虽然通常为负值但有时为正值。同时出现正值和负值的数据则不需使用常用的统计转换。之前所使用的类似方法并不适用，例如计算试验药与对照药平均值差异的置信区间，且将这些限度除以对照药平均值的估计值。Locke 氏法提供了来自于未转换数据的精确置信区间。

（2）使用 Locke 氏法，应计算 90% 置信区间用于试验药的平均 *AUEC* 效应（4 次重复测定的平均值）和对照药的平均 *AUEC* 效应（4 次重复测定的平均值）的比率。基于表 4-6 中的数据，在附录 5 中给出了计算公式和举例。

（3）目前仿制药办公室尚未确定生物等效性的等效区间。该办公室认为超过 80%~125%（作为一个通用标准）的等效区间，可能导致对提交至监管机构的数据无法评价。

（4）应将随机编码与研究报告一同提交，分配至每一剂量持续时间和对照部位的随机编码表示特定的皮肤部位。

3. 提交经计算机格式化的数据

应将内含试验数据的 ASCⅡ 格式磁盘与初步研究一同提交。比色计原始数据、经基线调整的数据、经基线调整且未处理对照部位校正的数据以及 *AUEC* 数据均应按表 4-1~ 表 4-6 中给定的格式，放置于独立的文件夹内。

参考文献

1.Shah VP. Interim guidance, topical corticosteroids: in vivo bioequivalence and in vitro release methods. Division of Bioequivalence and Division of Anti-Infective Drug Products, Center for Drug Evaluation and Research, Food and Drug Administration, Rockville, 1992.

2.Pershing LK, Silver BS, Krueger GG, et al. Feasibilityof measuring the bioavailability of topical betamethasone dipropionate in commercial formulations using drug content in skin and a skin blanching bioassay. Pharm Res, 1992, 9:45-51.

3.Stoughton RB. Vasoconstrictor assay- specific applications. In: Maibach HI, Surber C, eds. Topical corticosteroids. Basel: Karger, 1992:42-53.

4.Shah VP, Midha KK, Dighe S, et al. Conference report. Analytical methods validation: bioavailability, bioequivalence and pharmacokinetic studies. Pharm Res, 1992, 9:588.

5.Holford NHG, Sheiner LB. Understanding the dose-effect relationship: clinical application of pharmacokinetic-pharmacodynamic models. Clin Pharmacokin, 1981,6:429.

6.Pershing LK, Lambert L, Wright ED, et al. Topical 0.050% betamethasone dipropionate: pharmacokinetic and pharmacodynamic dose-response studies in humans. Arch Dermatol, 1994, 130:740.

7.Oueille-Roussel C，Poncet M，Schaefer H. Ouantification of skin-colour changes induced by topical corticosteroid preparations using the Minolta Chroma Meter. Br J Dermatol, 1991, 124:264.

8.Elsner P. Chromametry: hardware ，measuring principles ，and standardization of measurements. In: Berardesca E，Elsner P，Maibach HI，eds. Bioengineering of the skin: cutaneous　blood flow and erythema. Boca Raton: CRC Press, 1995:247–52.

9.Krieger DT，Allen W ，Rizzo F，et al. Characterization of the normal temporal pattern of plasma corticosteroid levels. J Clin Endocrinol Metab, 1971, 32:266.

10.Pershing LK，Corlett JL，Lambert LD，et al. Circadian activity of topical 0.05% betamethasone dipropionate in human skin in vivo. J Invest Dermatol, 1994, 102:734.

11.Smith EW，Meyer E，Haigh JM，et al. The human skin blanching assayas an indicator of topical corticosteroid bioavailability and potency: an update. In Bronaugh RL，Maibach　HI，eds. 　Percutaneous absorption: 　mechanisms–methodology–drug delivery. 2nd ed. New York: Marcel Dekker , 1989:443–60.

12.Singh GJP，Lesko LJ，Shah VP ，et al. Bioequivalence methodology for dermatologic corticosteroids based on pharmacodynamic modeling [Abstract]. Clin Pharmacol Ther, 1995, 57:181.

13.Schuirmann DJ. Confidence intervals　for the　ratio of　two　means from a crossover study.   In: Proceedings of the biopharmaceutical section，American Statistical Association, Washington, DC 1989, 121.

14.Locke CS. An exact confidence interval from untransformed data for the ratio of two。 formulation means. J Pharmacokinet Biopharm, 1984, 12:649.

附录 1

错时敷药但同时擦除推荐的初步研究方案图示

基线（BL）测定、给药以及药物擦除

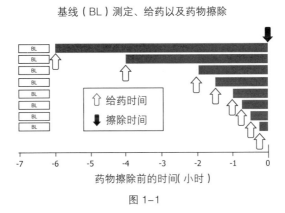

图 1-1

皮肤变白测定

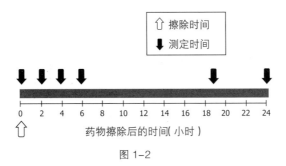

图 1-2

附录 2

同时敷药但错时擦除推荐的初步研究方案图示

基线（BL）测定、给药以及药物擦除

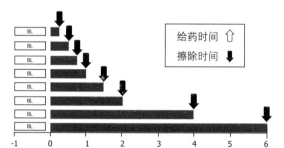

图 2-1

皮肤变白测定

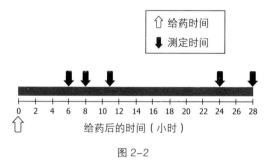

图 2-2

附录 3

来自于监管机构 - 申报者的初步研究数据分析举例

建立本指导原则中推荐的试验设计包括于 1994 年末以及 1995 年 初，按照代理合同 [章节三（三）] 在 2 个研究基地（尤他大学卫 生科学中心和加利福尼亚大学圣迭戈医学院）开展小规模血管收 缩试验。尤他大学的试验采用同时敷药但错时擦除的方法，而加 利福尼亚大学的试验采用错时敷药但同时擦除的方法。各研究基 地均开展了初步剂量持续时间 - 效应研究和关键性体内生物等效 性研究，4 项试验中每项均有 12 例受试者。合同研究与本指导原 则推荐的若干方法之间存在不同。合同研究包括：①采用了对应 于每种活性药物部位的未处理对照部位；②在 48 小时内测定皮 肤变白程度；③没有重复每只手臂上的受试药和对照药（"关键性" 研究）。

通过使用基于附录 3~5 中错时敷药但同时擦除方法的数据，来阐 述数据分析在方法学上并无优先次序。任何一种给药和擦除方法 均是可接受的。表 3-1 列出受试者在 24 小时内的比色计（a-scale） 原始数据（在加利福尼亚大学进行的初步研究）。经基线校正的 数据列于表 3-2 中，经基线校正、未处理对照部位校正的数据列 于表 3-3 中。在该举例的数据集中，用对应的未处理对照部位对 各活性药物部位进行校正。然而，本指导原则推荐在每只手臂上 仅使用 2 个未处理对照部位，并将其平均值从该手臂上的所有活 性药物部位中扣除。表 3-4 列出了所有受试者在各剂量持续时间 的 $AUEC_{(0-24)}$ 数据。用收集的数据拟合的 E_{max} 模型列于图 3-1 中。

表 3-1 单个受试者的比色计（a-scale）（Minolta）读数

SUB	DD	部位	基线	停药后的时间（小时）					
				0	2	4	6	19	24
1	0.25	UNT	9.86	9.99	10.10	9.53	10.03	10.40	9.65
1	0.25	TRT	10.36	9.89	10.38	10.32	10.51	10.86	10.04
1	0.5	UNT	9.27	8.20	9.78	8.54	9.61	9.87	9.59
1	0.5	TRT	9.59	8.77	9.35	9.27	8.78	10.40	9.82
1	0.75	UNT	8.45	8.75	8.24	8.16	8.92	8.43	8.22
1	0.75	TRT	8.46	8.66	8.53	8.04	8.26	8.72	8.56
1	1	UNT	9.00	9.63	8.45	8.03	8.94	9.33	9.66
1	1	TRT	8.52	8.80	8.87	8.53	8.05	8.66	8.21
1	1.5	UNT	9.44	9.39	9.46	9.27	9.92	9.59	9.01
1	1.5	TRT	9.59	9.60	9.99	9.93	9.18	10.23	9.24
1	2	UNT	10.12	10.13	9.50	9.93	9.39	10.95	10.84
1	2	TRT	10.28	10.25	10.68	10.15	10.31	11.46	8.92
1	4	UNT	8.89	8.01	8.78	8.89	9.76	8.48	9.18
1	4	TRT	8.21	8.28	8.36	7.98	7.96	8.15	8.30
1	6	UNT	9.18	9.46	8.79	8.03	9.29	10.11	9.51
1	6	TRT	9.37	9.61	9.30	8.92	9.20	10.16	9.63

表 3-2 单个受试者的基线调整数据（a-scale）

SUB	DD	部位	基线	停药后的时间（小时）					
				0	2	4	6	19	24
1	0.25	UNT	–	0.13	0.24	−0.34	0.17	0.54	−0.21
1	0.25	TRT	–	−0.47	0.02	−0.04	0.15	0.50	−0.32
1	0.5	UNT	–	−1.07	0.51	−0.73	0.34	0.60	0.32
1	0.5	TRT	–	−0.82	−0.24	−0.32	−0.81	0.81	0.23
1	0.75	UNT	–	0.30	−0.21	−0.29	0.47	−0.02	−0.23
1	0.75	TRT	–	0.20	0.07	−0.42	−0.20	0.26	0.10
1	1	UNT	–	0.63	−0.55	−0.97	−0.06	0.33	0.66
1	1	TRT	–	0.28	0.35	0.01	−0.47	0.14	−0.31
1	1.5	UNT	–	−0.05	0.02	−0.17	0.48	0.15	−0.43
1	1.5	TRT	–	0.01	0.40	0.34	−0.41	0.64	−0.35
1	2	UNT	–	0.01	−0.62	−0.19	−0.73	0.83	0.72
1	2	TRT	–	−0.03	0.40	−0.13	0.03	1.18	−1.36
1	4	UNT	–	−0.88	−0.11	0.00	0.87	−0.41	0.29
1	4	TRT	–	0.07	0.15	−0.23	−0.25	−0.06	0.09
1	6	UNT	–	0.28	−0.39	−1.15	0.11	0.93	0.33
1	6	TRT	–	0.24	−0.07	−0.45	−0.17	0.79	0.26

表3-3 单个受试者经基线调整、未处理对照部位校正后的数据和 $AUEC_{0\sim24}$ 数据（a-scale）

SUB	DD	部位	基线	停药后的时间（小时）						$AUEC_{(0-24)}$ *
				0	2	4	6	19	24	
1	0.25	TRT	–	−0.60	−0.22	0.30	−0.02	−0.04	−0.11	−1.23
1	0.5	TRT	–	0.25	−0.75	0.41	−1.15	0.21	−0.09	−7.39
1	0.75	TRT	–	−0.10	0.28	−0.13	−0.67	0.28	0.33	−1.48
1	1	TRT	–	−0.35	0.90	0.98	−0.41	−0.19	−0.97	−3.80
1	1.5	TRT	–	0.06	0.38	0.51	−0.89	0.49	0.08	−0.23
1	2	TRT	–	−0.04	1.02	0.06	0.76	0.35	−2.08	5.77
1	4	TRT	–	0.95	0.26	−0.23	−1.12	0.35	−0.20	−4.74
1	6	TRT	–	−0.04	0.32	0.70	−0.28	−0.14	−0.07	−1.53

* $AUEC_{(0-24)}$ 单位为基线调整、未处理对照部位校正后的单位 （a-scale）乘以小时。

表3-4 全部12例受试者在各剂量持续时间下的 $AUEC_{(0\sim24)}$ 数据

DD	受试者编号					
	1	2	3	4	5	6
0.25	−1.23	−0.02	−13.87	−27.27	−10.65	−10.41
0.5	−7.39	−5.13	−15.03	−3.71	7.72	−5.94
0.75	−1.48	−8.92	−18.39	−43.82	−23.42	−2.29
1	−3.80	−24.56	−16.25	−44.39	−20.37	−8.92
1.5	−0.23	−19.21	−15.44	−77.04	−19.95	−20.64
2	5.77	−1.80	−23.74	−66.80	−32.00	−19.52
4	−4.74	−43.07	−24.80	−62.96	−32.81	−8.52
6	−1.53	−41.56	−2 1.79	−71.60	−61.51	−19.01

DD	受试者编号					
	7	8	9	10	11	12
0.25	4.20	−11.95	−12.36	1.15	−30.03	−7.25
0.5	−12.31	7.45	12.95	−39.45	−39.56	14.73
0.75	1.34	5.95	1.88	−40.68	−61.06	−21.09
1	−18.84	8.78	−43.35	−16.19	−43.58	10.81
1.5	−42.70	1.26	−20.97	6.87	−40.73	0.51
2	−37.29	−48.83	−39.79	10.75	−62.01	−10.51
4	−45.46	−71.77	−57.55	−37.64	−27.82	−14.89
6	−37.24	−8.14	−34.18	−35.01	−33.60	16.14

表 3-1~ 表 3-4 中的缩写如下。

DD：剂量持续时间（小时）；

UNT：未处理的对照部位（未给药）；

TRT：给药部位（给予外用皮质激素药物）；

BL：如章节四（九）中描述的皮肤颜色的基线测定。

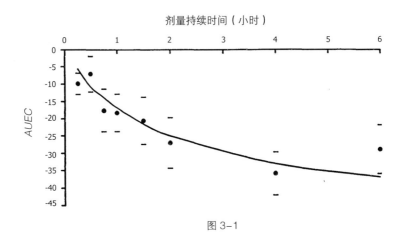

图 3-1

图 3-1 实测 $AUEC_{(0-24)}$ 平均值（实心圆）和 SEM（上限和下限），用初步研究中收集的所有 12 例受试者的剂量持续时间 – 效应数据拟合的 E_{max} 模型（实线）。

注释 1：数据经基线调整和未处理对照部位的校正，因此在剂量持续时间为 0 时的 $AUEC$ 设为 0。

注释 2：利用群体药代 – 药效学数据模型程序（P-Pharm，Simed）来拟合 E_{max} 模型（实线）。拟合后的群体数值为：① E_{50}，1.89 小时；② E_{max}，-48.80（a-scale 乘以小时）。

注释 3：基于这些数据，将剂量持续时间选作为用于对比试验药

和对照药的近似 ED_{50} 以及在关键性体内生物等效性研究中的 D_1 和 D_2。数值为：①近似 ED_{50}，2.0 小时；② D_1，1.0 小时；D_2，4.0 小时。

附录 4

来自于监管机构 – 申报者关键性研究的数据分析举例

附录 4 列出了加利福尼亚大学"关键性"体内生物等效性研究（参见附录 3）的比色计（a-scale）数据和 $AUEC_{(0-24)}$ 数据。在"关键性"研究中，生物等效性对比是基于图 3-1（注释 3）中总结的剂量持续时间 – 效应进行分析。表 4-1 列出受试者在 24 小时内的原始数据（a-scale）。经基线调整的数据列于表 4-2 中，经基线调整、未处理对照部位校正的数据列于表 4-3 中。在该举例的数据集中，用对应的未处理对照部位对各活性药物部位进行校正。然而，本指导原则推荐在每只手臂上仅使用 2 个未处理对照部位，并将其平均值从该手臂上的所有活性药物部位中扣除。表 4-4 列出了所有受试者的试验药和对照药经基线调整以及经未处理对照部位校正的数据（a-scale）。表 4-5 列出了所有受试者双臂在 D_1 和 D_2 的 $AUEC_{(0-24)}$ 值及其平均值。表 4-5 也明确了"检测器"，即定义为满足剂量持续时间 – 效应标准的可评价受试者（章节五）。表 4-6 列出了所有受试者双臂在 2 小时的剂量持续时间的 $AUEC_{(0-24)}$ 值及其平均值，并且重点突出了"检测器"的双臂 $AUEC_{(0-24)}$ 平均值。按照附录 5 中的描述，仅将"检测器"数据纳入生物等效性分析中。

表 4-1 单个受试者的比色计（a-scale）（Minolta）原始数据

SUB	TRT	ARM	LOC	部位	基线	停药后的时间（小时）					
						0	2	4	6	19	24
1	A	R	1	UNT	7.34	7.23	B.09	7.64	7.82	7.68	8.71
1	A	R	1	TRT	7.11	7.86	7.59	5.92	6.23	6.32	7.30
1	B	R	2	UNT	6.18	7.38	7.26	6.85	7.35	7.14	7.87
1	B	R	2	TRT	6.79	6.29	6.12	4.45	5.88	6.01	7.26
1	C	R	3	UNT	6.28	7.32	7.80	6.77	7.75	6.59	7.55
1	C	R	3	TRT	7.78	9.26	9.30	7.42	8.24	7.40	8.59

（续表）

SUB	TRT	ARM	LOC	部位	基线	停药后的时间（小时）					
						0	2	4	6	19	24
1	D	R	4	UNT	9.31	10.19	10.61	9.56	10.88	9.52	10.13
1	D	R	4	TRT	7.38	8.22	6.94	5.07	6.98	7.24	7.91
1	C	L	1	UNT	7.62	7.98	7.56	7.48	7.24	6.73	7.49
1	C	L	1	TRT	6.97	5.42	5.39	4.39	4.79	5.76	6.45
1	B	L	2	UNT	7.12	6.32	6.76	6.25	6.74	6.80	7.58
1	B	L	2	TRT	7.46	4.48	4.38	4.11	4.39	6.27	7.25
1	A	L	3	UNT	7.69	7.03	7.73	7.21	7.87	7.89	8.38
1	A	L	3	TRT	8.99	8.75	8.07	6.74	6.53	7.14	8.25
1	D	L	4	UNT	8.99	8.28	8.95	8.50	9.10	9.05	9.93
1	D	L	4	TRT	8.80	8.04	6.71	5.51	5.14	7.05	7.96

TRT_A：剂量持续时间为 D_1 的 RLD（1.0 小时）；

TRT_B：剂量持续时间为 D_2 的 RLD（4.0 小时）；

TRT_C：剂量持续时间为 2.0 小时的试验药物；

TRT_D：剂量持续时间为 2.0 小时的 RLD；

UNT：对应于各给药部位的未处理对照部位（未给药）。

表 4-2 单个受试者的基线校正数据（a-scale）

SUB	TRT	ARM	LOC	部位	基线	停药后的时间（小时）					
						0	2	4	6	19	24
1	A	R	1	UNT	–	−0.11	0.75	0.30	0.48	0.34	1.37
1	A	R	1	TRT	–	0.75	0.48	−1.19	−0.88	−0.79	0.19
1	B	R	2	UNT	–	1.20	1.08	0.67	1.17	0.96	1.69
1	B	R	2	TRT	–	−0.50	−0.67	−2.34	−0.91	−0.78	0.47
1	C	R	3	UNT	–	1.04	1.52	0.49	1.47	0.31	1.27
1	C	R	3	TRT	–	1.48	1.52	−0.36	0.46	−0.38	0.81
1	D	R	4	UNT	–	0.88	1.30	0.25	1.57	0.21	0.82
1	D	R	4	TRT	–	0.84	−0.44	−2.31	−0.40	−0.14	0.53
1	C	L	1	UNT	–	0.36	−0.06	−0.14	−0.38	−0.89	−0.13
1	C	L	1	TRT	–	−1.55	−1.58	−2.58	−2.18	−1.21	−0.52
1	B	L	2	UNT	–	−0.80	−0.36	−0.87	−0.38	−0.32	0.46
1	B	L	2	TRT	–	−2.98	−3.08	−3.35	−3.07	−1.19	−0.21
1	A	L	3	UNT	–	−0.66	0.04	−0.48	0.18	0.20	0.69
1	A	L	3	TRT	–	−0.24	−0.92	−2.25	−2.46	−1.85	−0.74
1	D	L	4	UNT	–	−0.71	−0.04	−0.49	0.11	0.06	0.94
1	D	L	4	TRT	–	−0.76	−2.09	−3.29	−3.66	−1.75	−0.84

表 4-3 单个受试者经基线调整、未处理对照部位校正后的数据
（a-scale）和 $AUEC_{(0\text{-}24)}$ 数据

SUB	TRT	ARM	LOC	部位	基线	停药后的时间（小时）						$AUEC_{(0\text{-}24)}$
						0	2	4	6	19	24	
1	A	R	1	UNT	–	0.86	−0.27	−1.49	−1.36	−1.13	−1.18	−25.98
1	B	R	2	TRT	–	−1.70	−1.75	−3.01	−2.08	−1.74	−1.22	−45.53
1	C	R	3	UNT	–	0.44	0.00	−0.85	−1.01	−0.69	−0.46	−16.20
1	D	R	4	TRT	–	−0.04	−1.74	−2.56	−1.97	−0.35	−0.29	−27.29
1	C	L	1	UNT	–	−1.91	−1.52	−2.44	−1.80	−0.32	−0.39	−27.19
1	B	L	2	TRT	–	−2.18	−2.72	−2.48	−2.69	−0.87	−0.67	−42.26
1	A	L	3	UNT	–	0.42	−0.96	−1.77	−2.64	−2.05	−1.43	−46.87
1	D	L	4	TRT	–	−0.05	−2.05	−2.80	−3.77	−1.81	−1.78	−58.77

表 4-4 全部 12 例受试者的基线调整、未处理对照部位校正数据

				试验药					
SUB	TRT	ARM	LOC	停药后的时间（小时）					
				0	2	4	6	19	24
1	C	R	3	0.44	0.00	−0.85	−0.01	−0.69	−0.46
1	C	L	1	−1.91	−1.52	−2.44	−1.80	−0.32	−0.39
2	C	R	3	−1.51	−3.29	−3.45	−4.11	−0.89	−1.26
2	C	L	1	0.23	−1.09	−0.94	−2.15	−2.05	−0.66
3	C	L	3	−1.29	−1.75	−0.96	−0.90	−3.06	−1.05
3	C	R	2	0.02	−1.43	−2.24	−1.16	−1.56	−1.72
4	C	R	1	−0.02	−0.19	−0.52	−1.00	−0.43	−0.50
4	C	L	3	−0.12	0.15	−0.29	−0.06	−0.07	0.12
5	C	L	3	−0.36	−0.01	−0.19	−0.06	−0.72	−0.28
5	C	R	1	−0.02	−0.63	−1.13	−0.90	−0.88	−0.03
6	C	R	4	0.60	0.32	0.32	0.30	−1.09	−1.53
6	C	L	3	−1.08	−0.45	−0.98	−0.83	−1.18	−0.07
7	C	R	4	−0.28	0.25	−0.34	−0.64	−0.64	−0.41
7	C	L	1	0.67	0.74	0.72	1.03	0.33	−0.11
8	C	R	4	−0.40	0.49	0.46	0.00	−0.35	0.78
8	C	L	3	0.30	0.05	0.07	0.19	−0.05	−0.28
9	C	R	1	−0.71	−1.13	−1.94	−2.40	−1.70	−1.41
9	C	L	3	−0.34	−0.52	−1.46	−1.41	−0.31	−1.10
10	C	R	1	−0.49	−0.43	−0.63	−0.10	−0.50	−1.10
10	C	L	3	0.10	−0.66	−0.44	−0.68	−0.34	−0.86
11	C	L	2	−0.58	−0.93	−1.60	−2.29	−0.24	−0.54
11	C	R	3	0.12	−1.67	−1.71	−2.34	0.15	−1.28

（续表）

SUB	TRT	ARM	LOC	试验药					
				停药后的时间（小时）					
				0	2	4	6	19	24
12	C	L	3	0.05	−0.08	−0.18	−0.35	−1.28	−0.46
12	C	R	3	−0.60	0.15	0.19	−0.42	−0.40	−0.32
平均值				−0.30	−0.57	−0.86	−0.96	−0.76	−0.62
标准差				0.65	0.91	1.01	1.12	0.76	0.59
标准误差				0.13	0.19	0.21	0.23	0.16	0.12
变异系数（%）				217	161	118	117	100	96

SUB	TRT	ARM	LOC	对照药					
				停药后的时间（小时）					
				0	2	4	6	19	24
1	D	R	4	−0.04	−1.74	−2.56	−1.97	−0.35	−0.29
1	D	L	4	−0.05	−2.05	−2.80	−3.77	−1.81	−1.78
2	D	R	4	−0.23	−1.58	−2.53	−2.53	0.00	−0.49
2	D	L	4	−2.30	−2.88	−2.15	−3.05	2.09	0.27
3	D	R	1	1.25	−0.10	−1.99	−1.52	0.24	−1.24
3	D	L	4	−0.04	−0.28	−1.30	−1.23	−0.77	−1.07
4	D	R	4	−0.43	−0.34	−1.50	−1.80	−0.74	−0.96
4	D	L	2	−0.47	−0.22	−0.49	−0.83	−0.89	−0.82
5	D	L	2	−0.71	−1.77	−1.62	−2.62	−0.76	−0.60
5	D	R	3	0.46	−1.23	−1.23	−1.61	−1.70	−0.47
6	D	R	1	−0.11	0.20	1.35	0.86	−0.77	−1.00
6	D	L	4	−0.95	−1.07	−0.52	−1.17	−2.33	−1.52
7	D	R	2	−0.22	−0.30	−0.42	−0.18	−0.74	−1.00
7	D	L	4	−0.51	0.03	−0.76	−0.12	−0.42	−1.24
8	D	R	2	0.51	0.30	0.92	0.63	0.56	0.34
8	D	L	1	−0.44	0.08	−0.16	−0.95	−2.00	−1.49
9	D	R	4	−0.40	−1.15	−2.25	−2.57	−1.20	−1.55
9	D	L	2	−1.16	−1.05	−1.90	−1.80	−1.06	−1.42
10	D	L	3	0.28	−0.31	−1.16	−1.40	−0.64	−0.57
10	D	R	1	−0.14	−0.05	−0.24	−0.63	−0.41	−1.09
11	D	R	1	−0.46	−0.82	−1.10	−2.15	−0.47	−0.59
11	D	L	4	−0.15	−1.45	−1.66	−1.61	−1.14	0.55
12	D	R	1	−0.25	−0.76	−1.35	−2.29	−1.23	−0.99
12	D	L	4	1.89	0.73	2.07	0.82	−0.59	0.70
平均值				−0.19	−0.74	−1.06	−1.40	−0.71	−0.76
标准差				0.79	0.87	1.23	1.2	0.9	0.68
标准误差				0.16	0.18	0.25	0.25	0.18	0.14
变异系数（%）				405	117	116	86	126	89

表 4-5 剂量持续时间为 D_1 和 D_2 时，双臂的 $AUEC_{(0\sim24)}$ 值及其平均值以及全部 12 例受试者 D_1 的 AUEC 平均值的比值。

D_1 的 $AUEC_{(0\sim24)}$				D_2 的 $AUEC_{(0\sim24)}$				D_2 的 AUEC/D_1 的 AUEC[①]
SUB	ARM	AUEC	AUEC（平均）	SUB	ARM	AUEC	AUEC（平均）	
1	R	−25.98	−36.42	1	R	−45.53	−43.90	1.21
1	L	−46.87		1	L	−42.26		
2	R	−62 .43	−45.09	2	R	−69.72	−59.96	1.33
2	L	−27.76		2	L	−50.20		
3	R	−22.53	−28.41	3	R	−3 1.87	−64.04	2.25
3	L	−34.29		3	L	−96.21		
4	R	−7.49	−11.70	4	R	−27.48	−23.30	1.99
4	L	−15.91		4	L	−19.12		
5	L	−16.59	−17.36	5	L	−25.01	−16.58	0.95
5	R	−18.14		5	R	−8.15		
6	R	−8.24	−10.44	6	R	−27.36	−9.33	0.89
6	L	−12.64		6	L	8.70		
7	R	−10.89	−13.36	7	L	−20.44	−23.68	1.77
7	L	−15.83		7	R	−26.92		
8	L	7.08	4.69	8	R	−26.16	−21.02	−4.48
8	R	2.31		8	L	−15.88		
9	L	−34.22	−13.82	9	R	−33.80	−21.39	1.55
9	R	6.58		9	L	−8.97		
10	L	−4.10	3.06	10	R	−52.60	−43.79	−14.29
10	R	10.23		10	L	−34.97		
11	R	−33.30	−37.30	11	R	−57.00	−52.20	1.40
11	L	−41.30		11	L	−47.40		
12	R	−0.55	−21.06	12	R	−29.24	−28.22	1.34
12	L	−41.57		12	L	−27.20		

[①]特别标出的单元格表示 AUEC 比率 ≥ 1.25。

Table 4-6 在 2.0 小时的剂量持续时间全部 12 例受试者试验（续表）对照药的双臂 $AUEC_{(0-24)}$ 值及其平均值

试验药的 $AUEC_{(0-24)}$					对照药的 $AUEC_{(0-24)}$				
SUB	ARM	LOC	AUEC	AUEC（平均）	SUB	ARM	LOC	AUEC	AUEC*（平均）
1	R	3	−16.20	−21.69	1	R	4	−27.29	−43.03
1	L	1	−27.19		1	L	4	−58.77	
2	L	3	−56.98	−48.52	2	R	4	−28.65	−22.20
2	R	1	−40.06		2	L	4	−15.75	
3	L	3	−43.63	−38.99	3	R	1	−15.27	−18.65
3	R	2	−34.36		3	L	4	−22.03	
4	R	1	−14.06	−7.62	4	R	4	−26.67	−22.42
4	L	3	−1.18		4	L	2	−18.18	
5	L	3	−8.39	−13.34	5	L	2	−35.48	−34.25
5	R	1	−18.29		5	R	3	−33.01	
6	R	4	−9.51	−15.23	6	R	1	0.01	−18.83
6	L	3	−20.96		6	L	4	−37.68	
7	R	4	−12.05	0.98	7	R	2	−12.17	−10.96
7	L	1	14.01		7	L	4	−9.75	
8	R	4	0.30	0.56	8	R	2	13.57	−7.94
8	L	3	0.81		8	L	1	−29 .45	
9	R	1	−43.68	−32.05	9	R	4	−41.15	−37.40
9	L	3	−20.42		9	L	2	−33.65	
10	R	1	−10.61	−11.51	10	L	3	−20.35	−16.10
10	L	3	−12.41		10	R	1	−11.86	
11	L	2	−26.33	−26.18	11	R	1	−26.13	−26.73
11	R	3	−26.04		11	L	4	−27.33	
12	L	3	−15.77	−11.62	12	R	1	−35.19	−12.56
12	R	3	−7.47		12	L	4	10.08	
平均值			−18.77	−18.77	平均值			−22.59	−22.59
标准差			16.45	15.28	标准差			16.14	10.92
标准误差			3.36	3.12	标准误差			3.30	2.23
变异系数（%）			88	81	变异系数（%）			71	48

*特别标出的单元格表示 AUEC 比值（见表 4-5）≥ 1.25 的 7 例可评价受试者的 AUEC 值，这些 AUEC 值用于计算附录 5 中的 90% 置信区间。

附录 5

LOCKE 氏法公式和举例

表 4-6 中"关键性"生物等效性数据集的 90% 置信区间计算如下所述。用于计算置信区间的数据仅为"检测器"（可评价受试者）*AUEC* 的平均值。

表 5-1 中"关键性"试验中的受试者平均 *AUEC* 值，该受试者满足章节五的剂量持续时间 – 效应标准

受试者	$AUEC_{(0-24)}$ 受试制剂 （平均值）	$AUEC_{(0-24)}$ 参比制剂 （平均值）
2	−48.52	−22.20
3	−38.99	−18.65
4	−7.62	−22.42
7	0.98	−10.96
9	−32.05	−37.40
11	−26.18	−26.73
12	−11.62	−12.56

计算下述种间量有助于计算置信区间。

$$\overline{X}_{\mathrm{T}} = \frac{1}{n} \sum_{i=1}^{n} X_{\mathrm{Ti}} \qquad \overline{X}_{\mathrm{R}} = \frac{1}{n} \sum_{i=1}^{n} X_{\mathrm{Ri}}$$

其中 n 为可评价受试者的数目，本举例中该值为 7。

$$\hat{\sigma}_{\mathrm{TT}} = \frac{\sum_{i=1}^{n} (X_{\mathrm{Ti}} - \overline{X}_{\mathrm{T}})^2}{n-1} \quad \hat{\sigma}_{\mathrm{RR}} = \frac{\sum_{i=1}^{n} (X_{\mathrm{Ri}} - \overline{X}_{\mathrm{R}})^2}{n-1}$$

$$\hat{\sigma}_{\mathrm{TR}} = \frac{\sum_{i=1}^{n} (X_{\mathrm{Ti}} - \overline{X}_{\mathrm{T}})(X_{\mathrm{Ri}} - \overline{X}_{\mathrm{R}})}{n-1}$$

这些单个可评价受试者的 $AUEC$ 平均值数据是样本均值、样本方差和样本协方差。在本举例中，其为：

$$\overline{X}_{T}= \text{-23.43}\,;\ \overline{X}_{R}= \text{-21.56}\,;\ \hat{\sigma}_{TT}= 323.13\,;\ \hat{\sigma}_{RR}= 80.10\,;\ \hat{\sigma}_{TR}= 78.83$$

将 t 定义为自由度为 $n{-}1$ 的 t 分布的 95 百分位数。例如当 $n{=}7$ 时，t 为 1.9432（自由度为 6）。现定义为：

$$G = \frac{t^2 \hat{\sigma}_{RR}}{n\,\overline{X}_{R}^{\,2}}$$

要得到合理的置信区间，G 应小于 1。如果 $G \geqslant 1$，则本试验不符合体内生物等效性的要求。在本举例中，$G{=}0.0930$。

假设 $G < 1$，计算：

$$K = \left(\frac{\overline{X}_{T}}{\overline{X}_{R}}\right)^{2} + \frac{\hat{\sigma}_{TT}}{\hat{\sigma}_{RR}}(1-G) + \frac{\hat{\sigma}_{TR}}{\hat{\sigma}_{RR}}\left(G\frac{\hat{\sigma}_{TR}}{\hat{\sigma}_{RR}} - 2\frac{\overline{X}_{T}}{\overline{X}_{R}}\right)$$

在本案例中，$K = 2.791$。

现在可计算置信区间限度：

$$\frac{\left(\dfrac{\overline{X}_{T}}{\overline{X}_{R}} - G\dfrac{\hat{\sigma}_{TR}}{\hat{\sigma}_{RR}}\right) \pm \dfrac{t}{\overline{X}_{R}}\sqrt{\dfrac{\hat{\sigma}_{RR}}{n}\,K}}{1-G}$$

在本例中，基于 7 例可评价受试者的数据，90% 的置信区间限度为 53.6% 和 165.9%。

第五章 | 口服固体速解制剂溶出度试验技术指导原则[1]

一、前言

本指导原则适用于速释（immediate release，IR）制剂，可提供以下内容：①溶出度试验的一般建议；②设定与原料药生物药剂学特征相关的溶出度质量标准的方法；③ 比较溶出度曲线的统计方法；④帮助确定在何种情况下溶出度试验足以证明可以豁免体内生物等效性研究的程序。本文还为某些药品在批准后生产工艺发生变更时，溶出度试验在确保药品质量和疗效一致性方面提供建议。附录1以摘要形式概述了 IR 制剂溶出度试验的方法学、仪器和操作条件。本指导原则的目的旨在通过提供获得具体溶出度比较曲线的参考意见，以补充完善 SUPAC-IR 速释固体口服制剂，规模化生产和批准后变更，化学、生产和控制，体外溶出度试验

---

[1] 本指导原则由食品药品管理局药品审评与研究中心（CDER）生物药剂学协调委员会速释专家工作组起草。本指导原则文件代表审评机构对速释口服固体制剂溶出试验目前的观点。它不会赋予任何人任何权利，也不会约束 FDA 或公众。如果有替代方法能够满足法令、法规或同时满足二者的要求，可以采用该替代方法。

和体内生物等效性研究的文档管理指导原则。

二、背景

固体制剂口服给药后，药物的吸收取决于原料药从制剂中的释放、生理条件下药物的溶出度或溶解作用及药物在胃肠道中的渗透性。上述步骤中由于前两步具有决定作用，因此药物的体外溶出度有可能预测体内表现。基于上述考虑，速释固体口服制剂如片剂和胶囊，其体外溶出度试验可以用于：①评价制剂批间质量的一致性；②指导新制剂处方的开发；③产品发生某些变更后，如处方、生产工艺、生产场所变更和规模化生产后，确保药品质量和疗效的一致性。

在药物审批过程中，确定溶出度试验质量标准时，应考虑到药品的溶解度、渗透性、溶出度和药代动力学特性等。了解这些性质以便确保药品始终等效，并确保在规模化生产和批准变更的产品一致性。

提交至美国食品药品管理局（FDA）的新药上市申请（NDAs）应包含生物利用度数据和体外溶出度数据，这些数据与化学、生产和控制（CMC）数据共同表征了药品的质量和疗效。一般情况下，获得体外溶出度研究数据使用的药品批次多为关键的临床研究和（或）生物利用度研究批次以及在药品开发过程中其他人体研究中使用的批次。仿制药申请（ANDAs）的审批需要合适的生物等效性数据和可比较的体外溶出度及 CMC 数据（21CFR 314.94）。仿制药的体外质量标准应基于溶出度曲线而建立。对于新药上市申请以及仿制药申请，溶出度质量标准是基于可接受的临床、生物利用度和（或）生物等效性批次的结果进行制订。

NDA 的质量标准一旦确定，批次间质量保证的溶出度质量标准方法在美国药典（UPS）中作为法定标准予以公布，并成为随后所有具有相同活性成分的 IR 产品官方质量标准。通常，该法定溶出度标准为单点的溶出度试验，并非溶出度曲线。

三、生物药剂学分类系统

根据药物溶解度和生物膜通透性，文献（Amidon 1995）推荐应用以下生物药剂学分类系统（BCS）：①高溶解度 – 高渗透性药物（1 类）；②低溶解度 – 高渗透性药物（2 类）；③高溶解度 – 低渗透性药物（3 类）；④低溶解度 – 低渗透性药物（4 类）。

上述分类可作为设定体外溶出度质量标准的依据，也可用于预测能否建立良好的体内 – 体外相关性（IVIVC）的根据。药物的溶解度是通过将最高剂量单位的药物溶解于 pH1.0~8.0 之间的 250ml 缓冲液中而测得的。当药物的剂量 / 溶解度所得溶液体积小于或等于 250ml 时，认为药物为高溶解度。一般情况下，对于胃肠道内稳定的药物，吸收度高于 90% 的药物认为是高渗透性药物或药物的生物膜通透性已经通过试验测定。BCS 提示，对于高溶解度 – 高渗透性药物（1 类）及某些情况下的高溶解度 – 低渗透性药物（3 类），其在 0.1N HCl 内 15 分钟时的溶出度为 85%，即可保证药物的生物利用度不受溶出的限制。在这种情况下，药物吸收的限速步骤为胃排空时间。

在禁食状态下，50%T 胃内滞留（排空）时间均值为 15~20 分钟。因此可保守地认为，若药物在 0.1N HCl 能温和溶出度试验条件下，15 分钟内的溶出度为 85%（更像一种溶液行为），通常认为该药物不应存在生物利用度问题。若药物溶出比胃排空时间慢，建议在多种介质中测定多个时间点的溶出度曲线、进行比对。

对于低溶解度 - 高渗透性药物（2 类），药物溶出可能为药物吸收的限速步骤，可能存在较好的 IVIVC 关系。对于此类制剂，建议测定多种介质中的溶出度曲线。对于高溶解度 - 低渗透性药物（3 类），渗透为速控步骤，可能存在有限的 IVIVC，这取决于相对溶出率和肠转运。第 4 类药物（即低溶解度 - 低渗透性药物）在口服给药制剂方面可能存在严重的问题。

四、建立溶出度质量标准

建立体外溶出度质量标准的目的是保证药品批间的一致性，并提示可能存在体内生物利用度的问题。对于 NDAs，制定溶出度质量标准的数据应来源于可接受的临床批次、关键的生物利用度批次和（或）生物等效性批次。对于 ANDAs/AADAs，制定溶出度质量标准的数据来源于可接受的生物等效性制剂批次。NDA 溶出度质量标准应根据药物开发过程中的经历及适当的研究批次药物的体外特性数据制定。对于仿制制剂，溶出度质量标准一般与参比制剂（RLD）相同，并通过测定仿制药在可接受的生物等效性研究中的溶出度加以确证。若仿制药的溶出度与参比制剂存在本质的差异，在其体内数据可接受的情况下，则可以为仿制药建立不同的溶出度质量标准。药品溶出度质量标准一旦建立，在药品整个有效期内均应符合质量标准。

国际协调会议（ICH）Q1A 指导原则（新原料药和制剂的稳定性试验）建议，对于 NDA 应进行 3 批药品（两批预试和一批小试）的稳定性试验。当上述批间及关键临床试验批次与预期上市的制剂批次间存在适当的生物等效性关系时，溶出度质量标准也可以用上述批次的产品定制。

在指导原则中对 3 类速释制剂溶出度试验质量标准进行了描述。

1. 单点质量标准
作为常规的质量控制检验标准（适用于高溶解性和快速溶解的制剂）。

2. 两点质量标准
（1）用于描述制剂的质量特征。
（2）作为某些类型制剂的常规质量控制检验标准（如缓慢溶解或水溶性较差的制剂，如卡马西平）。

3. 溶出度曲线比较
（1）用于存在 SUPAC– 相关改变时认定产品一致性。
（2）用于说明豁免低含量剂型生物等效性研究的要求。
（3）支持豁免其他生物等效性研究的要求。

将来，两个时间点的溶出度质量标准对于描述制剂的特点或作为质量控制标准可能更加有用。

（一）建立新化学实体溶出度质量标准的方法
在 NDA 的生物药剂学部分 [21CFR 320.24（b）（5）] 及化学、生产和控制部分 [21CFR 314.50（d）（1）（ii）（a）] 列有申请人申报的溶出度方法学和建立的质量标准。建立制剂的溶出度特征应考虑药物的 pH– 溶解度曲线和 pKa 的情况。同时，药物渗透性或辛醇 / 水分配系数的测定可能有助于选择溶出度方法学和质量标准。在建立溶出度质量标准时，可以咨询制药科学办公室（OPS）的

生物药剂学和 CMC 审评人员。对于 NDAs，建立质量标准的数据
应来源于在关键的临床试验和（或）证实的生物利用度研究中应
用的产品批次的溶出度特性。如果预期上市的制剂与关键的临床
试验中应用的制剂存在显著的差异，建议测定两种制剂的溶出度，
并进行生物等效性试验。

应在温和的试验条件下展开溶出度试验，转速为 50/100 rpm 的转
篮法或转速为 50/75 rpm 的桨法，取样间隔期 15 分钟，得到溶出
度曲线。对于快速溶解药品，可能必须在 5 分钟或 10 分钟间隔
时采样，获得适当的溶出度曲线。对于高溶解性和快速溶解的制
剂（BCS1 类和 3 类），制定在 60 分钟或更短时间内，溶出度不
少于（NLT）85%（Q=80%）的单点溶出度试验质量标准作为批
间一致性的常规质量控制试验可满足要求。对于较慢溶解或水溶
性较差的药物（BCS 2 类），建议应用两点溶出度质量标准描述药
品的质量特征，一点位于 15 分钟，以覆盖溶出度范围（溶出度
窗），另一个较后的时间点（30、45 或 60 分钟）保证 85% 的溶
出度。要求药品在整个有效期内均符合溶出度质量标准。若制剂
的溶出度特性随时间而发生改变，则溶出度质量标准是否需要更
改取决于溶出改变的药品与原生物批次或关键批次的生物等效性
数据。由于存在生产规模放大及药品在批准后生产过程发生更改
的情况，为保证药品上市后产品的连续批次间的等效性，这些改
变后生产的药品的溶出度曲线应与获得审批的生物批次或关键临
床试验批次一致。

（二）仿制药品溶出度质量标准的设定方法

根据药品是否存在法定的药典方法和参比制剂所采用的溶出度试
验性质，仿制药品溶出度质量标准的制定方法分三类。如果存在
法定溶出度试验方法，则所有批准的新药均应符合当前的 USP 溶

出度试验要求。三类质量标准的设定方法如下。

1. USP 收载的溶出度试验方法

在此情况下，质控溶出度试验方法就是 USP 中描述的溶出度试验方法。仿制药办公室生物等效性处也推荐采用 USP 方法测定受试制剂和参比制剂（各 12 个单位）在 15 分钟或更短间隔时间内的溶出度曲线。当有合理的科学验证时，生物等效性处也建议提交额外的溶出度数据。具体情况包括：① USP 并未规定复方药物的所有活性成分的溶出度试验方法的情况；② USP 规定应用崩解仪的情况。

2. USP 未收载的溶出度试验方法，但有公开的参比制剂溶出度试验方法

在这种情况下，推荐采用已批准的参比制剂试验方法测定受试制剂和参比制剂（各 12 个单位）15 分钟间隔的溶出度曲线。当有合理的科学数据证实的情况下，生物等效性处还要求提交额外的溶出度试验数据作为批准条件。

3. USP 未收载的溶出度试验方法，没有公开的参比制剂溶出度试验方法

在此情况下，建议在不同试验条件下进行受试制剂和参比制剂的溶出度比较试验。试验条件可包括不同的溶出介质（pH 1~6.8）、加入表面活性剂和应用具有不同搅拌速度的装置（1 和 2）。在所有情况下，应得到之前推荐的溶出度曲线。应根据获得的生物等效性数据和其他数据建立溶出度质量标准。

（三）特例

1. 两点溶出度试验

对于水溶性较差的制剂（如卡马西平），推荐对质量控制展开一

个时间点以上的常规溶出度试验，以保证药品的体内行为。另外，可应用溶出度曲线进行质量控制。

2. 双侧溶出度试验

为更精确地反映胃肠道的生理条件，在保持生物等效性的条件下，可在添加和不添加蛋白酶的模拟胃液（SGF）或添加和不添加胰酶的模拟肠液（SIF）中进行双侧溶出度试验，以评价产品的批间质量差异。

最近的案例里，包括软胶囊和硬胶囊制剂，在 SGF 或无酶的 SIF 中的溶出度曲线随时间下降。这归因于薄膜的形成。在酶存在的条件下（SGF 中的胃蛋白酶和 SIF 中的胰酶）进行老化或缓释胶囊溶出度测定时，观察到溶出度出现显著升高。在此情况下，可能需要采用多种溶出介质进行溶出试验，以充分评价产品质量。

（四）绘图或效应面优化法

绘图是确定关键生产变量（CMV）与体外溶出曲线和体内生物利用度数据集中响应面间关系的过程。CMV 包括可显著影响成品药物体外溶出度在制剂、工艺、设备、原料和方法方面的改变（Skelly 1990, Shah 1992）。目的是制定产品质量标准，以保证未来生产产品的生物等效性在既定的溶出度质量标准限度内。已有一些实验设计用于研究 CMV 对产品性能的影响。研究和评价绘图过程的一种方法：①采用 CMV 制备两个或更多剂量的制剂，并研究这些制剂的体外溶出特征；②在一小组受试者体内（如 $n>12$）进行具有最快溶出度特征和最慢溶出度特征的药品与标准药品或待上市剂型的对比试验；③测定这些受试药品的生物利用度及体内外关系。具有极端溶出度特征的药品亦称为副批次产品（Siewert 1995）。如果发现具有极端范围溶出度特征的药品与标准药品或待上市剂型具有生物等效性，则溶出度特征在上述范围内的未来产品批次之间应等效。上述方法可视为验证溶出度质量标准的限度。使用映射方法确定的药品溶出度质量标准可提供最大可能确保产品质量和产品性能，根据评价的药品数目，映射研究可提供体外－体内相关性的信息和（或）体内数据与体外数据间的等级次序关系。

（五）体内－体外相关性

对于高水溶性（BCS 1 类和 3 类）药物，使用当前已有的辅料和生产技术所生产的速释制剂建立体内外相关性的可能性不大。对于水溶性较差的药品，如 BCS 2 类，有可能建立体内外相关性。

对于一种药物，如果能够建立其体内外相关性（相关或关联），那么就会提高溶出度测定作为质量控制手段的意义，通过溶出度预测该药物制剂的体内行为也非常有价值。体外试验是区分制剂合格与不合格的工具。就体内行为而言，合格产品具有生物等效性，而不合格的药品不具有生物等效性。为建立药物的体外－体内相关性，至少应研究 3 批具有不同体内行为以及体外性能的产品。若这些产品表现出不同的体内行为，则可修改体外试验条件使获得的数据与体内数据相关联，从而建立起体外－体内相关性。若这些产品的体内行为未见差异，而体外行为存在差异，则可能需修改体外试验条件，使这些产品在体外具有相同的溶出度。大多情况下，体外溶出度试验比体内试验具有更高的敏感性和区别能力，因此，为确保质量应优先选择区别能力更强的体外溶出度方法，因为这可以在药品的体内行为受到影响之前及时发现产品质量的改变。

（六）质量标准的验证和确认

体外系统的验证可能需要体内研究证实。在此情况下，应采用相同的制剂，但非制剂 CMV 应存在差异。应首先配置两种具有不同体外特征的批次（映射方法），然后对上述药品进行体内试验。若两种药品表现出不同的体内特征，则系统通过验证。相反若体内行为无差异，则测试结果可能只是确认了映射方法中讨论的溶出度质量标准的限度。因此，应进行或验证溶出度质量标准。

五、溶出曲线比较

直至近期，单点溶出度试验和质量标准才应用于生产放大和批准后变更的评价中，例如生产放大、生产场所的改变、组成和组分的改变、设备和工艺的改变。药品的变更也可能体现在相比之前批准制剂的规格变小。改变较小时，推荐采用在相同条件下进行溶出度曲线比较（见 SUPAC-IR）的方法对改变前后的药品进行比较研究。以下情况下可认为溶出度曲线相似：①整体溶出度曲线相似；②在每一溶出度采样时间点时相似。溶出度曲线比较可采用模型非依赖性方法或模型依赖性方法进行。

（一）应用相似因子的模型非依赖性方法

简单的模型非依赖性方法采用差异因子（f_1）和相似因子（f_2）来比较溶出度曲线（Moore 1996）。差异因子（f_1）是计算在每一时间点两个曲线差异的百分率（%），是两个曲线相对误差的衡量参数。

$$f_1 = \{[\Sigma_{t=1}^{n} \mid R_t - T_t \mid]/[\Sigma_{t=1}^{n} R_t]\} \cdot 100$$

其中 n 为时间点个数；R_t 为参照批次（改变前）药品在时间 t 的溶出度值；T_t 为试验批次（改变后）药品在时间 t 的溶出度值。

相似因子（f_2）为平方差和的倒数平方根的对数转换，为两个曲线溶出度百分率（%）相似性的衡量参数。

$$f_2 = 50 \cdot \log\{[\, 1+(1/n)\Sigma_{t=1}^{n}\, (\, R_t - T_t\,)^2\,]^{-0.5} \cdot 100\}$$

测定差异因子和相似因子的具体步骤如下。

（1）测定受试制剂（改变后）和参照制剂（改变前）的溶出度曲线（各 12 个单位）。

（2）根据每一时间间隔两条曲线的平均溶出度值，应用上述方程计算差异因子（f_1）和相似因子（f_2）。

（3）对于相似曲线，f_1 值应接近 0，f_2 值应接近 100。一般情况下，f_1 值高达 15（0~15）且 f_2 值高于 50（50~100），则可认为该两条曲线具有相同性或等价性。因此，可确认受试制剂（改变后）与参比制剂（改变前）存在性能等价性。

当具有三至四个或更多的溶出度时间点时，模型非依赖性方法最适于溶出度曲线的比较。以该法作为通用方法时，应进一步考虑以下建议。

（1）应在严格的相同条件下测定受试批次和参照批次的溶出度。两个曲线的溶出时间点应相同（如 15、30、45、60 分钟）。使用的参照批次应为变更前最近生产期的药品。

（2）两个药品均溶出 85% 时，仅需考虑一次测量。

（3）为了允许使用平均值，较早时间点（如 15 分钟）的变异系数百分率应不高于 20%，其他时间点的变异系数百分率应不高于 10%。

（4）R_t 的溶出度均值可来源于：①变更前最后一个批次（参比制剂）；②变更前连续生产的两个或多个批次的药品。

（二）模型非依赖性多变量置信区间方法

如果批次内差异高于 15%CV，多变量模型非依赖性方法更适于溶出度曲线比较。建议使用以下步骤。

（1）根据参照批次（批准的标准）产品的溶出度批间差异确定多变量统计距（MSD）的相似性限度。

（2）估计受试制剂和参比制剂平均溶出度区间 MSD。

（3）估计受试批次与参照批次间真实 MSD90% 的置信区间。

（4）比较具有相似性限度的置信区间上限。若置信区间的上限低于或等于相似性限度，则可认为受试批次与参照批次药品相似。

（三）模型依赖的方法

文献中已有一些拟合溶出度曲线的数学模型的报道。允许使用该模型比较溶出度曲线，建议采用以下步骤。

（1）选择最合适的模型比较标准批次、改变前和已批准批次的溶出度曲线。建议使用含不多于 3 个参数的模型（如线性模型、二次模型、对数模型、概率模型和 Weibull 模型）。

（2）将从每一单元获得的拟合至最恰当的模型中。

（3）根据批准的标准批次拟合模型参数的变异,设定受试批次（如胶囊或片剂）相似性区间。

（4）计算受试批次和参照批次间模型参数的 *MSD*。

（5）预估两个批次间真实差异的 90% 置信区间。

（6）比较置信区间与相似性区间的限度。如果置信区间在相似性区间限度内，则认为受试批次与参比批次具有相似的溶出度曲线。

六、溶出度与 SUPAC-IR

SUPAC-IR 指导原则定义了变更程度、推荐试验及申报资料，目的为了确保在已批准的速释制剂生产过程中组分和组成、生产场所、生产规模、生产工艺和设备发生变更时的产品质量和参比制剂变更前产品的特性（FDA1995）。根据改变的程度和活性原料药的生物药剂学分类系统分类，SUPAC-IR 指导原则推荐进行不同程度的体外溶出度试验和（或）体内生物等效性研究。研究根据治疗范围和原料药的溶解度和渗透性的不同，开展的试验亦不同。对于超过本指导原则规定范围的制剂处方的改变，建议在几种介质中测定额外的溶出度曲线。对于生产场所的改变、规模化生产设备的改变和较小的工艺改变，溶出度试验应足以确保产品质量和药效没有改变。SUPAC-IR 指导原则采用溶出度曲线比较不同程度的改变，并分析受试制剂（更改后）和参比制剂（更改前）间的产品相似性。推荐采用模型非依赖性方法和相似因子（f_2）比较溶出度曲线。

七、生物等效豁免

溶出度比较试验除用于常规的质量控制检验外，还用于豁免较小规格制剂的生物等效性试验（生物等效豁免）。为了豁免体内生物等效性试验，应采用本指导原则第四部分"溶出度曲线比较"中描述的方法之一进行溶出度曲线的测定和评价。一般情况下，一个规格的药品经生物等效性批准后，对于其他规格豁免生物等效性试验可参考以下标准。

对于具有线性动力学特征且多规格的 IR 制剂，根据充分的溶出度试验，可对最高规格的制剂开展生物等效性研究，组成比例相似时，可以豁免较低规格药品的体内研究 [21CFR 320.22（d）（2）]。组成比例相似性还可以解释为，这些不同规格的药品处方的改变是在 SUPAC-IR 指导原则中所讨论的分类"组分和构成"允许改变的范围内。在任何情况下，额外规格制剂的批准取决于所增加的规格与在关键生物等效性研究中所采用批次的制剂规格的溶出度曲线比较结果。

附录 1

溶出度试验条件

(一) 仪器

最常采用的溶出度试验方法为:①转篮法 (仪器 1);②桨法 (仪器 2) (Shah 1989)。转篮法和桨法为简单、稳定、标准化且应用广泛的方法。上述方法足以满足对各种制剂进行溶出度试验。鉴于上述原因,除证明上述方法不适合外,均应采用美国药典 (USP) 中描述的正式的体外溶出度方法 (仪器 1 和仪器 2)。如有需要,可以考虑使用上述方法或其他替代 / 修改的方法进行体外溶出度试验。由于生物和制剂的多样性及对批次领域了解的逐渐加深,可能需要对不同的试验条件进行修订以保证获得较好的体内外相关性。一般情况下,USP 中描述的溶出度方法学和仪器均可采用手动采样或自动操作。

(二) 溶出介质

如有可能,溶出度试验应尽可能在生理条件下进行。这样参比制剂体内行为可以解释相关的溶出度,但常规的溶出度试验条件不需要与胃肠环境严格一致。测试条件应根据原料药的理化性质和口服给药后可能暴露的环境条件确定。

溶出介质的体积一般为 500、900 或 1000ml,最好为漏槽条件,但不强制要求。pH 范围应为 1.2~6.8 (缓冲液的离子强度与 USP 中相同) 的水溶液。为模拟肠液 (SIF),可采用 pH 为 6.8 的溶出介质。更高 pH 的溶出介质应视具体情况予以说明,一般情况下 pH 不应超过 8.0。模拟胃液 (SGF) 还可采用 pH 为 1.2 的无酶溶出介质。在 SGF 和 SIF 中加入酶,应视具体情况加以说明并证明其合理性。近来有研究表明，胶囊制剂在溶出度试验中，可能会形成薄膜，因此可能需要在介质中加入酶（SGF中的胃蛋白酶和SIF中的胰酶）以促使药物成分的溶出。另外，尽量不采用水作为溶出介质，水的PH和表面张力可能随水的来源不同而存在差异，并且由于受到溶出的活性组分和惰性辅料的影响，溶出介质水自身会发生改变。对于不溶于水的制剂或水溶性较低的制剂，推荐应用表面活性剂，如十二烷基硫酸钠（Shah 1989, 1995），但需对其使用的必要性和使用量进行论证。不建议使用含水乙醇。

所有IR剂型的溶出度试验均应在37±0.5℃的条件下进行。转篮法和桨法可用于在多种介质的条件下开展的溶出度试验（如在pH为1.2时开展最初的溶出试验，适当间隔后，可加入少量缓冲液使pH升高至6.8）。另外，如需加入酶，可在最初研究（无酶）后加入。希望轻松更换溶出介质时，可使用仪器3。希望溶出期间更换溶出介质时，也可使用仪器4。

某些制剂和组分对溶出介质中溶解的空气敏感，因此需要脱气。在应用桨法进行溶出试验时，一般情况下，胶囊剂型容易在试验过程中漂浮。在此情况下，建议在胶囊周围缠几圈导线（USP）。

每年应对溶出仪器至少进行两次的适用性检测，在仪器有任何重要的更换或移动时，也应采用运行标准（如校准器）对仪器进行适用性检测。由转篮法改为桨法或桨法改为转篮法均需重新校准仪器。仪器和溶出度方法学应包括产品相关的操作说明，如溶出介质的脱气和胶囊缠线的应用。与手动操作相比，应规范性记录对自动操作的验证。对溶出度试验过程中关键步骤的验证应符合分析方法学的设定标准。

（三）搅拌

一般情况下，在溶出度试验过程中应维持温和的搅拌条件，以保证该方法具有最强的区分能力并且能够检测体内溶出较差的产品。使用转篮法时，常用的搅拌条件（或搅拌速度）为 50~100 rpm；使用桨法时，转速为 50~75 rpm（Shah et al, 1992）。很少使用仪器 3 和仪器 4 来评价速释制剂的溶出度。

（四）验证

溶出度仪器或方法学验证应包括：①使用校准器进行的系统适应性测定；②必要时进行脱气验证；③手动程序与自动程序间的验证；④关键步骤的验证（如溶出样品定量分析中使用的分析方法）。这些验证应包括分析方法验证时涉及的所有适当步骤和操作。

参考文献

1.Amidon, G.L., H. Lennernas, V. P. Shah, et al. A Theoretical Basis For a Biopharmaceutic Drug Classification: The Correlation of In Vitro Drug Product Dissolution and In Vivo Bioavailability. Pharmaceutical Research, 1995, 12:413-420.

2.FDA, 1995, Center for Drug Evaluation and Research, Guidance for Industry: Immediate Release Solid Oral Dosage Forms. Scale-up and Post-Approval Changes: Chemistry, Manufacturing and Controls, In Vitro Dissolution Testing, and In Vivo Bioequivalence Documentation [SUPAC-IR], November 1995.

3.Meyer, M. C., A. B. Straughn, E. J. Jarvi, G. C. Wood, F. R. Pelsor, et al. The Bioequivalence of Carbamazepine Tablets with a History of Clinical Failures," Pharmaceutical Research, 1992, 9:1612-1616.

4.Moore, J. W., H. H. Flanner. Mathematical Comparison of Dissolution Profiles. Pharmaceutical Technology, 1996, 20 (6):64-74.

5.Shah, V. P., et al. In Vitro Dissolution Profile of Water Insoluble Drug Dosage Forms in the Presence of Surfactants.Pharmaceutical Research, 1989, 6:612-618.

6.Shah, V. P., et al. Influence of Higher Rate of Agitation on Release Patterns of Immediate Release Drug Products. Journal of Pharmaceutical Science, 1992, 81:500-503.

7.Shah, V. P., J. P. Skelly, W. H. Barr, et al. Scale–up of Controlled Release Products – Preliminary Considerations. Pharmaceutical Technology, 1992, 16(5):35–40.

8.Shah, V. P., et al. In Vivo Dissolution of Sparingly Water Soluble Drug Dosage Forms. International Journal of Pharmaceutics, 1995, 125:99–106.

9.Siewert, M. FIP Guidelines for Dissolution Testing of Solid Oral Products. Pharm. Ind, 1995, 57:362–369.

10.Skelly, J. P., G. L. Amidon, W. H. Barr, et al. In Vitro and In Vivo Testing and Correlation for Oral Controlled/Modified– Release Dosage Forms. Pharmaceutical Research, 1990, 7:975–982.

11.United States Pharmacopeia (USP), U.S. Pharmacopeial Convention, Inc. Rockville, MD.

第六章│口服缓释制剂体内外相关性研究技术指导原则[1]

一、前言

本指导原则的目的是为药物申报者提供相关建议，帮助他们更好地撰写注册文件以支持提交新药上市申请（NDA）、仿制药申请（ANDA）或抗生素药物申请（AADA）的口服缓释（ER）制剂建立体外 / 体内相关性（IVIVC）。本指导原则对以下方面进行了综合阐述：①建立 IVIVC 模型及评价其可预测性的方法；②依据 IVIVC 模型制定溶出度质量标准；③在初期批准阶段或批准前后发生某些变更（如制剂处方、设备、生产工艺和生产场所发生的改变）而需要证明生物等效性时，将 IVIVC 模型替代体内生物等效性试验。

---

[1] 本指导原则由食品药品管理局（FDA）药品审评与研究中心（CDER）生物药剂学协调委员会（BCC）缓释溶出工作组起草。本指导原则代表审评机构对缓释口服制剂体内 / 体外相关性目前的观点。它不会赋予任何人任何权利，也不会约束 FDA 或公众。如果有替代方法能够满足法令法规的要求，可以采用该替代方法。

二、背景

药学专家已对 IVIVC 模型概念（特别是 ER 制剂）进行了广泛地讨论，根据溶出度曲线特征精准预测 ER 产品预期的生物利用度特征是长期探索的目标。根据一些研讨会和文献，为支持这一观点提供了一些相关信息，简述如下。

● 1987 年由 ASCPT/DIA/APS/FDA 申办的研讨会上，一篇题为 "CR 制剂研讨会报告：问题与争议"（1987）的报告指出，当时的科学技术水平还不能对 ER 制剂做出一致地、有意义地 IVIVC 评价，只是鼓励将 IVIVC 模型作为将来的目标。溶出度试验仅适用于药品生产工艺控制、稳定性研究、较小的处方变更和生产场所变更等方面的评价。

● 1988 年 7 月，USP PF Stimuli 文件将 IVIVC 划分成 A 级、B 级和 C 级，目前该分类系统仍在使用。

● 1990 年由 ASCPT/DIA/APS/FDA 申办的研讨会上，一篇题为 "口服控释、缓释制剂的体外体内试验和相关性"（1990）的报告指出，虽然目前的科学技术水平不能总是得到有意义的 IVIVC 数据，但以每个具体产品为基础的 IVIVC 的建立仍是一个重要目标。该报告中还描述了建立、评价和应用 IVIVC 的过程，并建议采用生物等效性研究（包括界于溶出度质量标准上下限的 2 个批次产品的溶出度曲线）来验证溶出度质量标准。

● USP 第 1088 章同样介绍了与 A 级、B 级和 C 级相关的分级方法，同时指明了制定溶出度质量标准的方法。

● 1993 年，在 USP/AAPS/FDA 申办的研讨会上，对 IVIVC 进行了深入讨论，"第 Ⅱ 研讨会报告：口服缓释制剂的规模化生产"中明确了 IVIVC 的目的是以溶出度试验代替生物等效性试验以及辅助制订溶出度质量标准。该报告认为，溶出度试验可作为一种灵敏、可靠、可重现的生物等效性试验的替代试验。该报告内容与 USP 第 1088 章相一致。此外，报告还提出了 IVIVC 在评价药品变更方面的作用，除了对处方、设备、工艺、生产场地和批规模等较小变更有用外，可能对其他类型的变更也有一定的用处。

上述报告显示了以 IVIVC 评估 ER 制剂体内生物利用度的信心在不断增强，因此，近来递交的 NDA 申报资料中，涉及 IVIVC 的内容明显增多。然而，在如何创建预测能力强的可靠 IVIVC 模型以及如何定义 IVIVC 具体应用等方面的操作过程，目前仍缺乏明确的界定。

作为制订本指导原则过程的一部分，审评机构调查了 ER 药品的 NDA 申报资料中使用过的 IVIVC 模型次数。第一项调查的范围为 1982~1992 年期间的 NDA 申报资料，结果发现 60 份资料中有 9 个 IVIVC 模型。最近的一项调查为 1994 年 10 月至 1995 年 10 月期间递交的 12 份 NDA 资料其中有 9 份资料涉及 IVIVC 模型。

本指导原则的依据包括上述研讨会的讨论结果和相关文献的结论以及 FDA 和其他一些机构对如何创建可靠、有效 IVIVC 模型方法的看法。本指导原则的内容包括根据可用程度的不同划分相关性级别、体内和体外试验中的重点注意事项、相关性评价（重点关注预测能力等关键指标）；IVIVC 模型的实际用途。本指导原则旨在鼓励申报者创建 ER 制剂的 IVIVC 模型，并期望其有助于制定溶出度质量标准以及某些处方和生产工艺变更后的生物等效性豁免。

三、体外／体内相关性分类

（一）A 级

通常采用两步法评估 A 级相关性[2]。第一步使用数学反卷积法（deconvolution）处理数据，第二步是对体内药物吸收数据与体外药物溶出数据进行比较研究。通常此类相关性呈线性特征，即体外溶出度与体内输入速率（如制剂中药物在体内的溶出速率）之间具有点对点的相关性。在线性相关的条件下，体外溶出度与体内输入速率曲线直接重合或通过使用换算因子而重合；非线性相关的情况并不常见，但也可采用。

也可以选用其他替代方法创建 A 级 IVIVC 模型。其中一种方法是直接以积分方法创建体外溶出度与体内血药浓度之间的相关性模型。该方法可直接比较采用模型的血药浓度的预测值与实测值。在采用上述方法建立 IVIVC 模型时，最好使用对照品进行对照研究，但无对照研究也不会妨碍 IVIVC 模型的创建。

无论采用何种方法建立 A 级 IVIVC 模型，创建后的模型均应能够根据体外数据预测药物在体内的时间曲线。该"模型"是指 ER 制剂的体外溶出度与体内响应值（如血浆药物浓度或药物吸收量等）之间的相关性。

---

[2] A 级相关性及递交给 FDA 的 NDA 注册资料中最常出现的相关性类型。B 级相关性在 NDA 中很罕见，多重 C 级相关性也不多见。

（二）B 级

B 级 IVIVC 模型的创建依据了统计矩原理，即对体外溶出时间平均值与滞留时间平均值或体内溶出时间平均值进行比较。B 级相关性的创建与 A 级相关性一样，采用体外和体内全部数据，但 B 级相关性不属于点对点的相关性。仅靠 B 级相关性，不能预测实际的体内血药浓度曲线，因为不同的血药浓度曲线可能有相同的滞留时间平均值。

（三）C 级

C 级 IVIVC 模型构建了溶出度参数（如 $t_{50\%}$、4 小时内的溶出百分比）与药代动力学参数（如 AUC、C_{max}、T_{max}）之间的单点相关性，但不能反映出完整的血药浓度 – 时间曲线，该曲线特征对判断 ER 产品性能非常重要。

（四）多重 C 级

多重 C 级相关性涉及在溶出曲线的几个时间点溶解的药物量的一个或多个药代动力学参数。

四、一般考虑

在 NDA 或 ANDA/AADA 的 IVIVC 模型创建过程中，需考虑以下内容。

● 必须提供人体试验数据，供药政监管部门审评 IVIVC 模型。

● 为创建 IVIVC 模型而进行的生物利用度研究应包括足够数量的受试者（一般为 6~36 位），以便能够充分反映所研究制剂的特征。一般应优先选择交叉研究，但平行研究或跨研究分析可能也适用。后者一般需用常规的对照研究进行标准化处理。在 IVIVC

模型创建中采用的对照品可以是静脉注射液、水溶性口服液或速释制剂。

●创建 IVIVC 模型时，受试者通常需禁食。当受试者在禁食条件下无法耐受药物时，则可在进食条件下进行研究。

● ER 制剂的溶出度可选择不同体外溶出方法进行测定，但应保证所有试验样品所用的测定方法一致。

●测定溶出度的仪器首选 USP1 类（转篮法）或 2 类（桨法）仪器，采用药典规定的转速（如篮法 100rpm、桨法 50~75rpm）。在某些情况下，可使用 USP 3 类（往复筒法）或 4 类（流通池法）仪器测定某些 ER 制剂的溶出度。在使用其他任何类型溶出度测定仪器之前，应向相关的 CDER 审评人员进行咨询。

●在创建 IVIVC 模型初期，建议选用水溶性溶出介质，即水或 pH ≤ 6.8 的缓冲液。当溶出介质 pH > 6.8 时，应递交足够的数据来证明其合理性。对于难溶性药物，可适当加入表面活性剂（如 1% 十二烷基硫酸钠）。通常，只有当所有的水溶性介质试验均告失败时，才建议使用非水溶性及含乙醇体系的溶出介质。如果欲采用其他任何溶出介质，请事先向相关的 CDER 审评人员咨询。

●每批产品应至少选取 12 个样品进行溶出度测定。应正确合理地选择取样时间点，以便能够充分反映溶出特征。每批产品溶出度平均值的变异系数（*CV*）不得超过 10%。

●一般认为 A 级 IVIVC 模型可以提供最多的信息，因此建议尽可能采用 A 级 IVIVC 模型。

● 多重 C 级相关性有时与 A 级相关性同样有用。然而，在可以建立多重 C 级相关性的情况下，也同样有可能建立 A 级相关性，此时应优先选用 A 级相关性。

● 制剂开发中的处方在筛选早期阶段常选用 C 级相关性。

● B 级相关性一般不适用于注册。

● 排序相关性属于定性分析，一般不适用于监管目的。

五、A 级体外 / 体内相关性的创建和评价

（一）创建相关性

最常见的 A 级 IVIVC 模型创建步骤为：①创建模型时应选用几种不同释放速率（如慢速、中速、快速释放）的处方，对于不受溶出介质影响的药物，也可选用具有单一释放速率的处方；②获得上述制剂的体外溶出度数据和体内血浆浓度数据；③选择合适的反卷积技术（如 Wagner-Nelson 法、数值型反卷积法）评估每种处方和每名受试者的体内吸收 / 溶出时间过程。经过以上步骤便可构建 A 级 IVIVC 模型，当然也可以使用其他方法来创建。建模过程中的注意事项如下。

● 具有不同释放速率的两种或两种以上处方应具有一致的 IVIVC 相关性特征，即不同的体外溶出度特征应具有相应不同的体内吸收度特征。创建 IVIVC 模型至少使用两种具有不同释放速率的处方，但一般建议使用三种或三种以上。对于体外溶出度不受溶出条件（如溶出介质、转速、pH）影响的制剂，可考虑作为本方法的例外情况处理（即仅使用一种释放速率的处方）。

●理想状况下，建议在具有交叉设计的同一试验研究中进行几种不同处方的对比。

●如果有一个或几个（最快或最慢释放速率）处方得到的相关性与由其他释放速率处方得到的相关性不一致，那么在由其他释放速率组成的速率区间段中仍可使用相应的相关性。

●所采用的体外溶出度方法应能够充分区别各种处方。在处方筛选期间，可采用几种方法来进行溶出度试验。一旦建立了区分系统，那么在相关性的创建过程中，应对所有试验制剂采用相同的溶出度条件，同时固定溶出度条件，然后再对相关性进行评价。

●在相关性创建的早期阶段，可尝试改变溶出条件以创建出体外溶出数据与体内溶出数据成 1 对 1 的相关性。

●只有在所有制剂的时间标度因素相同的情况下，才可以使用时间标度。如果每个制剂使用了不同的时间标度，则说明建立的 IVIVC 模型无效。

（二）A 级相关性预测能力的评价

应对 IVIVC 模型进行评价以证明在体外溶出速率和生产工艺发生变更的范围内，IVIVC 模型仍具有通过体外溶出度预测药物体内特征的能力。创建 IVIVC 模型的目的是为了建立可预测体外性质与体内效应之间相关性的数学模型，所提出的评价方法侧重于体内效应或发生错误概率的预测。根据拟应用的 IVIVC 模型和药物的治疗指数，可适当评价出内部和（或）外部的预测误差结果。根据用于创建 IVIVC 模型的初始数据来评价内部预测能力，根据补充试验数据集来评价外部预测能力。在 IVIVC 建模过程中，可采用上述一种或多种方法评价其预测能力。

需要注意的一个重要概念是若获得用于初始 IVIVC 模型建立和预测能力评价的数据越少，则后期为充分确定 IVIVC 模型的预测性就所需补充数据越多。最好结合使用三种或三种以上具有不同释放速率的制剂处方来建立模型。

另一个显著性因素为释放速率的范围。供研究用的不同处方的释放速率（以溶出百分比计）应存在适当差异（如 10% 的差异）。这种差异应可导致药物的体内特征显示可比性的差异，例如每个处方的目标药代动力学参数（C_{max} 或 AUC）间存在 10% 的差异。

目前，有关评价 IVIVC 模型预测能力的方法学是一个热门的研究课题，已经有多种可能和可被接受的方法。重要的是所建立的相关性应能准确地、一致地预测体内特征。一旦建立了这种关系，在下列状况中，可采用体外溶出度试验作为 ER 制剂体内生物等效性试验可靠的替代试验。

1. 实验数据因素考虑
（1）制剂特征　体外释放度对实验条件的依赖性。

与条件无关的溶出度：如果体外溶出度试验结果显示溶出度与溶出条件（如 pH 和转速）无关，并且体外溶出曲线与体内吸收或体内溶出曲线相同时，此时需提供一种制剂（一种释放速率）的检测结果便以足够。建议对本制剂的数据进行评估，并酌情评估补充的试验数据集，以评估内部和（或）外部预测能力。

条件依赖的溶出度：在使用 IVIVC 模型的其他所有情况中，单一制剂（一种释放速率）的溶出结果不足以用于评价。为评估内部和（或）外部预测能力，建议应对具有不同释放速率两种或两种以上的制剂数据进行评价。

（2）内部和外部预测能力　可考虑两种不同方面的预测能力，但是不建议对所有情况均进行这两方面的预测。

内部预测误差评估：第一个方面是关于在确定 IVIVC 模型时，评价该模型对相应数据描述的确切程度以及在所有状况下的应用程度。

对于治疗指数宽的药物而言，若使用三种或三种以上具有不同释放速率的制剂创建 IVIVC 模型，那么除了必须进行预测误差的初步评估之外，可能不需要进行进一步的评价。但基于该内部预测误差计算的结果，有可能还需要进行外部预测误差的检测。

如果只使用了两种具有不同释放速率的制剂，那么由此建立的 IVIVC 模型的应用也应局限于 2 类（1）的申请中。在该情况下，建议进行外部预测误差检测以便对 IVIVC 模型进行全面评估和充分应用。

外部预测误差评估：第二个方面是关于在使用一组或一组以上补充试验数据且该组数据与用于确定相关性的数据不同，该模型预测数据的准确程度。此评估只适用于某些情况，特别适用于只使用两种具有不同释放速率的制剂创建 IVIVC 模型、尚未得到结论性的内部预测误差计算结果或研究药物为治疗指数窄的药物等情况。

与 IVIVC 创建中所使用的数据集相比，用于外部预测误差计算的
补充试验数据集可能具有某些不同特征。虽然具有不同释放速率
制剂的应用提供了检测 IVIVC 可预测性的最佳方法，但也不必仅
为该目的制备不同释放速率的制剂。在缺乏上述制剂的情况下，
可考虑采用其他类型制剂的数据。在所有情况中，均应提供所考
察数据集的生物利用度数据。

按照重要性的先后顺序，以下列出了可用于进行外部预测误差评
估的制剂。

● 具有与创建 IVIVC 模型时所用制剂不同释放速率的制剂。这些
制剂的释放速率可以在创建 IVIVC 相关性所用制剂的释放速率范
围之内或之外。

● 释放速率相同或相似的制剂，但该批产品在生产过程中发生了
某些变更（如组分、工艺、设备、生产场所）。

● 释放速率相同或相似、不同批号的制剂，其生产过程无变化。

（3）药品的药理学特征（治疗指数）

治疗指数窄的药物：如果采用 IVIVC 模型评估治疗指数窄的药物
制剂体内特征，应采用与确定相关性数据组不同的数据组来进一
步检测该模型的预测能力。换言之，应评价该相关性的外部预测
能力。

治疗指数宽的药物：如果采用 IVIVC 模型评估治疗指数宽的药物
制剂体内特征，最好也采用与确定相关性数据组不同的数据组以

检测该模型的预测能力，但其不如对治疗指数窄的药物重要。

注释：如果尚不确定某一药物是否属于治疗指数窄的药物，可咨询相关的 CDER 审评人员。

2. 预测能力的评价方法

评价 IVIVC 模型的目的是为了评估根据体外溶出数据预测体内生物利用度的误差大小。在选择和解释评价方法时，应遵循该目的。可采用与该目的相关的所有适用方法评价其预测能力。

内部预测能力：应研究所有 IVIVC 模型的内部预测能力。建议使用的一种方法为 IVIVC 模型，根据每个制剂的溶出数据预测各制剂的相应血浆浓度特征 [多重 C 级 IVIVC 或 C_{max} 和（或）AUC]。对用于创建 IVIVC 模型的每个制剂均可采用上述方法，然后对每个制剂的生物利用度预测值与实际检测值进行比较，从而检测预测误差。

标准

● C_{max} 和 AUC 的预测误差绝对百分比（%）平均值 ≤ 10% 则表明该 IVIVC 模型有预测能力。除此之外，各制剂的 PE（%）不得超过 15%。

● 若不符合上述标准，即无法确定 IVIVC 模型的内部预测能力评价结果，那么应对 IVIVC 模型进行外部预测能力的评估，以便最终确定 IVIVC 模型是否具有作为生物等效性替代物的能力。

外部预测能力：使用 IVIVC 模型作为生物等效性替代物最重要的意义在于可以保证 IVIVC 模型能够预测后续多批制剂的体内特

征。因此，确定 IVIVC 模型的外部预测能力可能很重要，这涉及
使用 IVIVC 来预测具有未用于开发 IVIVC 模型的生物利用度的制
剂的体内性能。

标准

● C_{max} 和 AUC 的 PE（%）≤ 10% 时，可确定 IVIVC 模型的外部
预测能力。

● PE（%）在 10%~20% 之间时，表明其预测能力无法确定，需
要采用补充数据集做进一步研究。应从所有数据中估算 PE 结果，
以评估预测能力一致性。

● PE（%）> 20% 时，表明其预测能力不足，除非另有其他证据。

除了治疗指数窄的药物外，若内部预测能力评价结果显示 PE（%）
符合接受标准，则可省略 IVIVC 的外部预测能力评价步骤。但是，
若内部预测能力评价结果为无法确定，则建议进行外部预测能力
的评价。

六、C 级体外 / 体内相关性的创建和评价

如果单点 C 级相关性成立，溶出度标准可在单一特定时间点下设
置相应的限度。虽然该信息可有效用于制剂开发中，但是如果仅
有一个单点的相关性信息，体内生物等效性研究通常不会被豁免
（生物豁免）。倘若根据一个或一个以上相关性药代动力学参数可
确定整个溶出曲线上的相关性，那么可采用多重 C 级相关性来证
明生物豁免的合理性。通过建立各时间点溶出量与 C_{max}、AUC 或
任何其他适合参数之间的相关性即可达到上述目的。应采用相同

的药动学参数证明各时间点上的相关性，从而可评估所有溶出度变化对体内特征的影响作用。若已得到上述多重 C 级相关性，那么创建 A 级相关性的可能性大。应根据至少三个溶出时间点建立多重 C 级相关性，选择的时间点应能够反映出早期、中期和晚期的溶出特征。对 C 级相关性预测能力如何评估，应取决于使用相关性的申请类型。所用上述方法和标准与 A 级相关性应用的方法和标准相同。

七、IVIVC 模型的应用

体外溶出试验在以下情况中最为重要：①提供工艺控制和质量保证；②检测产品随时间稳定释放的特征；③促进某些监管决定（如制剂的较小变更或生产场地变更对制剂特性均不会产生任何影响）。某些情况下，特别是对 ER 制剂而言，溶出度检测不仅可以作为生产过程中的质量控制方法，还可以作为显示制剂在体内如何发挥作用的指示参数。因此，创建和评价 IVIVC 模型的主要目标为建立溶出度检测方法以替代人体生物等效性研究，其可在初期批准过程中以及在将来进行某些工艺放大和批准后发生变更的状况下使用，可减少生物等效性研究的数量。但是，对于下面描述的申请，应通过已确定预测能力的 IVIVC 模型证实体外溶出度检测方法足以作为体内试验的替代方法。

（一）对药品生产过程发生变更时的生物等效性豁免

1. 无 IVIVC 模型的生物豁免（1 类）

对于含有微丸（beads）的胶囊制剂，各规格的不同之处仅体现在所含微丸数量不同，在这种情况下，在提供了最高规格制剂的生物利用度数据后，可以在没有 IVIVC 模型的条件下批准低规格的制剂。

按照 FDA 发布的企业指导原则（SUPAC-MR 缓释固体口服制剂：
规模化生产和批准后变更，化学、生产和控制，体外溶出度试验
以及体内生物等效性结果进行文件记录）的规定，建议进行中的
生物研究，如果符合以下条件，则对相同变更的低规格制剂给予
无 IVIVC 的生物豁免批准：①所有规格制剂组分均成比例或性质
相同；②所有规格制剂的体外溶出特征相似；③所有规格制剂的
释放机制相同；④最高规格制剂已显示具有生物等效性（变更与
未变更制剂的比较结果）；⑤该 ER 药品已显示具有剂量比例性。
对于最后一种状况，按照 SUPAC-MR 的建议，如果最高和最低
规格药品已显示具有生物等效性结果（两种规格的变更与未变更
制剂的比较结果），那么可能就不需要证明其剂量具有比例性。

对于上述情况，如果在注册资料中递交了在所申请 / 药典规定的
介质和其他三种介质（如水、0.1N HCl 和 pH 6.8 的 USP 缓冲液，
对变更后药品与变更前药品进行比较）中的溶出数据，那么在没
有 IVIVC 数据的情况下，生物豁免申请也能够获得批准。

对于治疗指数窄和宽的 ER 药品，如果递交了如 SUPAC-MR 中规
定的溶出数据，那么在批准前阶段就可以提交生物豁免申请（见
SUPAC-MR 中的定义），即不需要进行生物等效性试验，也不需
要进行 IVIVC 模型评估。

溶出特征比较：可采用模型非依赖方法或模型依赖方法比较溶出
特征，模型非依赖方法采用的因素和比较标准与 SUPAC-MR 所
描述方法类似。

2. 采用 IVIVC 模型的生物豁免：治疗指数宽的药物（2 类）

（1）两种制剂 / 释放速率　　当以两种制剂 / 释放速率创建 IVIVC

模型时，对以下情况，可能会批准 ER 药品的生物豁免申请：①涉及生产场地改变的 3 类变更，见 SUPAC-MR 中的定义；②涉及非控释辅料改变的 3 类变更，见 SUPAC-MR 中的定义，但全部去除或替换辅料的情况除外（见下文）。

（2）三种制剂 / 释放速率　当使用以三种制剂 / 释放速率创建 IVIVC 模型（使用两种制剂 / 释放速率开发、外部预测能力已确定的模型）时，对于以下情况，可能会批准 ER 药品的生物豁免申请：①涉及工艺改变的 3 类变更，见 SUP AC-MR 中的定义；②完全去除或替换非控释型辅料，见 SUP AC-MR 中的定义；③涉及控释型辅料改变的 3 类变更，见 SUP AC-MR 中的定义。

（3）对低规格制剂的生物豁免　若 IVIVC 模型通过采用最高规格制剂创建得到，此时可批准最高规格制剂变更的豁免申请。对于任何低规格制剂的变更情况，只有符合以下条件才可以批准其生物豁免申请：这些规格制剂组分成比例或性质相同、所有规格制剂体外溶出特征相似、所有规格制剂的释放机制相同。

（4）新规格制剂的批准　如果新规格制剂低于最高规格制剂，剂量范围在已确定的安全有效范围之内，那么如果满足以下条件，则可以批准生物豁免：与已有生物利用度数据的其他规格制剂相比，新规格制剂组分成比例或性质相同、释放机制相同、体外溶出特征相似、在相同场地采用了相同型号设备和相同工艺进行生产。

仿制药的生物豁免申请需满足以下条件的其中之一才可以获得批准。

●已验证对照药品所有规格具有生物等效性。

●已确定对照药品的剂量比例关系，对照药品所有规格组分均成比例或性质相同、释放机制相同、所有规格制剂的体外溶出特征相似。

●已确定了最高和最低规格的仿制药与对照药品之间具有生物等效性。与对照药品相比，所有规格仿制药组分均成比例或性质相同、释放机制相同、体外溶出特征相似。

获得2类（4）生物豁免：根据最高规格药品与较低规格药品溶出特征数据计算得到的 C_{max} 和 AUC 预测平均值差异不得过 10%。

（5）控释辅料的变更　制剂中控释辅料的变更应在已确定相关性的控释辅料变化范围内。

（6）获得2类（1）、2类（2）和2类（3）生物豁免　根据对照药品数据得到的 C_{max} 和 AUC 预计平均值差异不得超出 20%。在合适的情况下，新制剂应符合申请文件 / 药典中的溶出度质量标准。

3. 采用 IVIVC 模型的生物豁免：治疗指数窄的药物（3类）

如果已确定了 IVIVC 模型的外部预测能力，在 IVIVC 模型创建中至少已研究了两种制剂 / 释放速率的状况下，以下生物豁免申请很可能会获得批准。

（1）可能会获得生物豁免申请批准的情况　当采用 IVIVC 模型评估时，以下情况的 ER 药品可能会获得生物豁免申请的批准：①涉及工艺改变的3类变更，见 SUPAC-MR 中的定义；②完全去除或替代非控释辅料，见 SUPAC-MR 中的定义；③涉及控释辅料改变的 3 类变更，见 SUPAC-MR 中的定义。

（2）对低规格制剂的生物豁免　若 IVIVC 模型通过采用最高规格制剂创建得到，此时可批准最高规格制剂变更的豁免申请。对于任何低规格制剂的变更情况，只有符合以下条件才可以批准其生物豁免申请：这些规格制剂组分成比例或性质相同、所有规格制剂体外溶出特征相似、所有规格制剂的释放机制相同。

（3）新规格制剂的批准　如果新规格制剂低于最高规格制剂，剂量范围在已确定的安全有效范围之内，那么如果满足以下条件，则可以批准生物豁免：与已有生物利用度数据的其他规格制剂相比，新规格制剂组分成比例或性质相同、释放机制相同、体外溶出特征相似、在相同场地采用了相同型号设备和相同工艺进行生产。

需满足以下条件中的任一条件，才可获得仿制药的生物豁免申请批准。
● 对照药的所有规格之间均生物等效。

● 对照药具有剂量比例性，其所有规格的组分均成比例或性质相同、释放机制相同、体外溶出特征相似。

● 已证明最高和最低规格的仿制药与对照药之间生物等效。同时，对照药所有规格都应具备下列要求：组分均成比例或性质相同、释放机制相同、体外溶出特征相似。

获得 3 类（3）生物豁免：根据最高规格药品与较低规格药品溶

出特征数据计算得到的 C_{max} 和 AUC 的预计平均值差异不得超过 10%。

（4）控释辅料的变更　制剂中控释辅料的变更应在已确定了相关性的控释辅料用量变化范围之内。

（5）获得 3 类（1）和 3 类（2）生物豁免　由对照药数据得到的 C_{max} 和 AUC 预计平均值差异不得超过 20%。在合适的情况下，新制剂应符合申请文件/药典中的溶出度质量标准。

4. 体外溶出度与溶出度试验条件无关时的生物豁免（4 类）
对治疗指数窄和宽的药物均可获得生物豁免批准的情况。

（1）在用一种制剂/释放速率建立 IVIVC 模型的下述情况下，可能会获得 2 类和 3 类生物豁免申请的批准。

如果在注册资料中递交了制剂在申请文件/药典采用的介质和其他三种介质（如水、0.1N HCl、pH 6.8 的 USP 缓冲液）中的溶出度数据，并符合以下条件时，可以获得生物豁免申请的批准：①在药品生产过程发生变更后，体外溶出度应与溶出度试验条件无关；②比较溶出特征。

可采用模型非依赖方法或模型依赖方法比较溶出特征，模型非依赖方法所采用的相似因子和比较标准参考 SUPAC-MR。

（2）获得 4 类生物豁免　由对照药数据得到的 C_{max} 和 AUC 预测平均值的差异不得超出 20%。在合适的情况下，新制剂应符合申请文件/药典中规定的溶出度质量标准。

5. 建议不使用 IVIVC 模型的情况（5 类）

（1）批准已上市 ER 药品的一种新剂型，其具有不同的释放机制。

（2）批准一种新剂量规格，其高于或低于临床试验的安全有效剂量范围。

（3）批准另一个申报者的 ER 产品，即使其具有相同的控释机制。

（4）批准处方的变更，包括可能会显著影响药物吸收速率的非控释辅料的变更。

（二）制定溶出度质量标准

通常应根据临床试验 / 生物利用度试验的产品批次特征建立体外溶出度质量标准。有时会将这些溶出度质量标准放宽，以便使工艺放大规模的批次以及稳定性研究的批次能够符合要求。上述做法是以体外溶出度仅作为质量控制方法，不具有任何体内意义的基础上建立起来的，即使在某些情况下（如 ER 制剂），药物吸收的限速步骤为药物的溶出步骤。除了用于批次间的质量控制外，IVIVC 模型还为体外溶出度质量标准增添了体内相关性。通过该方法，体外溶出度检测成为可有效预测制剂体内特征的指标，因此采用溶出度质量标准可以使放行的批产品出现体内特征差异的可能性降至最低。

1. 在无 IVIVC 模型的条件下设定溶出度质量标准

● 在设定任一时间点的溶出度限度范围时，建议将其设为临床试验 / 生物利用度试验所用批产品溶出度平均值 ±10%。

● 某些情况下，如果任一时间点溶出度限度范围均不超出 25%，

那么对超出 ± 10% 偏差范围并能提供合理原因的质量标准也是可以接受的。如果能够证明一些边缘批次产品（所谓边缘批次产品，指其溶出度测定结果处于设定限度的上下限）存在生物等效，那么对于大于 25% 的质量标准也可能被接受。

● 应根据临床试验 / 生物利用度试验的批产品建立溶出度质量标准，不建议仅仅根据工艺放大、稳定性或未得到生物利用度数据的其他批次产品放宽质量标准。

● 建议至少使用三个时间点建立质量标准，这些时间点应覆盖早期、中期和晚期的溶出特征。最后一个时间点应选择有 80% 以上的药物溶出的时间点。如果最大溶出量小于 80%，那么最后一个时间点应为溶出曲线达到稳态的时间。

● 应根据各研究批产品的溶出度平均值数据建立质量标准（相当于 USP2 期检查）。若允许所有批产品均符合 1 期检查的质量标准，则可能导致体内特征表现非最佳的批产品能够通过 USP 2 期或 3 期质量标准的要求。

● 若在 ANDA/NDA 中没有新的规定和要求，建议采用 USP 规定的溶出度要求。

2. 在已建立 IVIVC 模型的情况下制定溶出度质量标准

最理想的情况是建立一种质量标准，使所有符合质量标准要求的产品均能保持生物等效性。如达不到理想状态但仍可以接受的情况是溶出特征处于质量标准上限和下限边缘的产品应与临床试验 / 生物利用度试验所用的批产品具有生物等效性或者与适当的对照品呈生物等效性。

（1）确定 A 级相关性
- 应根据数据的平均值确定质量标准。

- 建议在溶出度质量标准中应至少设定三个时间点，以体现溶出过程早期、中期和末期的溶出特点。最后一个时间点应选择有 80% 以上药物溶出的时间点。如果最大溶出量小于 80%，那么最后一个时间点应为溶出曲线达到稳态的时间。

- 采用卷积技术或其他适当的建模计算方法绘制血药浓度 – 时间曲线，并确定在试验中，比较在溶出度标准范围内的最快和最慢溶出速率批次的 C_{max} 和 AUC，两者的最大差异不得超过 20%。

- 拥有 IVIVC 模型后可能会允许设定较宽的溶出度质量标准，这取决于 IVIVC 模型的预测能力（即 C_{max} 和 AUC 的预测差异不超过 20%）。

- 若在 ANDA/NDA 中没有新的规定和要求，建议采用 USP 规定的溶出度要求。

（2）确定多重 C 级相关性
- 如果已确立了多重 C 级相关性，在设定各时间点的溶出度限度时，由其得到的 C_{max} 和 AUC 预测值的最大差异不应超过 20%。

- 另外，应在药物溶出不少于 80% 的时间段里选择最后一个时间点。

（3）根据单个时间点确定 C 级相关性

溶出度标准中采用的单个时间点的溶出度限度应能使其对应的
AUC 和 C_{max} 预测值的差异不超出 20%。对于其他任一时间点的溶
出度，其限度最大推荐范围应不超过临床试验 / 生物利用度试验
所用批次产品溶出度平均值 ±10%。若任一时间点溶出度限度范
围均不超出 25%，那么对超出 ±10% 偏差范围并能提供合理原因
的质量标准也可能会被接受。

3. 根据释放速率设定质量标准

如果制剂在某段时间里呈零级释放（如在 4~12 小时一直以每
小时 5% 的速率溶出）且该时间段内溶出度与时间符合线性函数
特征，则可通过释放速率设定溶出度限度，以便说明该制剂的溶
出特征。在以时间点 – 累积溶出量作为溶出度限度的设定模式下，
可以将释放速率作为一个补充的溶出度限度增至标准中或者如果
质量标准中制定了不少于 80% 药物溶出的时间点，则可仅以释放
速率作为溶出度限度。

参考文献

1.Gillespie, W. R.. Office of Clinical Pharmacology and Biopharmaceutics, FDA, Convolution–Based Approaches for In Vivo–In Vitro Correlation Modeling.

2.FDA, September 1997, Guidance for Industry: SUPAC–MR: Modified Release Solid Oral Dosage Forms; Scale–Up and Post–Approval Changes: Chemistry, Manufacturing and Controls, In Vitro Dissolution Testing, and In Vivo Bioequivalence Documentation.

3.Moore, J. W., H. H. Flanner, November 1994, "Mathematical Comparison of Curves with an Emphasis on Dissolution Profiles," presented at the AAPS National Meeting, Personal Communication from AAI Inc., Wilmington, NC 28405.

4.Skelly, J. P., et al.Report of the Workshop on CR Dosage Forms: Issues and Controversies. Pharmaceutical Research, 1987, 4(1):75–78.

5.United States Pharmacopeial Convention. In Vitro–In Vivo Correlation for Extended Release Oral Dosage Forms. Pharmacopeial Forum Stimuli Article, 1988, 4160– 4161.

6.Skelly, J. P., et al. Report of Workshop on In Vitro and In Vivo Testing and Correlation for Oral Controlled/Modified–Release Dosage Forms. Journal of Pharmaceutical Sciences, 1990, 79(9):849–854.

7.United States Pharmacopeial Convention, Inc. In Vitro In Vivo

Evaluation of Dosage Forms. USP XXIII<1088>, 1927–1929.

8.Skelly, J. P., et al. Workshop II Report "Scale–up of Oral Extended Release Dosage Forms. Pharmaceutical Research," 1993, 10(12):1800–1805.

有关名词定义

批产品：在相同生产周期中按照单一生产顺序生产出的规定量药物或其他物料，以期获得规定限度内的统一特征和质量 [21CFR 210.3（b）（2）]

批处方（组分）：典型药品批产品生产中所需要的各成分及其含量的完整清单。所有成分均应被纳入批处方中，不管其是否还会残留在成品中（制剂生产和控制递交文件的指导原则，FDA，1987 年 02 月）。

生物利用度：制剂中的活性药物成分或治疗成分被机体吸收进入药物作用部位的速率与程度 [21CFR 320.1（a）]。

生物批：在生物利用度 / 生物等效性研究中用于药代动力学评价而按处方生产的一批制剂。该批产品的生产规模应为建议生产批规模的 10% 或更多，至少为 100,000 个单位，以较大数量为准。

生物等效制剂：在相似实验条件下，以相同摩尔剂量治疗组分（单剂量或多剂量）给药后，吸收速率和程度未呈显著差异的药学等效制剂或药学替代制剂。有些药学等效制剂或药学替代制剂在吸收程度上等效，但吸收率不同，仍将这种情况视为生物等效。这是因为此类吸收率差异是与目的有关的、已在标签说明书进行说明的，其对长期使用达到全身药物有效浓度无重要影响或被认为对于所研究的特殊制剂无医学显著意义 [21CFR 320.1（e）]。

卷积：采用根据卷积积分法建立的数学模型进行血药浓度预测。

例如，可采用以下卷积积分方程来预测吸收率时间过程（r_{abs}）中的血浆浓度 [$c(t)$]：

$$c(t) = \int_0^t c_\delta(t-u)r_{abs}(u)\mathrm{d}u$$

函数 c_δ 表示由单位数量药物的瞬时吸收作用产生的浓度时间过程，其可通过对静脉注射推注数据、口服液、混悬剂或快速释放（体内）的速释制剂数据估算得到。

相关性：正如本指导原则中所使用的定义一样，体外溶出率与体内输入（吸收）率之间的关系性。

反卷积：使用基于卷积积分法建立的数学模型评估药物输入时间过程（通常为体内吸收度或溶出度）。例如，可以通过求解以下关于 r_{abs} 的卷积积分方程估算产生血浆浓度 [$c(t)$] 的吸收率时间过程（r_{abs}）。

$$c(t) = \int_0^t c_\delta(t-u)r_{abs}(u)\mathrm{d}u$$

函数 c_δ 表示由单位数量药物的瞬时吸收作用产生的浓度时间过程，通常其可通过对静脉注射推注数据、口服液、混悬剂或快速释放（体内）的速释制剂数据估算得到。

创建：建立体内外相关性。

制剂：含有原料药的最终药物剂型，如片剂、胶囊或溶液，通常（但不一定）为含有一种或多种其他成分 [21CFR 314.3（b）]。

缓释剂型：与常规剂型（如溶液或速释剂型）相比，可减少给药频率的剂型。

评价：在体内外相关性研究背景下，在相关性创建和评价期间所采用的试验和统计方法的广义术语，用这些方法帮助确定相关性预测能力。

处方：药物制剂中的成分与组分名单。

体内外相关性：描述缓释剂型体外特征（通常为药物溶出/释放速率或程度）与体内相关响应间关系的预测数学模型，如血浆药物浓度或药物吸收量。

体内溶出度：药物在胃肠道中的溶出过程。

体外释放度：使用体外溶出仪检测某剂型制剂中药物的溶出度（释放度）。

体内释放度：根据人体（患者或健康志愿者）药代动力学研究数据以反卷积法来检测某剂型制剂中药物的体内溶出度。

A 级相关性：用于预测体外溶出/释放整个时间过程与体内响应整个时间过程（如血浆药物浓度或药物吸收量时间过程）之间关系的数学模型。

B 级相关性：用于预测概括体外和体内时间过程特征总结参数之间关系的数学模型，表示以下参数间关系的模型，如体外溶出时间平均值与体内溶出时间平均值、体外溶出时间平均值与体内滞留时间平均值或体外溶出速率常数与吸收速率常数。

C 级相关性：用于预测特殊时间点（在体外达到规定百分比剂量溶出度的时间，如 $T_{50\%}$）体外溶出量与概括体内时间过程特征的总结参数（如 C_{max} 或 AUC）之间关系的数学模型。

批产品：具有以下特征的一个批号产品或一个批号中具有某一特定部分的产品，在规定限度内具有统一特征和质量或在以连续工艺生产制剂情况下，单位时间或数量内生产的某一特定数量的产品，该产品在规定限度内应具有统一的特征和质量 [21 CFR 210.3（b）（10）]。

吸收时间平均值：自给药时起至药物进入体循环所需的时间平均值。通常本术语表示体内释放和吸收过程中药物出现在输入室的时间平均值，可按照公式 $MAT = MRT_{口服} - MRT_{静脉注射}$ 进行估算。

体外溶出时间平均值：在体外溶出条件下药物溶出时间平均值，采用以下公式来计算该数值。

$$MDT_{vitro} = \frac{\int_0^\infty (M_\infty - M(t))\, dt}{M_\infty}$$

体内溶出时间平均值：对于固体剂型 $MDT_{固体} = MRT_{固体} - MRT_{溶液}$，其反映了体内药物溶出时间平均值。

滞留时间平均值：药物滞留体内的时间平均值，MRT 还可以表示通过的时间平均值，$MRT = AUMC/AUC$。

治疗指数窄的药物：例如最低毒性浓度与最低有效浓度之差小于

两倍的药物 [21CFR 320.33（c）]。

非控释辅料（非关键组分变量）：制剂成品中不会显著影响活性成分从制剂中释放的无活性成分。

预测能力：验证该模型根据整套体外试验数据（外部预测能力）以及用于确定相关性的数据（内部预测能力）描述生物利用度结果的能力。

预测误差百分比：PE（%）=[（观察值—预测值）/ 观察值] × 100

控释辅料（关键组分变量）：制剂成品中的无活性成分，其功能主要为延缓制剂中活性成分的释放速率。

释放机制：原料药从制剂中释放的过程。

释放速率：单位时间释放出的药物量，见体外或体内试验中的定义。

统计矩：描述血浆浓度（面积、滞留时间平均值、滞留时间平均值差异）和尿排泄速率时间过程特征的参数。

第七章 | 食物影响生物利用度和餐后生物等效性研究指导原则[1]

> 本指导原则代表美国食品药品管理局对该主题目前的观点。它不会赋予任何人任何权利，也不会约束 FDA 或公众。如果有替代方法能够满足法令法规的要求，可以采用该替代方法。

一、前言

本指导原则为申报者和（或）申请人计划开展口服药品的食物影响生物利用度（BA）和餐后 BE 研究（BE）提供了建议，并将该研究作为新药临床研究（INDs）、新药上市申请（NDAs）、仿制药申请（ANDAs）以及这些申请的补充资料的一部分。本指导原则适用于速释和缓释药品。本指导原则阐述了如何满足 21CFR320、314.50（d）（3）和 314.94（a）（7）中规定的申请口服制剂时 BA 和 BE 要求的具体方案。此外，本指导原则为食物影响 BA 和餐后 BE 研究的设计、数据分析和产品标识

---

[1] 本指导原则由食品药品管理局（FDA）药品审评与研究中心（CDER）、制药科学办公室、生物药剂学协调委员会食物影响工作组起草。

提供了相关建议。同时明确了何时需要开展食物影响 BA 和餐后 BE 研究。[2]

二、背景

食物影响 BA 研究通常在新药和新制剂的 IND 阶段开展，以评餐后（饱腹状态）与空腹状态下服用药物制剂后食物对药物吸收速率和吸收程度的影响。另一方面，餐后 BE 研究则是在 ANDAs 阶段开展，目的是证实在进食状态下与参比制剂（RLD）具有生物等效性。

（一）食物影响 BA 的潜在机制

食物能改变一种药物的 BA 并影响受试制剂和参比制剂的 BE。食物对 BA 的影响可以产生显著的临床效果，食物可通过多种方式改变 BA，包括：①延缓胃排空；②刺激胆汁流量；③改变胃肠道（GI）pH；④增加内脏血流量；⑤改变原料药的肠腔代谢；⑥与制剂或者原料药发生物理或化学作用。

通常，餐后立刻服药时，食物对 BA 的影响最为显著。食物中的营养物质和热量、食物量以及食物温度都将造成胃肠道的生理学改变，从而影响药物的通过时间、管腔溶出、药物渗透性以及全身利用度。通常，高热量、高脂肪食物更有可能对胃肠道的生理学产生影响，因此也会导致对原料药或者药物制剂 BA 产生更大的影响。建议在食物影响 BA 和餐后 BE 研究中使用高热量、高脂肪餐。

---

[2] 参见口服给药的药物 BA 和 BE 研究——一般考虑指导原则。

（二）食物对药品的影响

药品与食物同服可以通过影响原料药或者药物制剂改变其 BA。实际上在没有开展具体机制研究之前，要确定食物对药物 BA 影响的确切机制是非常困难的。对于许多快速溶解的速释制剂包括高溶解性、高渗透性药物（BCS 分类 1 的药物）而言，食物对其 BA 的影响很小，这主要是因为 1 类药物的吸收大多与酸碱度和吸收部位无关，因此对溶出差异不敏感。[3] 但是对于在胃肠道中具有高首过效应、过度吸收、络合或者稳定性差的某些药物，食物可以影响其 BA。在某些情况下，辅料或者辅料间的相互作用以及食物引起的消化道生理学改变与食物的影响有关，并且影响药物的 BE。对于快速溶解的 BCS 1 类药物制剂，食物可通过延缓胃排空和延长肠道通过时间来影响药物的血药峰浓度和达峰时间。然而期望在餐后 BE 研究中，食物对受试制剂和参比制剂的影响类似。

对于其他速释制剂（BCS 2 类、3 类和 4 类药品）以及所有的缓释制剂，食物影响极有可能与影响药品体内溶出和（或）原料药的吸收等更多复杂因素有关。在这些情况下，如果没有开展餐后 BE 研究，即使有可能，也很难预测食物效应对制剂生物利用度影响的相对趋势和程度，同样也很难预测对 BE 有影响。

三、食物影响 BA 以及餐后 BE 研究的建议

本部分指导原则为作为 INDs 和 NDAs 研究的一部分，何时开展食物影响 BA 研究以及作为 ANDAs 研究一部分何时开展餐后 BE 研究提供了建议。对于已批准的普通或缓释药物制剂，发生批准

---

[3] 参见指导原则中关于豁免根据生物药剂学分类系统划分的速释固体口服制剂的体内 BA 和 BE 研究的有关内容。

后进行变更的，要求在空腹状态下重新证明 BE，一般无须开展餐后 BE 研究。

（一）速释制剂

1. INDs/NDAs

建议对所有新化学实体（NCEs）在 IND 开发期内都应开展食物影响 BA 的研究。

在药物开发早期就应该开展食物影响 BA 的研究，以便在进一步药物开发中指导并选择制剂处方。食物对 BA 影响的有关信息有助于设计药物临床安全性和有效性研究，可以为药品标签中的临床药理学和（或）剂量及给药方式部分内容提供信息。如果在药品批准前申报者对临床试验的制剂处方的成分、组成和（或）生产工艺上进行了变更，则应证明拟上市制剂与临床试验制剂具有生物等效性。

申报者可能希望采用 SUPAC-IR 速释固体口服制剂：规模化生产和批准后变更，化学、生产和控制，体外溶出度试验以及体内生物等效性结果指导原则中所描述的有关标准确定是否需要开展体内 BE 研究。如果需要，这些 BE 研究一般应在患者空腹状态下开展。

2.ANDAs

除空腹状态下的 BE 研究外，建议在餐后状态下对所有口服给药的速释制剂展开 BE 研究，但是下列情况除外。

● 受试制剂和参比制剂均能快速溶解且溶出度曲线相似，所含原料药具有高溶解性和高渗透性（BCS 中 1 类药物）（参见脚注 3）。

●在参比制剂药品说明书的剂量与给药方式部分内容中声明该产品只能在空腹情况下服用。

●在参比制剂药品说明书中未声明食物会影响吸收或者给药方式。

（二）缓释制剂
建议所有缓释剂型都应开展食物影响 BA 和餐后 BE 研究。

1.INDs/NDAs
建议对所有口服给药的缓释制剂开展空腹和餐后状态下 BA 的比较研究。

拟上市的制剂与主要临床试验药品如果在成分、组成和（或）生产工艺发生变化时，申报者可能希望采用 SUPAC-MR 缓释固体口服制剂：规模化生产和批准后变更，化学、生产和控制，体外溶出度试验以及体内生物等效性结果指导原则中所描述的相关标准以确定是否需要开展体内 BE 研究。如果需要，这些 BE 研究一般应在空腹状态下开展。

2.ANDAs
除空腹状态下的 BE 试验外，所有缓释药品的口服制剂都应该开展餐后 BE 研究。

四、研究考虑

本章节为食物影响 BA 以及餐后 BE 研究设计提供了一般考虑。申报者可采用其他替代研究设计和数据分析，但在研究方案中需要提供这些研究设计和分析的科学原理及合理性验证。申报者可以选择增加额外研究，以更好地理解药物制剂并优化标签中的剂量和给药方式的表述（例如不同营养餐和餐后不同时间的药物摄取）。在对缓释制剂的研究中，应考虑药物在与食物同服时导致药物突释的可能性，即在这种情况下，全部药物可从制剂中较预期更快地释放，可能对研究受试者产生安全风险。

（一）一般设计

无论是速释或者缓释制剂，在研究食物对 BA 的影响时建议开展一项随机分组、平衡分组人数、单剂量服药、两组对照（饱腹与空腹状态）、双周期、双顺序交叉设计的临床研究。研究用制剂应在一个试验期内空腹给药（空腹状态），在另一试验期进食试验餐后给药（饱腹状态）。除了治疗要求在试验餐后服用受试制剂和参比制剂的情况外，也建议开展一项相似的、两组对照、双周期、双顺序交叉设计的餐后 BE 研究（饱腹状态）。在食物影响 BA 和餐后 BE 研究中，在两个治疗期之间应间隔一个足够长的药物清洗期。

（二）受试者的选择

食物影响 BA 和餐后 BE 研究均可在普通人群中选择健康志愿者开展。如果出于安全性考虑不能纳入健康受试者，则可以在患者人群中开展研究。应入选足够数量的受试者完成试验，以便获得足够的、具有统计学意义的数据来确定不存在食物对 BA 的影响或需在餐后 BE 研究中证明其生物等效（见数据分析和标签部分内容）。完成食物影响 BA 以及餐后 BE 研究至少需要 12 名受试者。

（三）剂量规格

通常，应对拟上市的最高规格的药物制剂进行食物影响 BA 和餐后 BE 研究。在某些情况下，出于临床安全性考虑，防止药物制剂最大规格的使用，允许使用较低规格药物制剂。对于 ANDA，在空腹 BE 研究中所采用的批次和规格的制剂应该用于餐后 BE 研究中。对于 ANDAs 中多种规格的制剂，如果使用最高规格开展了餐后 BE 研究，可根据溶出度曲线比较结果豁免一个或多个较低规格制剂的 BE 研究（详情可参见口服药物的生物利用度和生物等效性研究——一般考虑指导原则）。

（四）试验餐

建议在食物影响 BA 和餐后 BE 研究中使用预计能够产生最大的胃肠道生理学效应的营养餐，以最大程度的影响药物的系统利用度。推荐使用高脂肪（约占食物中总卡路里热量的 50%）、高热量餐（约含有 800~1000 卡路里）作为食物影响 BA 和餐后 BE 研究的试验用餐。该试验餐约可从蛋白质、碳水化合物和脂肪中分别产生 150、250 和 500~600 卡路里的热量。[4] 在试验报告中应提供试验餐的卡路里热量明细单。如果试验中使用的营养餐与上述卡路里细目分类有显著的不同，申报者需要提供使用该不同营养餐的科学原理。对于 NDA，申报者可选择采用不同配方的脂肪、碳水化合物和蛋白质营养餐进行食物影响 BA 的研究，作为研究性探索或者撰写说明书，但是在用于 BA 研究的这些营养餐中必须包括上述描述的高脂肪、高热量试验餐。

（五）服药方式

空腹状态服药：在空腹过夜（至少 10 小时）后，受试者用 240ml（8

---

[4] 一份典型的试验用餐包括两份黄油煎蛋、两片培根、两片黄油吐司、4 盎司煎土豆饼以及 8 盎司全脂牛奶。该试验餐也可用其他营养餐来替代，只要后者具有相似的蛋白、碳水化合物和脂肪含量且膳食量和食物黏度相当。

液体盎司）水送服药物，服药后至少 4 小时内不得进食。除服药前和服药后 1 小时外，其他时间可以按需饮水。受试者在每一研究阶段的同一时间按计划食用标准营养餐。

进食状态服药：在空腹过夜（至少 10 小时）之后，受试者服用药物制剂前 30 分钟开始摄入推荐营养餐。试验受试者应在 30 分钟内完成进食过程，服药时间是在开始进食后 30 分钟。受试者用 240ml（8 液体盎司）水送服药物制剂，受试者在服药后至少 4 小时内不允许摄入任何食物。除服药前和服药后 1 小时外，其他时间可以按需饮水。受试者在每一研究阶段的同一时间按计划摄入标准营养餐。

（六）样本采集

在空腹和进食试验期间，按预定时间点采集受试者的生物体液（通常为血浆）样本用于绘制原形药的血药浓度 – 时间曲线。根据建议也可测量血浆中的其他成分，例如活性代谢产物。申报者应该参考口服给药制剂的生物利用度和生物等效性试验指导原则——总体设计部分对该问题的建议。试验设计中应考虑到药物与食物同服可改变药物血药浓度 – 时间的可能性，因此空腹和进食试验可能具有不同的样本采集时间点。

五、数据分析和标签

食物影响 BA 的研究可以为探索性试验，希望申报者根据食物影响生物利用度的研究结果做标签陈述。[5] 在食物影响 BA 和餐后

---

[5] 对于 NDA，药品标签要求的法规参见 21CFR 的 201 部分。

BE 研究中，根据受试制剂和参比制剂的血药浓度 – 时间曲线应得出下列药物暴露测量值以及药代动力学参数。

- 药物总暴露量或者药时曲线下面积（$AUC_{0\sim inf}$，$AUC_{0\sim t}$）。
- 血药浓度的峰值（C_{max}）。
- 血药浓度达峰时间（T_{max}）。
- 控释制剂的延迟时间（t_{lag}）。
- 终末消除半衰期。
- 其他有关的药代动力学参数。

应报告受试者个体测量值与总结性统计学变量（例如组内平均值、标准差和变异系数）。对于食物影响 BA（证明无食物影响）和餐后 BE 研究建议采用等效方式，即采用平均标准分析数据。分析前建议对药物暴露测量值（药时曲线下面积和血药达峰浓度）进行对数转化。应满足受试制剂与对照品的 $AUC_{0\sim inf}$，$AUC_{0\sim t}$ 和 C_{max} 等参数的人群几何平均值的 90% 置信区间（参见关于建立 BE 统计学分析方法指导原则）。对于 IND 或者 NDA，食物影响 BA 的试研究，以患者空腹状态作为对照。而对于 ANDA 餐后 BE 研究，在进食情况下服用参比制剂作为对照。

在药品说明书的临床药理学部分需要陈述食物对药物吸收以及 BA 的影响。此外，在说明书的剂量和给药方式部分需要根据临床相关性提供与食物有关的服药方法说明（即药物与食物同服所引起全身药物暴露的改变从而导致药物安全性或有效性问题；或者全身药物暴露未发生重大改变，如果不与食物同服，药物有可能对胃肠道产生刺激）。

对于 NDA，根据对数转换数据，如果受试者人群在进食和空腹状

态下的 $AUC_{0\sim inf}$（在指定情况下为 $AUC_{0\sim t}$）或血药达峰浓度的几何平均值比率的 90% 置信区间不在 80%~125% 范围内，则无法证实 BA 不受食物影响。在 90% 置信区间无法满足 80%~125% 的限定范围时，申报者应该根据已知的研究药物剂量 – 响应（药物暴露 – 响应）和（或）研究药物制剂的药代动力学 / 药效学相关性的整体临床数据，对具有临床意义的食物影响提出具体建议。同时，申报者也应指出血药浓度达峰时间和达峰滞后时间存在差异的临床相关性。食物影响 BA 的研究结果应该在标签信息的临床药理学部分内容中真实反映，并且将其作为在标签中剂量与服药方法部分内容的标签建议基础（例如只能空腹服用）。以下内容为包装说明书的语言描述实例。

● 一项关于健康志愿者在空腹和食用高脂肪餐状态下服用【本药品】的食物影响研究结果表明：在进食情况下，血药达峰浓度和药时曲线下面积分别升高了 57% 和 45%。这种药物暴露的升高可能具有临床意义，因此【本药品】只能在空腹状态下服用（餐前 1 小时或餐后 2 小时）。

● 一项关于健康志愿者在空腹和食用高脂肪餐状态下服用【本药品】的食物影响研究结果表明：血药达峰浓度下降 15% 而药时曲线下面积保持不变。该药物暴露的下降不具有临床意义，因此服用【本药品】无须考虑患者进食情况。

根据对数转换数据，受试人群在进食和空腹状态下的 $AUC_{0\sim inf}$（在适当情况下为 $AUC_{0\sim t}$）和 C_{max} 参数几何平均数比率的 90% 置信区间在 80%~125% 的等效限范围内，则表明食物不会对药物的 BA 产生影响。在这种情况下，如果患者空腹和进食状态下的 T_{max} 差异不具有临床相关性，申报者可以在说明书的临床药理学或者剂量和服药方法部分内容具体声明预计食物不会影响药物 BA。以下内容为药品说明书的语言描述实例。

● 从健康志愿者在空腹和进食高脂肪餐状态下服用【本药品】的食物影响研究中获取的 C_{max} 和 AUC 数据结果表明：药物的暴露不受食物的影响，因此【本药品】服用时无须考虑进食情况。

对于 ANDA，根据对数转换数据，如果在受试人群中，受试制剂和参比制剂品 AUC 和 C_{max} 的几何平均值比率的 90% 置信区间在 80%~125% 的 BE 范围内，那么可以得出受试制剂和参比制剂品在进食状态下具有 BE 的结论。虽然没有标准适用于 T_{max}，但是根据临床相关性，受试制剂和参比制剂品的 T_{max} 应具有可比性。在进食状态下得出的 BE 结论表明：受试制剂在药品说明书中关于食物的描述可以与参比制剂的内容相一致。

六、其他考虑

（一）药物撒于食物上

对于 NDA 申请，某些药品标签（例如含有小丸的控释胶囊）建议将药品撒在松软的食物（例如苹果酱）表面后不经咀嚼直接吞服。对于在标签上陈述药品可撒于松软食物上的情况，需要将药品标签所列举的撒到松软食品上的组别（受试组）与完整药物制剂（对照组）比较，然后在空腹状态下服用两者，并进行体内相对 BA 研究。

对于 ANDAs 申请，应开展一项单次剂量交叉试验证明受试制剂与参比制剂的生物等效性。两种药物制剂都按照标签所提及方法撒于松软食物（通常为苹果酱）上。根据生物等效性均值分析

BE 数据，采用 90% 置信区间标准来判断 BE。如果对于涉及与此类 BE 研究相关的其他食物、试验设计或者 BE 分析相关问题，申报者和（或）申请者应与仿制药办公室联系。

（二）特殊溶剂

对于 NDAs 申请，某些口服溶液剂的（例如环孢素口服溶液，缓释）标签中建议将溶液在服药前与饮料混匀。由于形成复杂混合物以及其他理化和（或）生理因素，这些药品的 BA 在与不同饮料混合时可发生改变。NDA 的申报者应与临床药理学及生物药剂学办公室联系以确定需要递交哪些数据以支持标签内容。

对于 ANDA 申请，可采用单剂量交叉试验证明受试制剂与参比制剂的生物等效性。两种制剂都应该与标签中提及的饮料中的一种混合。申报者应提供证据证实使用其他罗列的溶剂预计不会产生药物 BE 差异。采用 BE 均值分析 BE 数据，并采用 90% 置信区间判断 BE。若存在与此类 BE 试验有关的其他溶剂、试验设计或者数据分析等问题，申报者和（或）申请者应与仿制药办公室联系。

第八章 | 硫酸奥西那林和沙丁胺醇吸入气雾剂（定量吸入气雾剂）生物等效性体外研究要求指导原则[1]

一、前言

本指导原则介绍了三项体外试验，以助于样品体内评价工作。对用于体外体内试验的最小批量也作了明确规定。这些数据需要提交给生物等效性处。另外，关于成品药释放及稳定性的试验要求可以从仿制药办公室获得。

生物等效性处于 1989 年 2 月 9 日修订的 "关于硫酸奥西那林和沙丁胺醇吸入气雾剂（定量吸入气雾剂）体内生物等效性试验的指导原则" 描述了开展体内生物等效性试验的推荐设计方案。

二、最小批量

在体内生物等效性试验中应使用同一生产条件下制备的生产批产

---

[1] 这项声明是 21CFR 10.90（b）（9）下的非正式沟通，仅代表生物等效性处在这个时期的最佳判断。然而，该声明不一定代表美国食品药品管理局药品审评与研究中心的意见，对其发布的观点无约束力。

品。为评估生产过程均匀性，气雾剂的混悬液必须整理包装（灌装），随机挑选包装好的样品用于生物等效性试验及体外试验。灌装成品的最低装量为 5000 个单位。批记录应与体内外数据一同提交，作为生产控制与生物等效性试验部分的申报资料。

三、体外试验

对于创新药，以下测试的目的是部分表征样品体外性能。本指导原则规定，组装好的药瓶和驱动器必须倒置。试验前将药瓶装满。不需要使用同一瓶试验样品与对照品开展 3 批体外试验。用于体外试验的样品批号、对照品批号必须与用于体内生物等效性试验的样品批号、对照品批号一致。

（一）驱动器（喷嘴）释放的药物颗粒粒径

多种药物粒径测定方法的总结。其中，最常用的测定方法是多级撞击分级取样器法、光学显微镜法及其他方法（如激光衍射法）。表观粒径分布会因为测定粒径方法不同而有所差异，因此测定喷嘴释放的药物颗粒粒径分布至少需要使用两种不同方法。

1. 多级撞击分级取样器法

多级撞击分级取样器[2] 可提供 0.5~32 μm 的空气动力学直径范围的粒径分布评估，以下变量。

（1）吸入气雾剂释放药物的总质量。

（2）多级撞击分级取样器每个截留位置收集的药物颗粒数量。

---

[2] 该设备可购买。

（3）质量中值粒径（*MMAD* 表示具有这一中值直径的颗粒有一半
粒径小于该直径，有一半大于该直径）。

（4）几何标准偏差（*GSD*）。

多级撞击分级取样系统包括一个玻璃取样室、多级撞击取样器（至
少六级）、真空泵和流量计。按要求定制的玻璃室可以保证药物
雾化后进入撞击器。玻璃室由于对形状尺寸未有要求，因此会有
不同设计。玻璃室体积不应小于 0.5L，驱动器喷孔与远侧玻璃室
之间的距离不应小于 13cm。这个距离需要足够长，以保证在玻璃
室内运动的药物颗粒不会发生聚结。控制玻璃室的气流速度，可
以帮助采集质量中值直径大约在 0.5~32 µm 范围的颗粒，相应的
气流速度在 10~15L/min。玻璃室尺寸、形状、气流速度应有具体
描述。对于六级及六级以上的采集器，在特定的气流速度下，应
记录每级对应的空气动力学粒径。[3] 使用多级撞击分级取样器的一
般流程在附录中有详细说明。

2. 光学显微镜

美国药典论坛（PF）规定药物颗粒大多数粒径应在 5 µm 以下，
只有极少数超过 10 µm。对于硫酸奥西那林吸入气雾剂，其粒度
测定方法应参照美国药典。另外，颗粒粒径 ≤ 5 µm 的数量及百
分比，与颗粒粒径 ≤ 10 µm 的数量及百分比具有代表意义，需要
记录。所有晶体颗粒（非聚集体）粒径超过 10 µm 的数量及大小
也需要记录。药物粒径为沿颗粒最长轴线上测量的长度。规程要
求使用 3 瓶样品和 3 瓶对照品进行测试。沙丁胺醇吸入气雾剂也

---

[3] 50% 截止直径：单位密度的球形颗粒直径，其中 50% 撞击采样板，50%
会传递到下一级采样板。

应遵循类似规程。

与手动显微镜相比，企业更愿意使用带有自动图像分析器的显微镜测定颗粒粒径。

对于气雾剂，申报企业应该提交质量控制标准，控制粒径 $\leqslant 5\,\mu m$ 的颗粒百分比以及粒径 $\leqslant 10\,\mu m$ 的颗粒百分比。除此之外，还需要提交关于颗粒粒径上限值的标准。

3. 其他方法

如果使用其他方法测定颗粒粒径分布，需提交技术细节（例如粒径范围与重现性）、仪器的完整性数据和试验参数。

例如，申报企业使用激光衍射法测定药物颗粒粒径分布。[3] 粒径分布（以体积／质量计算）的质量中值粒径 MMAD 和几何标准偏差 GSD 的测定方法为：在开始喷、中间喷、最后喷的位置测定，需分别测定 3 瓶供试品、3 瓶对照品、3 瓶空白对照品（对样品、对照品、空白对照品，每种样品共测 9 次）。空白对照品应与供试品完全相同。通过执行器内孔与激光束间的不同距离和（或）喷雾启动或检测的三次延迟时间来测定粒径分布。申报企业应提供以质量百分数表示粒径分布的同时，还需要提交以数量百分数表示的粒度分布。

（二）喷雾模式和形态用来表征阀门和驱动器的性能

用于评价喷雾模式和气雾形态的各类操作规程及设备都有介绍。有关试验细节的完整性描述需要提交。

喷射模式应由气雾剂撞击到 TLC（薄层色谱板）来测定。喷雾口到薄层色谱板距离不同，观察到的喷射模式可能会不同。因此，为确认气雾剂的喷射模式，应在喷雾口到薄层板距离 2.5~7.5cm 范围内的三个位置上，分别观察药物显示的喷射情况（抛射剂和其他辅料不应该有显示）。要求同一样品和不同样品的喷射模式在上述的三个位置上表现相同，并且与对照品一致。应当提交两者间喷射模式的对比情况。

可选择性提交关于样品与对照品的气雾形状的相关数据，但是鼓励提交。

（三）效价

效价定义为每次喷射的平均主药含量。本指导原则中，效价是指喷雾取样单元每次喷射主药总量，通过喷射次数计算日常单次剂量，即每次两揿或三揿（见下文）。平均失重数据（如下所述）也需提交。

1. 硫酸奥西那林

硫酸奥西那林日常单次剂量为两揿或三揿。通过采用喷雾取样装置和下述收集及分析过程，分别取标示喷数的前、中、后各 3 次计算每揿主药含量并记录。如果该吸入气雾剂可喷射 300 次，那么每揿主药含量是取第 11~13 次、第 150~151 次和第 298~300 次计算总平均值。测定每组三次喷射前后的药罐重量计算平均失重。测定 10 个样品和 10 个对照品，在标记喷射前、中、后的每揿主药含量及失重数据。

根据样品测试结果，设定平均每次喷射药物量的上限值和下限值以及单次喷射药物的上限值和下限值。限定值以每次喷口喷射主药含量的标示量百分数表示，并作为质量控制要求提交。

2.沙丁胺醇

沙丁胺醇日常单次剂量为两揿。以每次两揿为基础，提交与硫酸奥西那林吸入气雾剂要求相似的数据及标准。如果该吸入气雾剂可喷射 200 次，每揿主药含量是取第 11~12 次、第 100~101 次和第 199~200 次计算总平均值。

附录

使用玻璃采样板的多级撞击分级取样器的一般流程 [4]

每次试验的喷雾次数取决于药物本身以及采用的分析技术，研究之前应当确定。沉积在每块采样板上的药物数量需要充足，以便得到可靠的分析结果。但也不能过多，多余颗粒会滑入下一级采样板，导致结果偏差。通常，颗粒覆盖采样板表面不得超过 2/3（视觉上）。为了减少分析的难度，应避免采样板有黏合剂。每次喷雾的间隔时间应当恒定，两次喷雾之间需要振摇药罐。最后一次喷射启动后，需要让气流维持足够时间以收集所有颗粒。

沉积在每个采样板的药物总量需要通过化学分析法测定，以下位置的药物总量需要记录：①驱动器；②采样室 / 雾化室；③采样板（#1）和室壁（#1）；④采样板（#2）和室壁（#2）；⑤其余每级采样板和室壁（#3、4、5、6）；⑥过滤器和（或）最终收集点。

将采样板、室壁和过滤器的药物质量之和作为药物总质量的100%，申报企业应当计算出空气气动学粒径小于规定大小的药物占每剂药物含量的比例。绘制对数正态分布曲线，计算质量中值直径和几何标准偏差。

测定 3 个样品的粒径分布，每个样品测定 3 次（共测定 9 次）。分别在标示喷数的前、中、后喷射阶段测定。因此，对于一个可喷射 200 次、每次试验需要喷射 15 次的吸入气雾剂，申报企业

---

[4] 上述过程可能不适用于某些类型的多级撞击器。在这种情况下，应遵循任何适用程序和适用测试。

应先喷射 10 次，之后装上新驱动器（不含药物），然后喷射 15 次到撞击器，测定粒径分布。为了确保 15 次喷射药物完全，需要在第 11 次前和第 25 次后记录药罐质量变化。

第二次试验时，使用相同的药罐，喷射 50 次后，装上新驱动器，测定第 76~90 次的粒径分布。第三次试验时，测定第 186~200 次的粒径分布。记录喷射进入撞击器内的物质质量。需要测定 3 个样品和 3 个对照品。

参考文献

1.Pengilly, R.H. Kelner, J.A. The influence of some formulation varlables and valve/actuator designs on the particle size distributions of aerosol sprays. J.Soc.Cosmet. Chem. 1977, 28:641–650.

2.Smith, J.E., Jordan, H.L.Mathematical and graphical interpretation of the log–normal law for particle size distribution analysis.J.ColloidSci., 1964, 19: 549–559.

3.Hiller, C., Mazumder, M., Willson.D.andBone, R. Aerodynamic size distribution of metered–dose bronchodilator aerosols.Am.Rev.Respir. Dis., 1978, 118:311–317.

4.Sciarra, J.J., McGinley, P.Izzo, L.Determination of particle size distribution of selected aerosol cosmetics.I.Hairsprays.J.Soc.Cosmet. Chem., 1969, 20:385–394.

5.Sciarra, J.J., Cutie, A.. Simulated respiratory system for invitro evaluation of two inhalation delivery systems using selected steroids. J. Pharm.Sci., 1978, 67: 1428–1431.

6.Kim, C.S., Trujillo, D., Sackner, H.A.Size aspects of metered–dose inhaler aerosols.Am.Rev.Respir.Dis., 1985, 132:137–142.

7.Yu, C.D., Jones, R.E., Henesian, M. Cascade impactor method for the droplet size characterization of a metered–dose nasal spray.J.Pharm.Sci., 1984, 73:344–348.

8.Pharm.Forum, The production and quality control of metered dose inhalers(MDIs), 1985, 11:934–940.

9.U.S.Pharmacopeia, 21st rev., suppl1, U.S.Pharmacopeial Convention, Rockville, MD1985: 1743–1744.

10.Hallworth, G.W., Hamilton, R.R.Size analysis of metered suspension pressurized aerosols with the Quantimet 720.J.Pharm.Pharmacol., 1976, 28:890–897.

11.CSMA Aerosol Guide, 7thed.Chemical Specialties Manufacturers Association. Washington, DC, 1981 :77–78.

12.Benjamin, E.J., Kroeten, J.J.,Shek, E.Characterization of spray patterns of inhalation aerosols using thin-1ayer chromatography.J.Pharm. Sci., 1983, 72:380–385.

13.Dhand, R., Malik, S.K., Balakrishnan, M, et al. High speed photographic analysis of aerosols produced by metered dose inhalers. J.Pharm.Pharmacol., 1988, 40:429–430.

14.U.S.Pharmacopeia, 21strev.U.S.Pharmacopeial Convention. Rockville, MD, 1985: 1219–1220.

第九章｜评价生物等效性的统计学方法指导原则 [1]

本指导原则代表美国食品药品管理局对该主题目前的观点。它不会赋予任何人任何权利，也不会约束 FDA 或公众。如果有替代方法能够满足法令法规的要求，可以采用该替代方法。

一、前言

本指导原则旨在为药品批准前或批准后，申报者或申请人欲使用等效标准分析研究的新药临床研究（INDs）、新药上市申请（NDAs）、仿制药申请（ANDA）以及补充申请中涉及体内或体外生物等效性（BE）研究提供建议。本指导原则讨论了 BE 比较的三种方法：平均、群体和个人。本指导原则重点介绍如何使用选中的任何方法。本指导原则替代了 FDA 于 1992 年 7 月发布的"题为使用标准双治疗交叉设计的生物等效性研究的统计方

---

[1] 本指导原则由食品药品管理局（FDA）药品审评与研究中心（CDER）、生物制药协调委员会、制药科学办公室、群体和个体生物等效性工作组起草。

法"指导原则。

二、背景

(一)总则

在 NDAs、ANDAs 和补充申请中要求提交生物利用度（BA）和生物等效性（BE）数据、BA 和 BE 的定义以及适合于测量 BA 和建立 BE（按 21CRF 320 部分的要求）的体内研究模型。本指导原则提供了所有药物如何满足 320 部分条款要求的建议。

如相对 BA 所定义那样，BE 的定义包含受试制剂（T）和参比制剂（R）之间的比较，其中 T 和 R 可以不同，以及根据此比较执行的实施方法（例如商业剂型与临床试验材料的比较、仿制药和上市药物的比较、批准后变更药物与变更前药物的比较）。

虽然 BA 和 BE 密切相关，但 BE 比较通常依据：①标准；②标准置信区间；③预设的 BE 限度。BE 比较也可以用于某些医药产品线扩展，例如额外的优势、新剂型（例如，即释制剂改成缓释制剂）和新的给药途径。在这些情况下，本指导原则中描述的方法可用于确定 BE。本指导原则中讨论的一般方法也可以用于评估药剂等效或在临床药理学研究等诸多领域中进行等效性评价。

(二)统计

在 1992 年 7 月发布题为"使用标准双治疗交叉设计的生物等效性研究的统计方法"（1992 年指导原则）中，CDER 建议标准的体内 BE 研究设计应基于单剂量或多剂量 T 和 R 对健康受试者在不同时间的施用，随机分配两种制剂的给药序列。1992 年的指导原则还建议，药代动力学测量的统计分析 [例如曲线下面积（*AUC*）、峰浓度（*C*~max~）]是以双单侧检验方法为基础，是为了确定 T 和 R 给药后药代动力学测量确定的平均值是否具有可比性。该方法被称为平均生物等效性，且包含 T 和 R 测量平均值（群体几何平均值）比的 90% 置信区间的计算。为了建立 BE，所计算的置信区间应该在 BE 范围内，通常为制剂平均值比率的80%~125%。[2]1992 年指导原则除了包含上述的方法外，还提供了以下具体建议：①药代动力学数据的对数转换；②评估序列效应的方法；③评估异常数据的方法。

尽管在大多数 BE 研究中，推荐将平均 BE 用于 BA 测量的比较，但本指导原则中描述了两种新方法，称为群体和个体生物等效性。某些情况下，这些新方法用于分析体内和体外 BE 研究时有用。[3]平均 BE 方法仅关注感兴趣的 BE 测量群体平均值的比较，而不是 T 和 R 测量的差异。

平均 BE 方法并不评估受试者 – 制剂相互作用间的差异，即个体间的平均 T 和 R 差异的变化。相反，群体和个体 BE 方法包括测量平均值和方差的比较。群体 BE 方法评估群体测量的总方差。个体 BE 方法评估 T 和 R 受试者间以及受试者 – 制剂相互作用的方差。

---

[2] 对于大多数药物，产品平均比值 80%~125% 的 BE 限度已经被用于平均 BE 标准。通常情况下，80%~125% 的 BE 限度是基于一个 BA 测量在此范围外的受试制剂应该拒绝进入市场的临床判断。

[3] 当最终确定后，体内研究的其他建议，见 FDA 指导原则（口服药物制剂的生物利用度和生物等效性研究——通用注意事项）。体外研究的其他建议，见 FDA 指导原则（局部作用的鼻气雾剂和鼻喷雾剂生物利用度和生物等效性研究）。

三、统计模型

BE 数据的统计分析通常基于 BA 测量对数的统计模型。该模型是一种混合效应或两级线性模型（例如 AUC 和 C_{max}）。每个受试者（j），理论上提供了每种制剂 BA 测量对数转化的平均值，T 和 R 分别为 μ_{Tj} 和 μ_{Rj}。该模型假设这些具体受试者的平均值来自群体 μ_T 和 μ_R 的平均值分布，并且受试者之间的方差分别为 σ_{BT}^2 和 σ_{BR}^2。该模型允许 μ_{Tj} 和 μ_{Rj} 之间存在相关性（ρ）。受试者 – 制剂之间相互作用方差组分（Schall 和 Luus 1993）（σ_D^2）与以下参数相关：

$$\sigma_D^2 = \text{variance of } (\mu_{Tj} - \mu_{Rj})$$
$$= (\sigma_{BT} - \sigma_{BR})^2 + 2(1-\rho)\sigma_{BT}\sigma_{BR} \tag{9-1}$$

对于一个给定的受试者，对数转换的 BA 测量的观测数据被假定为具有平均值 μ_{Tj} 和 μ_{Rj} 的分布以及在受试者间方差可以从 σ_{WT}^2 和 σ_{WR}^2 内的独立观察值。每种制剂的总方差被定义为受试组分内及受试组分间总和（即 $\sigma_{TT}^2 = \sigma_{WT}^2 + \sigma_{BT}^2$、$\sigma_{TR}^2 = \sigma_{WR}^2 + \sigma_{BR}^2$）。对于交叉研究的分析，通过包括周期和序列效应项，给出了平均值的额外结构。

四、生物等效性统计方法

BE 标准的一般结构群体测定的函数（Θ）应被证明不大于指定值（θ）。使用统计假设检验术语，通过在期望的显著性水平上测试假设 $H_0 : \Theta > \theta$ vs 与 $H_A : \Theta \cdot \theta$ 来完成（通常为 5%）。规定无效假设 H_0（即，证明 Θ 的评估显著少于 θ）便得到 BE 结论。在平均、群体和个体 BE 方法中，Θ 和 θ 选择不同。

评估 BE 的总体目标是 T 和 R 给药后，比较其 BA 测量的对数转化值。正如附录 1 的详细描述，群体和个体方法是基于 T 和 R 之间的预期平方距离和两种 R 之间的预期平方距离之间的比较。可接受的 T 通常是 T-R 距离并不比 R-R 距离大很多。在群体和个体 BE 方法中，这种比较方法显示为参考方差比较，这被称为扩展至参考方差。

群体和个体 BE 方法，不包含平均 BE 方法，允许两种类型的定标：参考定标和定量定标。参考定标意味着使用的标准被缩放至 R 变量，有效扩大了更多的可变参比制剂的 BE 限度。虽然通常已经足够，但是单独使用参考定标可能不必要地缩小了具有低变异性但治疗范围较宽药物和（或）药物制剂的 BE 限度。因此，本指导原则建议群体和个体 BE 方法混合定标。如果参比制剂高度可变，则应使用参考定标形式的标准，否则应使用恒定定标形式。

（一）平均生物等效性

平均 BE 建议以下标准：

$$(\mu_T - \mu_R)^2 \cdot \theta_A^2 \tag{9-2}$$

式中：μ_T——T 制剂对数转化测量的群体平均响应；

μ_R——R 制剂对数转化测量的群体平均响应。

该标准等于：

$$-\theta_A \cdot (\mu_T - \mu_R) \cdot \theta_A \tag{9-3}$$

并且，通常 $\theta_A = \ln(1.25)$。

（二）群体生物等效

群体 BE 推荐以下混合定标方法（即，如果评估 $\sigma_{TR} > \sigma_{T0}$，使用参考定标方法；如果评估 $\sigma_{TR} \cdot \sigma_{T0}$，则应使用定量定标方法）。

参考定标：

$$\frac{(\mu_T - \mu_R)^2 + (\sigma_{TT}^2 - \sigma_{TR}^2)}{\sigma_{TR}^2} \cdot \theta_P \tag{9-4}$$

定量定标：

$$\frac{(\mu_T - \mu_R)^2 + (\sigma_{TT}^2 - \sigma_{TR}^2)}{\sigma_{T0}^2} \cdot \theta_P \tag{9-5}$$

式中：μ_T——T 制剂对数转化测量的群体平均响应；

μ_R——R 制剂对数转化测量的群体平均响应；

σ_{TT}^2——T 制剂的总体变异（即受试者内和之间变异总和）；

σ_{TR}^2——R 制剂的总体变异（即受试者内和之间变异总和）；

σ_{T0}^2——指定常数总方差；

θ_p——BE 限度。

式（9-4）和式（9-5）表示一种聚合体方法，其中公式左边的单一标准包括两个主要部分：① T 和 R 间群体平均（$\mu_T - \mu_R$）差异；② T 和 R 间总方差（$\sigma_{TT}^2 - \sigma_{TR}^2$）差异。该聚合测量被缩放至 R 的总变异或恒定值（σ_{T0}^2，涉及总方差限度的一种标准），以较高者为准。

σ_{T0} 和 θ_P 的规范均依赖于标准的建议。这些标准的产生在附录 1 中均有讨论。当使用群体 BE 方法时，除了置信区间满足 BE 限度外，几何检测 / 参考的点估值应在 80%~125% 范围内。

（三）个体生物等效性

个体 BE 方法推荐以下混合定标方法（如果 $\sigma_{WR} > \sigma_{W0}$ 时，使用参考定标方法；如果评估 $\sigma_{WR} \cdot \sigma_{W0}$，使用定量定标方法）。

参考定标：

$$\frac{(\mu_T - \mu_R)^2 + \sigma_D^2 + (\sigma_{WT}^2 - \sigma_{WR}^2)}{\sigma_{WR}^2} \cdot \theta_I \qquad (9\text{-}6)$$

定量定标：

$$\frac{(\mu_T - \mu_R)^2 + \sigma_D^2 + (\sigma_{WT}^2 - \sigma_{WR}^2)}{\sigma_{W0}^2} \cdot \theta_I \qquad (9\text{-}7)$$

式中：μ_T——T 制剂对数转化测量的群体平均响应；

$\quad\quad \mu_R$——R 制剂对数转化测量的群体平均响应；

$\quad\quad \sigma_D^2$——受试者 – 制剂相互作用方差；

$\quad\quad \sigma_{WT}^2$——T 制剂受试者内部方差；

$\quad\quad \sigma_{WR}^2$——R 制剂受试者内部方差；

$\quad\quad \sigma_{W0}^2$——受试者内部方差特定常数；

$\quad\quad \theta_I$——BE 限度。

式（9-6）和（9-7）表示一种聚合体方法，其中公式左边的单一标准包括两个主要部分：① T 和 R 间群体平均（$\mu_T - \mu_R$）差异；

②受试者 – 制剂相互作用 σ_D^2；③受试者内部 T 和 R 间总方差（$\sigma_{WT}^2 - \sigma_{WR}^2$）差异。该聚合测量被缩放至 R 的总变异或恒定值（σ_{W0}^2，涉及总方差限度的一种标准），以较高者为准。

σ_{W0} 和 θ_I 的规范均依赖于标准的建议。这些标准的产生在附录 1 中均有讨论。当使用个体 BE 方法时，除了置信区间满足 BE 限度外，几何检测 / 参考的点估值应在 80%~125% 范围内。

五、研究设计

（一）实验设计

1. 非重复设计

传统的非重复设计，例如标准两制剂、两周期和两序列交叉设计，用于生成数据，其中选择平均或群体方法进行 BE 比较。在某些情况下，也可使用平行设计。

2. 重复交叉设计

不管使用何种方法建立 BE，重复交叉设计均可使用。虽然当使用平均或群体方法时，他们并不是必需的。当个人 BE 方法用于评估 T 和 R 受试者内方差和受试者 – 制剂相互作用方差部分时，重复交叉设计尤为关键。以下四周期两序列、两制剂设计被推荐用于重复 BE 研究（进一步重复交叉设计讨论详见附录 2）。

序列	周期			
	1	2	3	4
1	T	R	T	R
2	R	T	R	T

对于该设计，同一批次的 T 和 R 应该用于重复给药。每个周期应该通过适当的清除期分开。

其他重复交叉设计也可能可以使用。例如，如下所示的三周期设计。

序列	周期		
	1	2	3
1	T	R	T
2	R	T	R

与推荐的四周期设计相比，受试者数量较大时，为达到相同统计幂得到 BE 结论，鼓励使用三周期设计（见附录 3）。

（二）样本量和退组

在任何 BE 研究中应至少包含 12 例受试者。当平均 BE 方法选择使用不重复或重复设计时，应使用适合的研究设计方法评估样本量。若用于评估的分析方法不可用，基于群体或个人 BE 方法，用于 BE 研究的受试者数量是可以估计的。附录 3 中提供样本量大小的进一步信息。

申报者应在研究中纳入足够数量的受试者，以允许退组情况发生。由于在研究期间更换受试者可能使统计模型和分析变得复杂，通常不应替换退组受试者。若申报者希望在研究期间替换退组受试者，则应在报告中予以说明。报告中还需说明是否将对替换受试者样本（如果不使用）进行测定。若退组率高且申报者希望增加更多受试者，则推荐修改统计分析。数据分析后，不应包括其他受试者，除非该试验从一开始就设计为顺序或组序贯设计。

六、统计分析

以下部分对平均、群体和个体 BE 评估的统计学方法提供建议。

（一）对数转换

1. 一般程序

本指导原则建议 BE 测量（例如 AUC 或 C_{max}）应该进行对数转换，无论是使用以 10 为底数的常用对数还是自然对数（见附录 4）。在研究报告中，常用对数或自然对数应保持一致且需典型的 BE 研究中有限样本量排除了数据集分布的可靠测定。申报者或申请人并不鼓励对数转换后，对误差常态分布进行检测，并且也不以用误差常态分布为理由，对原有的规模进行统计分析。若申报者或申请人认为他们的 BE 研究数据应以原始数据而不是对数数据进行统计分析，则需说明理由。

2. 数据介绍

对于研究中的每个受试者，在每个采样时间点生物流体中的药物浓度应提供原始数据。全身暴露的药代动力学测量也应该提供原始数据。每个变量的平均值、标准偏差以及变异系数都应在最终报告中进行计算并制成表格。

选择 BE 测量方法时，需要 T 和 R 的算数平均值和相关标准偏差（方差系数）外，还需计算几何平均数（对数平均值的反对数）。为了方便 BE 比较，每个个体的测量都应与所测试制剂平行显示。特别是每次 BE 测量，每个受试者 T 和 R 几何平均值的比值均应按主题列表标示。该汇总表应指出每个序列中每个受试者接受的受试产品。

（二）数据分析

1. 平均生物等效

（1）概述　对数转化 BE 测定方法，推荐参数（正理论）方法。如式（9-2）或式（9-3）中所述的平均 BE 使用标准，一般方

法为建立 $\mu_T - \mu_R 90\%$ 的置信区间，如若该置信区间位于区间 $[-\theta_A, \theta_A]$ 内，即可得到平均 BE 的结论。由于常规理论置信区间的性质，这相当于在 5% 显著水平时，进行两次假设的单侧检验（Schuirmann 1987）。

在对数转换数据平均值中，90% 置信区间的差异应使用适当的实验设计方法进行计算。获得的置信限度的对数均成了 T 和 R 间几何平均值的 90% 置信区间。

（2）非重复性交叉设计　对于非重复性交叉设计，本指导原则建议使用常规理论的参数程序分析 BA 测定对数转换值。虽然线性混合效应模型程序也可以用于非重复交叉研究分析中，优选 SAS 或等效软件 PROC GLM 中可用的通用线性模型程序。

例如，对于常规的双治疗、双周期、双序列（2×2）随机交叉设计，统计模型通常需解释以下变化来源的因素：序列、序列中的受试者、周期和治疗。应使用 SAS PROC GLM 中的评估声明或其他软件中的等效声明来获得治疗手段与标准误差（与这些差异相关的）间的调整差异的估计。

（3）线性混合效应模型程序可在 SAS 中使用 PROC MIXED 或等效性文件，用于平均 BE 的复制交叉研究分析。附录 5 中列举了 SAS 程序中的一个例子。

（4）平行设计　对于平行设计，可以使用受试者间的总方差来计算对数中平均值差异的置信区间。正如重复设计分析（第六部分），不应假设方差相等。

2. 群体等效性

（1）概述　使用群体方法 [四（二）部分] 分析 BE 数据，首先需专注 T 和 R 的 BA 测定对数转换值之间平均差异的评估和每个制剂总方差的评估。这可以使用相对简单的无偏估计（如矩阵法）来完成（Chinchilli 1996，Chinchilli 和 Esinhart 1996）。平均差和方差的评估完成后，可以得到群体 BE 标准的 95% 置信上限或等同于群体 BE 标准线性形式的 95% 置信上限。若标准的 95% 置信上限小于或等于 BE 限度（θ_P），则群体 BE 应考虑建立特定对数转换 BA 测定；或者若线性标准的 95% 置信上限小于或等于 0，则群体 BE 应考虑建立相关等级的 BA 测定。

为了获得标准的 95% 置信上限，可以使用基于验证方法的区间。CDER 中相关人员应审查该验证方法。附录 6 中列举了一个使用群体 BE 方法确定置信上限的例子。

（2）非重复交叉设计　对于非重复交叉研究，可通过任何可用的方法（例如 SAS PROC GLM 或等效软件）获得 T 和 R 间 BA 测量对数转换平均值差异的无偏估计。每种制剂的总方差应由常用的样本方差来估计，每个序列分别进行计算，然后跨度列合并。

（3）重复交叉设计　对于重复交叉设计研究，该方法应该与非重复交叉设计相同，但应注意获得总方差的适当估计。对于个体 BE[见六（二）部分]，一种方法是分别对受试者内部和受试者之间进行评估，然后汇总得到总方差。

置信上限的方法应与方差估算的方法一致。

（4）平行设计　平行设计的均值和方差的评估应与非重复交叉设

计相同。修改置信上限的方法，以反映独立样品而非配对样本，并且允许方差不相等的存在。

3. 个体生物等效性

使用个体 BE 方法 [四（三）部分] 分析 BE 数据需专注于 T 和 R 间对数转换 BA 测量、受试者 – 制剂相互作用方差、两制剂受试者内方差的平均差值的评估。为此，建议使用 MM 方法。

为了获得个体 BE 标准线性形式 95% 置信上限，可以使用基于验证方法的区间。附录 7 中描述了相关例子。平均差和方差的评估完成后，可以得到个体 BE 标准的 95% 置信上限或等同于个体 BE 标准线性形式的 95% 置信上限。若标准的 95% 置信上限 ≤ BE 限度 θ_1，则个体 BE 应考虑建立特定对数转换 BA 测定；或者若线性标准的 95% 置信上限 ≤ 0，则个体 BE 应考虑建立相关等级的 BA 测定。

当统计分析中包含了某些缺失数据的受试者时，限制性最大似然（REML）法可用于评估平均差和方差。REML 和 MM 方法之间的关键区别涉及方差评估方面的差异，并将在附录 8 中进一步讨论。申报者在提交申请前，应考虑 REMl 和 MM 的替代方法，鼓励与 CDER 相关的审评人员就替代方法进行讨论。

七、其他问题

（一）多组研究

如果在两组或多组受试者中进行交叉研究（例如，如果由于逻辑原因同时仅有有限数量的受试者可以研究），则应修改统计模型，以反映该研究的多组性质。特别是该模型应反映出以下事实：第一组的周期与第二组的周期不同。以上要求适用于本指导原则中描述的所有方法（平均、群体和个体 BE）。

若在不同的临床中心进行两组或多组研究，或在相同中心但不同时间（例如相差数月）研究，可能会出现几组结果是否应该合并进行单一分析的问题。这些情况应与 CDER 相关审查部门进行讨论。

顺序设计中，是否进行第二组受试者的研究是基于第一组的结果，并要求使用不同统计方法不在本指导原则的范围内。希望使用顺序设计的申报者应咨询 CDER 相关审查部门。

（二）残留效应

BE 研究中使用交叉设计，允许每位受试者以自己作对照来提高对比精确度。以这一原则为基础，其中一个假设是对于每种制剂和前述制剂，延滞效应（也称残留效应）不存在（在较早期给药时，在设计的特定时期对制剂的应答不受影响）或者相等。如果交叉研究中存在残留效应且不相等时，通常交叉估计 $\mu_T - \mu_R$ 可能会存在偏差。常规的双制剂、双周期、两序列交叉设计的一个限制为唯一可用于存在不平等的残留效应的统计检验方法是交叉设计方差分析中的序列测试（ANOVA）。这是受试者之间的检验，预期在典型的 BE 研究中具有较差的识别能力。此外，如果不平等的残留效应不能排除，则本设计中无法得到基于个体内比较的 $\mu_T - \mu_R$ 无偏估计量。

对于重复交叉研究，受试者内测试的不平等残留效应可以在特定条件下得到。通常只关注一级残留效应（即当发生时，残留效应仅影响设计中下一阶段对给药制剂的应答）。在这种假设下，重复交叉设计的残留效应可能比非重复研究更复杂。残留效应可能不仅取决于本阶段之前的制剂，而且也取决于本阶段的给药制剂，称之为直接残留相互作用。需要考虑的不仅仅是一直在强调的一级残留效应（Fleiss 1989）。在重复交叉设计中，通过一般的一级残留效应可以得到受试者内 $\mu_T - \mu_R$ 的无偏评估，但该种评估并不精确，降低了研究得出 BE 结论的能力。

大多数情况下，重复和非重复交叉设计中，以下情况的 BE 研究中，认为不平等残留效应存在的可能性小。
●单剂量研究。

●药物不是内源性实体。

●在研究的不同阶段，允许超过一个洗脱期存在，且在随后的时间段，受试者给药前的任何生物基质样品并未表现出任何可检测的药物水平。

●该研究满足所有的科学标准（例如，基于一个可接受的研究协议并且包含足够的验证试验方法）。

若药物非内源性实体，且研究符合上述所有的科学标准，也存在对患者的多剂量研究和（或）研究给予不平等残留效应的可能性。在其他情况下，申报者或申请人可能被要求考虑发生不平等残留效应的可能性，包括残留间直接的相互作用。如果有残留效应存在的证据，申报者应在研究方案中描述建议的方法，包括该效应和程序应遵循的统计学检验。怀疑存在残留效应可能性的申报者可能希望通过平行设计进行 BE 研究。

（三）剔除注意事项

在 BE 研究中异常数据定义为与受试者相关数据不一致的一个或多个 BA 测量和（或）研究中其他受试者的受试数据。由于 BE 研究通常以交叉研究进行，主要类型的受试者异常值是受试者个体内异常，关于受试者内 T–R 比较，其中一个或几个受试者显著不同于剩余的受试者。以下剔除受试者未违反协议的情况包括：

1. 药物异常

由于具体药物管理单位的问题，可能出现药物异常情况。例如，受试者对一个或其他药物产生异常高或低的反应。例如，这可能发生在显示剂量倾斜的持续和（或）缓释剂型，或具有抑制溶解的涂层剂量单位上。

2. 受试者 – 药物相互作用

当一个个体是较低数量一般人群受试者的代表时，可能会出现受试者 – 药物的相互作用，对该个体而言，两种药物的相对 BA 显著不同于大多数人群，且这两种药物对上述个体不等效，尽管该药在大多数人群中生物等效。

在药物出现异常的情况下，不论是 T 或是 R 均会出现不寻常反应。然而，在一个亚群情况下，即使 R 观察到有异常反应，也可能是缺乏对两种药物互换性的关注。由于这些原因，通常并不鼓励删除剔除值，尤其是非重复设计。重复交叉设计中，这些设计的重复检验特征应指出是否删除剔除值。存在这些数据集的申报者或申请人应该与相关审查人员商议该如何处理异常值。

（四）中断

混合定标方法具有从恒定到参考定标范围内，在切换点中的不连续性，σ_{w0}（个体 BE 标准）或 σ_{T0}（群体 BE 标准）。例如，若参考的受试者内标准偏差的估算值刚好在切换点上，则置信区间将比下面更宽。在这种情况下，若估算值刚好在边界线以下，则置信区间可以通过预定的 BE 限度，如果刚好在边界线以上，则可能失败。本指导原则建议，使用个体 BE 方法的申报者在切换点的任意一侧，可以使用参考定标或定量定标。用这种方法，所述多重检测略微膨胀的 I 型误差率约为 6.5%，但仅在 σ_{WR} 小间隔内（大约 0.18~0.20）。

参考文献

1.Anderson S., W.W. Hauck. Consideration of Individual Bioequivalence. J. Pharmacokin. Biopharm., 1990, 18:259–73.

2.Anderson, S. Individual Bioequivalence: A Problem of Switchability (with discussion). Biopharmaceutical Reports, 1993, 2(2):1–11.

3.Anderson, S. Current Issues of Individual Bioequivalence. Drug Inf. J., 1995, 29:961–4.

4.Chen, M.-L. Individual Bioequivalence—— A Regulatory Update (with discussion). J. Biopharm. Stat., 1997, 7:5–111.

5.Chen, M.-L., R. Patnaik, W.W. Hauck, et al. FDA Population and Individual Bioequivalence Working Group, AAn Individual Bioequivalence Criterion: Regulatory Considerations. Stat. Med., 2000, 19:2821.

6.Chen M.-L., S.-C. Lee, M.-J. Ng, et al. Pharmacokinetic analysis of bioequivalence trials: Implications for sex-related issues in clinical pharmacology and biopharmaceutics. Clin. Pharmacol. Ther., 2000, 68(5):510.

7.Chinchilli, V.M. The Assessment of Individual and Population Bioequivalence. J. Biopharm. Stat., 1996, 6:1–14.

8.Chinchilli, V.M., J.D. Esinhart. ADesign and Analysis of Intra-Subject

Variability in Cross–Over Experiments. Stat. Med., 1996, 15:1619.

9.Chow, S.–C. AIndividual Bioequivalence—— A Review of the FDA Draft Guidance. Drug Inf. J., 1999, 33:435.

10.Diletti E., D. Hauschke, V.W. Steinijans. ASample Size Determination for Bioequivalence Assessment By Means of Confidence Intervals. Int. J. Clin. Pharmacol. Therap., 1991, 29:1–8.

11.Efron, B. Better Bootstrap Confidence Intervals (with discussion). J. Amer. Stat. Assoc., 1987, 82:171–201.

12.Efron, B. R.J. Tibshirani. An Introduction to the Bootstrap. Chapman and Hall, 1993, 14.

13.Ekbohm, G., H. Melander. The Subject–by–Formulation Interaction as a Criterion for Interchangeability of Drugs. Biometrics,1989, 45:1249.

14.Ekbohm, G., H. Melander. On Variation, Bioequivalence and Interchangeability. Report 14, Department of Statistics, Swedish University of Agricultural Sciences, 1990.

15.Endrenyi, L., M. Schulz. Individual Variation and the Acceptance of Average Bioequivalence. Drug Inf. J., 1993, 27:195–201.

16.Endrenyi, L. A Procedure for the Assessment of Individual Bioequivalence, in Bio–International: Bioavailability, Bioequivalence and Pharmacokinetics (H.H.Blume, K.K. Midha, eds.). Medpharm

Publications, 1993: 141.

17.Endrenyi, L. A Method for the Evaluation of Individual Bioequivalence. Int. J. Clin. Pharmacol. Therap., 1994, 32:497–508.

18.Endrenyi, L. A Simple Approach for the Evaluation of Individual Bioequivalence,. Drug Inf. J., 1995, 29:847.

19.Endrenyi, L., K.K. Midha. AIndividual Bioequivalence——Has Its Time Come. Eur. J. Pharm. Sci., 1998, 6:271.

20.Endrenyi, L. G.L. Amidon, K.K. Midha, et al. AIndividual Bioequivalence: Attractive in Principle, Difficult in Practice. Pharm. Res., 1998, 15:1321.

21.Endrenyi L., Y. Hao. AAsymmetry of the Mean–Variability Tradeoff Raises Questions About the Model in Investigations of Individual Bioequivalence, Int. J. Pharmacol. Therap., 1998, 36:450.

22.Endrenyi L., L. Tothfalusi. ASubject–by–Formulation Interaction in Determination of Individual Bioequivalence: Bias and Prevalence. Pharm. Res., 1999, 16:186.

23.Esinhart J.D., V.M. Chinchill. Sample Size Considerations for Assessing Individual Bioequivalence Based on the Method of Tolerance Interval. Int. J. Clin. Pharmacol. Therap., 1994, 32(1):26–32.

24.Esinhart J.D., and V.M. Chinchilli. Extension to the Use of Tolerance

Intervals for the Assessment of Individual Bioequivalence, J. Biopharm. Stat., 1994, 4(1):39–52.

25.Fleiss J.L. A Critique of Recent Research on the Two–Treatment Crossover Design. Controlled Clinical Trials, 1989, 10:237.

26.Graybill F., C.M. Wang. AConfidence Intervals on Nonnegative Linear Combinations of Variances. J. Amer. Stat. Assoc., 1980, 75:869.

27.Hauck W.W., S. Anderson. A New Statistical Procedure for Testing Equivalence in Two–Group Comparative Bioavailability Trials. J. Pharmacokin. Biopharm., 1984, 12:83–91.

28.Hauck W.W., S. Anderson. Types of Bioequivalence and Related Statistical Considerations. Int. J. Clin. Pharmacol. Therap., 1992, 30:181.

29.Hauck W.W., S. Anderson. Measuring Switchability and Prescribability: When is Average Bioequivalence Sufficient. J. Pharmacokin. Biopharm., 1994, 22:551.

30.Hauck W.W., M.–L. Chen, T. Hyslop, er al. FDA Population and Individual Bioequivalence Working Group, AMean Difference vs. Variability Reduction: Tradeoffs in Aggregate Measures for Individual Bioequivalence. Int. J. Clin. Pharmacol. Therap., 1996, 34:535.

31.Holder D.J., F. Hsuan. Moment–Based Criteria for Determining Bioequivalence. Biometrika, 1993, 80:835.

32.Holder D.J. F. Hsuan. A Moment—Based Method for Determining Individual Bioequivalence. Drug Inf. J., 1995, 29:965.

33.Howe W.G. AApproximate Confidence Limits on the Mean of X+Y Where X and Y are Two Tabled Independent Random Variables. J. Amer. Stat. Assoc., 1974, 69:789.

34.Hsu J.C., J.T.G. Hwang, H.—K. Liu, et al. AConfidence Intervals Associated with Tests for Bioequivalence. Biometrika, 1994, 81:103.

35.Hwang S., P.B. Huber, M. Hesney, et al. Bioequivalence and Interchangeability. J. Pharm. Sci., 1978, 67.

36.Hyslop T., F. Hsuan, D.J. Holder. A Small—Sample Confidence Interval Approach to Assess Individual Bioequivalence. Stat. Med., 2000, 19:2885.

37.Kimanani E.K., and D. Potvin. Parametric Confidence Interval for a Moment—Based Scaled Criterion for Individual Bioequivalence. J. Pharm. Biopharm., 1998, 25:595—614.

38.Liu J.—P. AUse of the Repeated Crossover Designs in Assessing Bioequivalence. Stat. Med., 1995, 14:1067.

39.Patnaik R. N., L.J. Lesko, M.—L. Chen, et al. FDA Population and Individual Bioequivalence Working Group, Individual Bioequivalence: New Concepts in the Statistical Assessment of Bioequivalence Metrics. Clin. Pharmacokin., 1997, 33:1—6.

40. Schall R. Unified View of Individual, Population and Average Bioequivalence, in Bio–International 2: Bioavailability, Bioequivalence and Pharmacokinetic Studies (H.H.Blume, K.K.Midha, eds.) Medpharm Scientific Publishers, 1995: 91–105.

41.Schall R., H.G. Luus. AOn Population and Individual Bioequivalence. Stat. Med., 1993, 12:1109.

42.Schall R. Assessment of Individual and Population Bioequivalence Using the Probability That Bioavailabilities Are Similar. Biometrics, 1995, 51:615.

43.Schall R. R.L. Williams for the FDA Individual Bioequivalence Working Group, Towards a Practical Strategy for Assessing Individual Bioequivalence. J. Pharmacokin. Biopharm,1996, 24:133.

44.Schuirmann D.J. A Comparison of the Two One–Sided Tests Procedure and the Power Approach for Assessing the Equivalence of Average Bioavailability. J. Pharmacokin. Biopharm., 1987, 15:657.

45.Schuirmann D.J. Treatment of Bioequivalence Data: Log Transformation, in Proceedings of Bio–International '89——Issues in the Evaluation of Bioavailability Data, Toronto, Canada,1989: 159.

46.Senn S., D. Lambrou. ARobust and Realistic Approaches to Carry–Over. Stat. Med., 1998, 17:2849.

47.Sheiner L. B. Bioequivalence Revisited. Stat. Med., 1992, 11:77–88.

48.Ting N., R.K. Burdick, F.A. Graybill, et al. AConfidence Intervals on Linear Combinations of Variance Components That Are Unrestricted in Sign. J. Stat. Comp. Sim., 1990, 35:35–43.

49.Westlake, W.J.. The Design and Analysis of Comparative Blood–Level Trials, in Current Concepts in the Pharmaceutical Sciences, Dosage Form Design and Bioavailability (J. Swarbrick, ed.) Lea and Febiger, 1973: 149.

50.Westlake W.J.. Statistical Aspects of Comparative Bioavailability Trials. Biometrics, 1979, 35:73–80.

51.Westlake W.J. Response to Kirkwood, TBL.: Bioequivalence Testing—A Need to Rethink. Biometrics, 1981, 37:89–94.

52.Westlake W.J. Bioavailability and Bioequivalence of Pharmaceutical Formulations, in Biopharmaceutical Statistics for Drug Development (K.E. Peace, ed.). Marcel Dekker, 1988: 329.

附录 1

标准

第四部分的方程要求建立标准（即 σ_{T0} 和 θ_P 用于评估群体生物等效性；σ_{W0} 和 θ_1 用于评估个体生物等效性）。建立这些标准的推荐方法描述如下。

一、σ_{T0} 和 σ_{W0}

如第四部分所示，评估 BE 的总体目标应该将 T 和 R 给药后对感兴趣的 BA 对数值之间的差异（T-R），R 与给药两次后相同衡量标准对数值之间的差异（R-R）进行比较。

1. 群体生物等效性

对于群体生物等效性，感兴趣的比较应该用 T 和 R（不同个体给药）之间预期平方差以及 R 与 RN（不同个体给药）间预期平方差的比值来表示。

$$E(T-R)^2=(\mu_T-\mu_R)^2+\sigma_{TT}^2+\sigma_{TR}^2 \qquad (9-8)$$

$$E(R-R)^2=2\sigma_{TR}^2 \qquad (9-9)$$

$$\frac{E(T-R)^2}{E(R-R)^2} = \frac{(\mu_T-\mu_R)^2+\sigma_{TT}^2+\sigma_{TR}^2}{2\sigma_{TR}^2} \qquad (9-10)$$

式（9-4）中群体生物等效性的判断标准由式（9-10）演变而来，因此，两个相同的制剂该标准等于 0。式（9-10）的平方根产生"群体差异比"（PDR）。

$$PDR=[\frac{(\mu_{\mathrm{T}}-\mu_{\mathrm{R}})^2+\sigma_{\mathrm{TT}}^2+\sigma_{\mathrm{TR}}^2}{2\sigma_{\mathrm{TR}}^2}]^2 \qquad (9-11)$$

T–R 之间预期平方差与群体中 R–R 预期平方差比值平方根即为 PDR。需注意的是，PDR 与群体 BE 标准（PBC）单调性有关。

$$PDR=(PBC/2+1)^2 \qquad (9-12)$$

若申报者或申请人如希望使用群体 BE 方法，应与机构联系以获得 σ_{T0} 的进一步信息。

2. 个体生物等效性

对于个体生物等效性，感兴趣的比较应使用 T 与 R（相同个体给药）间预期平方差与 R 与 RN（相同个体两次给药 R）间预期平方差的比值来表示。

$$E(\mathrm{T-R})^2=(\mu_{\mathrm{T}}-\mu_{\mathrm{R}})^2+\sigma_{\mathrm{D}}^2+\sigma_{\mathrm{WT}}^2+\sigma_{\mathrm{WR}}^2 \qquad (9-13)$$

$$E(\mathrm{R-R})^2=2\sigma_{\mathrm{WR}}^2 \qquad (9-14)$$

$$\frac{E(\mathrm{T-R})^2}{E(\mathrm{R-R})^2} = \frac{(\mu_{\mathrm{T}}-\mu_{\mathrm{R}})^2+\sigma_{\mathrm{D}}^2+\sigma_{\mathrm{WT}}^2+\sigma_{\mathrm{WR}}^2}{2\sigma_{\mathrm{WR}}^2} \qquad (9-15)$$

式（9-6）中个体生物等效性的判断标准由式（9-15）演变而来，因此，两个相同的制剂该标准等于 0。（9-15）的平方根产生"个体差异比"（IDR）。

$$IDR=[\frac{(\mu_{\mathrm{T}}-\mu_{\mathrm{R}})^2+\sigma_{\mathrm{D}}^2+\sigma_{\mathrm{WT}}^2+\sigma_{\mathrm{WR}}^2}{2\sigma_{\mathrm{WR}}^2}]^2 \qquad (9-16)$$

个体中 T–R 之间预期平方差 R–R' 之间预期平方差的比值的平方根即为 IDR。IDR 与个体 BE 标准（IBC）单调性有关。

$$IDR=(IBC/2+1)^2 \qquad (9\text{--}17)$$

基于最大允许 IDR=1.25^4，指导原则建议 $\sigma_{W0} = 0.2$。

二、θ_P 和 θ_I

θ_P 和 θ_I 的确定应该考虑平均 BE 标准并且增加群体和个体 BE 标准的方差，如下式所示。

$$\theta = \frac{\text{平均 BE 限度 + 方差系数}}{\text{方差}}$$

1. 群体生物等效性

$$\theta_P = \frac{(\ln 1.25)^2 + \varepsilon_P}{\sigma_{T0}^2} \qquad (9\text{--}18)$$

群体 BE 的 ε_P 数值考虑通过将方差（$\sigma_{TT}^2 - \sigma_{TR}^2$）加入到平均 BE 标准中而导出。申报者或申请人如希望使用群体 BE 方法，应与相关机构联系以取得 ε_P 和 θ_P 的进一步信息。

---

[4] IDR 上限值 1.25 是通过目前使用 BE 上限值 1.25 为平均 BE 标准而绘制。

2. 个体生物等效性

$$\theta_I = \frac{(\ln 1.25)^2 + \varepsilon_I}{\sigma_{W0}{}^2} \qquad (9\text{-}19)$$

个体 BE 的 ε_I 数值通过将受试者 – 制剂相互作用（σ_D）评估以及个体之间差异性（$\sigma_{WT}{}^2 - \sigma_{WR}{}^2$）加入到平均 BE 标准而导出。方差（$\sigma_{WT}{}^2 - \sigma_{WR}{}^2$）的推荐限度为 0.02。另外，指导原则推荐 $\sigma_D{}^2$ 限度为 0.03。σ_D 的大小与 T 和 R 平均比值位于 0.8~1.25 以外的个体所占的百分比相关。可以估算，若 σ_D=0.1356，即使 $\mu_T - \mu_R$= 0，10% 的个体平均比值在 0.8~1.25 以外。当 σ_D=0.1741 时，可能大约为 20%。

因此，基于 σ_D 和方差（$\sigma_{WT}{}^2 - \sigma_{WR}{}^2$）都在标准范围内，指导原则推荐 ε_I = 0.05。

附录 2

具体重复交叉设计的选择

附录 2 描述了 FDA 更倾向于仅有两个序列的重复交叉设计的原因以及包含在该指导原则第五部分推荐的具体设计的描述。

1. 与残留效应无关的原因

在重复交叉设计中顺序和周期的每一个独立的组合都可称为一个设计单元。例如，在第五部分中的两序列、四周期设计有 8 个单元。如下所示，四序列、四周期设计有 16 个单元。

序列	周期			
	1	2	3	4
1	T	R	R	T
2	R	T	T	R
3	T	T	R	R
4	R	R	T	T

自由度总数归因于单元之间的比较，恰巧是单元数减一（除非存在没有观察结果的单元）。

包含在统计分析中的固定影响因素通常是序列、周期和治疗（即制剂）。自由度数量归因于每个固定影响因素，通常情况下等于影响数量减一。因此在第五部分推荐的两序列、四周期情况下，由于序列自由度为 1，周期自由度为 3，处理自由度为 1，因此 3 个固定影响因素的自由度为 5（1+3+1）。由于自由度 5 并不会占据所有 8 单元设计的自由度，因此，固定效应模型是不饱和的。在是否使用自由度更多或所有自由度的固定效应模型（即更饱和的固定效应模型）上存在一些争议。例如，除了 3 个主要影响因素（序列，周期和治疗）外疗列治疗相互作用的效应也应包含其中。另外，序列周期相互作用的效应应该包括在内，可使固定效应模型完全饱和。

若重复交叉设计仅有两个序列，在固定效应模型中仅使用 3 个主要影响因素（序列，周期和处理）或使用更多的饱和模型，若不存在缺失观察并且该研究在一组受试者中进行的情况下，则分析结果差异不大。对主效应模型和饱和模型而言，$\mu_T - \mu_R$ 的最小二乘估值应该相同。此外，模型中方差项的矩量法（MM）也可评估群体和个体 BE（见附录 8），但这仅代表序列内的比较，不论使用主效应模型还是饱和模型，通常完全有效。

若重复交叉设计超过两个序列，则上述优点将不复存在。主效应模型通常会产生与饱和模型不同的 $\mu_T - \mu_R$ 评估值（除非每个序列中受试者数量相同），并且要在没有接受的基础上对上述不同的评估值进行选择。此外，方差的 MM 估计量只有在饱和模型中完全有效，然而，使主效应模型完全有效的估计量必须包括一些序列之间的成分使分析复杂化。因此，使用仅有两个序列的设计可减小或避免某些含糊之处（由估计方差方法或包含在统计模型中的固定效应具体选择所导致）。

2. 残留效应相关的原因

如果模型中包含残留效应，则认为使用以上描述的四序列、四周期是最理想的。类似的，在三周期重复交叉设计中最佳选择为两序列、三周期设计。这两种设计都极力平衡残留效应，这意味着，单次治疗先于相互治疗，且治疗次数相等。

序列	周期		
	1	2	3
1	T	R	R
2	R	T	T

在上述设计的统计学模型中，通过包含简单的一阶残留效应使效率无损失。然而，在 BE 研究的统计学分析中，若考虑残留效应的可能性，则直接残留效应相互作用的可能性也需考虑。若统计模型中存在直接残留相互作用，则这些有利的设计不再是最理想的。事实上，在一般直接残留相互作用存在时，TRR/RTT 设计不允许在无偏受试者内估算 $\mu_T - \mu_R$。

关于是纯粹的主效应模型或者更饱和模型的问题应符合规定，如前部分所述，也可能受残留效应的影响。如果统计模型中包含残留效应（包括直接残留相互作用），则这些影响将会在四序列或六序列重复交叉设计中部分混淆序列处理相互作用，但在双序列设计中不会。

在第五部分推荐的四周期和三周期设计情况下，调整为一阶残留效应（包括直接残留相互作用）的 $\mu_T - \mu_R$ 估值，与其他任何两处理重复交叉设计一样有效或更有效。

3. 双周期重复交叉设计

对于大多数药物产品，个体 BE 研究应避免双周期重复交叉设计，例如 Balaam 设计（使用序列 TR、RT、TT 和 RR），因为 TT 和 RR 序列的受试者不会提供任何受试者与制剂相互作用的信息。然而，Balaam 设计对特定药物是有效的（例如，半衰期比较长的药物适合两周期研究，三周期或更多周期研究不适用）。

附录 3

确定样本量

应通过公布的公式获得平均 BE 样本量。群体和个体 BE 样本量应该基于模拟数据。应在默认情况下（在具有相同方差的平均 BA 中允许两制剂改变高达 5%，并且受试制剂相互作用具有确定的幅度）进行模拟。该研究应具有 80% 或 90% 的能力推断两制剂之间的 BE。样本量也取决于变异幅度和研究设计。确定特定药物受试者数量的方差估算可以从生物医学文献和（或）实验性研究中获得。

以下表中列出使用特定研究设计具有 80% 和 90% 能力的样本量，列出了受试者内标准偏差（自然对数数值范围）、受试者之间标准偏差（自然对数数值范围）和受试制剂相互作用的选择。

表 9-1 平均生物等效性 受试者估计数量

σ_{WT}	σ_D	80% 能力		90% 能力	
		2P	4P	2P	4P
	0.01	12	6	16	8
0.15	0.10	14	10	18	12
	0.15	16	12	22	16
	0.01	24	12	32	16
0.23	0.10	26	16	36	20
	0.15	30	18	38	24
	0.01	40	20	54	28
0.30	0.10	42	24	56	30
	0.15	44	26	60	34
	0.01	108	54	144	72
0.50	0.10	110	58	148	76
	0.15	112	60	150	80

（$\triangle$ =0.05）

注：① Diletti 等使用的双周期设计方法的结果。
② Liu 的四周期设计使用相对有效率数据的结果。

表 9-2　群体生物等效性　四周期设计（RTRT/TRTR）受试者
　　　　估算数量

$\sigma_{WR} = \sigma_{WT}$	$\sigma_{BR} = \sigma_{BT}$	80% 能力	90% 能力
0.15	0.15	18	22
	0.30	24	32
0.23	0.23	22	28
	0.46	24	32
0.30	0.30	22	28
	0.60	26	34
0.50	0.50	22	28
	1.00	26	34

（ $\varepsilon_P = 0.02$, $\triangle = 0.05$ ）

注：群体 BE 的结果大概来自于模拟研究（假设跨序列平衡设计的两序列、
四周期试验）（每个参数组合为 1540 模拟）。

表 9-3　个体生物等效性　受试者估算数量

σ_{WT}	σ_D	80% 能力		90% 能力	
		3P	4P	3P	4P
0.15	0.01	14	10	18	12
	0.10	18	14	24	16
	0.15	28	22	36	26
0.23	0.01	42	22	54	30
	0.10	56	30	74	40
	0.15	76	42	100	56
0.30	0.01	52	28	70	36
	0.10	60	32	82	42
	0.15	76	42	100	56

（续表）

σ_{WT}	σ_D	80% 能力		90% 能力	
		3P	4P	3P	4P
	0.01	52	28	70	36
0.50	0.10	60	32	82	42
	0.15	76	42	100	56

（ ε_P =0.05, $\triangle$ =0.05）

注：个体 BE 结果近似地使用模拟（每个参数组合 5000 模拟）。模拟时使用的设计为 RTR/TRT（3P）和 RTRT/TRTR（4P），假设跨序列平衡设计试验两序列。

然而上述样本量假设等于受试者间标准差，三周期和四周期设计模拟研究表明，如果 $\triangle = 0$ 且 $\sigma_{WT}^2 - \sigma_{WR}^2 = 0.05$，则给出的样本量将提供这些研究 80% 或 90% 的能力。

为了与第五部分（建议在所有的 BE 研究中最少有 12 例受试者）保持一致，当 $n=10$ 提供 80% 的能力时，则增加至 $n=12$。

表 9-4　个体生物等效性　受试者评估数量

σ_{WT}	σ_D	80% 能力	90% 能力
		4P	4P
	0.01	30	40
0.30	0.10	36	48
	0.15	42	56
	0.01	34	46
0.50	0.10	36	48
	0.15	42	56

[$\varepsilon_I = 0.05$, $\triangle = 0.10$　限制 $\triangle$（ $0.8 \leqslant \exp(\triangle) \leqslant 1.25$]

注：个体 BE 结果近似地使用模拟（每个参数组合 5000 模拟）。模拟时使用的设计为 RTRT/TRTR（4P），假设跨序列平衡设计试验两序列。当 $\triangle = 0.05$ 时，样本量与表 9-3 中一致。这是因为研究已经支持了方差估算和推断，因此，$\triangle$ 点估计的约束对 $\triangle$ 值较小的样本量影响不大。

附录 4

药代动力学数据的对数转换的合理性

1. 临床原理

1991 年，美国 FDA 仿制药咨询委员会建议，一个 BE 研究最感兴趣的比较应该是 T 和 R 平均参数数据之间的比值而不是差值。使用对数转换，在 BE 数据分析时，一般线性统计模型允许推断两个平均对数值的差异，这可转化成两个原始数据均值（平均数或中位数）的比率。因此，对数转换是基于比值而非差值实现了一般比较。

2. 药代动力学原理

Westlake 观察到，在 BA/BE 研究中，乘法模型被假设为药代动力学措施（即 AUC 和 $C_{\max}$，但不是 $T_{\max}$）（Westlake 1973 和 1988）。假设药物消除一阶并且仅在中央室发生，则血管外给药后以下公式成立。

$$AUC_{0\text{-}4} = FD/CL \qquad (9\text{-}20)$$

$$= FD/(VK_e) \qquad (9\text{-}21)$$

其中 F 是吸收分数，D 是给药剂量，FD 是药物的吸收量。CL 是特定受试者的清除率，即表观分布容积（V）和消除速率常数（K_e）的乘积。[5] 使用 AUC 作为药物吸收量的测量参数，包括乘积项

---

[5] 注意任何多室模型，一般方程都可写为：
$$AUC_{0\text{-}} = FD/V_{d\beta}\lambda_n \qquad (9\text{-}25)$$

$V_{d\beta}$ 表示终端指数阶段期间，相关药物浓度分布容积或者体内血液中药物总量。λ_n 是浓度－时间曲线的末端斜率。

（CL）可被视为是受试者的功能。出于这个原因，Westlake 认为，如若对测量的原始数据进行数据分析，则不应添加受试者效应。

AUC 数据的对数转换会将 CL（VKe）参数以附加方式带进以下方程中。

$$\ln AUC_{0\sim4} = \ln F + \ln D - \ln V - \ln K_e \qquad （9\text{-}22）$$

C_{max} 提出类似论点。以下方程适用于单室模型的药物。

$$C_{max} = (FD/V)xe^{-k_e T_{max}} \qquad （9\text{-}23）$$

F、D、V 再次以乘法形式被引入模型中。然而，对数转换后，公式变为：

$$\ln C_{max} = \ln F + \ln D - \ln V - K_e T_{max} \qquad （9\text{-}24）$$

因此，C_{max} 数据对数转换也导致 V 参数附加处理。

附录 5

重复交叉试验平均 BE 分析的 SAS 程序语句

下文阐明了一个采用 6.12 版本 SAS 中的 PROC MIXED 运行平均 BE 分析程序语句的例子，分别进行了 SEQ、SUBJ、PER 和 TRT 识别序列、受试者、时间和处理变量以及表示响应因素 [如 $\log(AUC)$, $\log(C_{max})$] 的分析。

混合程序；
每次治疗序列划分受试者；
模型　Y= 每次治疗序列 /DDFM=SATTERTH；
随机　治疗 / 类型 =FAD（2）SUB= 受试者 G；
重复 /GRP= 治疗　SUB= 受试者；
估值 'T 及 'R 治疗 1–1/CL　ALPHA=0.1。

在排序次序中估计语句假设 T 公式代码排在 R 公式代码之前（即这种情况，例如若 T 被编码为 1 和 R 被编码为 2）。如果在排序次序中 R 公式代码排在 T 公式代码之前，那么在估计语句中的系数将会变为 –11。

在随机语句中，TYPE=FA0（2）可能被 TYPE=CSH 替代。该指导原则建议不要使用 TYPE=UN，因其可能产生一个无效的（即属于非负定性）估计协方差矩阵。

附录 6

群体生物等效性标准四阶段交叉设计的统计测试方法

附录 6 描述了用于群体 BE 标准的统计测试方法。该过程涉及可以是正值（不判定为群体 BE）或者负值（判定为群体 BE）的检验统计量的计算。

考虑下列统计模型，假设在各 S 序列中等量重复 T 和 R 的四阶段设计，假设其没有（或相等）残留效应（进入各阶段的残留效应相等）。

$$Y_{ijkl} = \mu_k + \gamma_{ikl} + \delta_{ijk} + \varepsilon_{ijkl}$$

其中 $i=1,\cdots,s$ 表示序列；$j=1,\cdots,n_i$ 表示在序列 i 中的受试者；$k=R$，T 表示治疗；$l=1$，2 表示在第 i 个序列第 k 种治疗中的第 l 次重复；Y_{ijkl} 为第 i 个序列中第 j 个受试者第 k 种治疗的第 l 次重复时的反应；γ_{ikl} 表示在第 i 个序列第 k 种治疗中的第 l 次重复时的混合效应；δ_{ijk} 为在第 i 个序列第 j 个受试者第 k 种治疗的随机受试者效应；ε_{ijkl} 为在第 i 个序列第 j 个受试者第 k 种治疗中的第 l 次重复时的随机错误。ε_{ijkl} 的假设为相互独立且等同分布。

$$\varepsilon_{ijkl} \sim N(0, \sigma_{Wk}^2)$$

其中 $i=1,\cdots s$，$j=1,\cdots,n_i$，$k=R$，T；$l=1$，2。此外，随机受试者效应 $\delta_{ij}=(\mu_R+\delta_{ijR}, \mu_T+\delta_{ijT})$ 的假设为相互独立且等同分布。

$$\delta_{ij} \sim N_2\left[\begin{pmatrix} \mu_R \\ \mu_T \end{pmatrix}, \begin{pmatrix} \sigma_{BR}^2 & \rho\sigma_{BT}\sigma_{BR} \\ \rho\sigma_{BT}\sigma_{BR} & \rho\sigma_{BT}^2 \end{pmatrix}\right]$$

下列约束应用到多余参数中以避免 k=R，T 模型的过参数化。

$$\sum_{i=1}^{s} \sum_{l=1}^{2} \gamma_{ikl} = 0$$

Chinchilli 和 Esinhart 提出的统计模型假设 $s \times p$ 位置参数（其中 p 为周期数）可划分为 t 治疗参数和 $sp-t$ 多余参数（Chinchilli 和 Esinhart 1996）。一个饱和模型便产生。在该模型中估计了各种多余参数，但重点为群体 BE 所需参数。在一些设计中，序列和时间效应可通过多余效应的重复参数化来估计。

该模型定义可扩展到其他交叉设计。

1. 线性标准 [来源于第四部分，式（9-4）和式（9-5）]

参照物标度：

$$\eta_1 = (\mu_T - \mu_R)^2 + (\sigma_{TT}^2 - \sigma_{TR}^2) - \theta_p \cdot \sigma_{TR}^2 < 0$$

恒定标度：

$$\eta_2 = (\mu_T - \mu_R)^2 + (\sigma_{TT}^2 - \sigma_{TR}^2) - \theta_p \cdot \sigma_{T0}^2 < 0$$

2. 评价该线性标准

对于线性标准的评价主要取决于研究设计。残留估计和置信区间过程假设为四阶段设计，其各 s 序列等量重复 T 和 R。将重复参量化定义为：

$$U_{Tij} = \frac{1}{2} \cdot (Y_{ijT1} + Y_{ijT2})$$

$$U_{Rij} = \frac{1}{2} \cdot (Y_{ijR1} + Y_{ijR2})$$

$$V_{Tij} = \frac{1}{\sqrt{2}} \cdot (Y_{ijT1} - Y_{ijT2})$$

$$V_{Rij} = \frac{1}{\sqrt{2}} \cdot (Y_{ijR1} - Y_{ijR2})$$

$$I_{ij} = Y_{ijT.} - Y_{ijR.}$$

其中 $i=1, \cdots, s$ 和 $j=1, \cdots, n_i$。

$$Y_{ijT} = \frac{1}{2}(Y_{ijT1} + Y_{ijT2}) \; ; \; Y_{ijR} = \frac{1}{2}(Y_{ijR1} + Y_{ijR2})$$

计算该公式意味着序列间的池化：

$$\hat{\mu}_k = \frac{1}{s} \sum_{}^{s} \overline{Y}_{i\cdot k\cdot} \; ; \; k = R, T \; ; \; \hat{\triangle} = \hat{\mu}_T - \hat{\mu}_R$$

其中

$$\overline{Y}_{i\cdot k\cdot} = \frac{1}{n_i} \sum_{i=1}^{n_i} \frac{1}{2} \sum_{l=1}^{2} Y_{ijkl}$$

计算 U_{Tij}、U_{Rij}、V_{Tij}、V_{Rij} 的方差，序列间池化，分别通过 MU_T、MU_R、MV_T、MV_R 表示这些方差估算值。具体如下：

$$MU_T = \frac{1}{n_{U_T}} \sum_{i=1}^{s} \sum_{j=1}^{n_i} (U_{Tij} - \overline{U}_{Ti})^2$$

$$MV_T = \frac{1}{n_{V_T}} \sum_{i=1}^{s} \sum_{j=1}^{n_i} (V_{Tij} - \overline{V}_{Ti})^2$$

$$MU_{\mathrm{R}} = \frac{1}{n_{U_{\mathrm{R}}}} \sum_{i=1}^{s} \sum_{j=1}^{n_i} (U_{\mathrm{R}ij} - \overline{U}_{\mathrm{R}i})^2$$

$$MV_{\mathrm{R}} = \frac{1}{n_{V_{\mathrm{R}}}} \sum_{i=1}^{s} \sum_{j=1}^{n_i} (V_{\mathrm{R}ij} - \overline{V}_{\mathrm{R}i})^2$$

$$n_I = n_{U_{\mathrm{T}}} = n_{U_{\mathrm{R}}} = n_{V_{\mathrm{T}}} = n_{V_{\mathrm{R}}} = \left(\sum_{i=1}^{s} n_i \right) - s$$

然后，根据如下所列估计线性标准。

参照物标度：

$$\hat{\eta}_1 = \hat{\triangle}^2 + MU_{\mathrm{T}} + 0.5 \cdot MV_{\mathrm{T}} - (1+\theta_{\mathrm{p}}) \cdot (MU_{\mathrm{R}} + 0.5 \cdot MV_{\mathrm{R}})$$

恒定标度：

$$\hat{\eta}_2 = \hat{\triangle}^2 + MU_{\mathrm{T}} + 0.5 \cdot MV_{\mathrm{T}} - (MU_{\mathrm{R}} + 0.5 \cdot MV_{\mathrm{R}}) - \theta_{\mathrm{p}} \cdot \sigma_{\mathrm{T}0}$$

标准的 95% 置信上限。

下表说明了基于两序列、四阶段设计，对于有参照物标度的 $a (1-\alpha)$ 置信上限水平的结构，对于 $\hat{\eta}_1$ 的 95% 置信上限采用 $\alpha = 0.05$ 表示。

H_q= 置信评定	E_q= 点估计	$U_q = (H_q - E_q)^2$
$H_D = \left(\left\lvert \hat{\triangle} \right\rvert + t_{1-\alpha,\, n-s} \left(\frac{1}{s^2} \sum_{i=1}^{s} n_i^{-1} M_I \right)^{\frac{1}{2}} \right)^2$	$E_D = \hat{\triangle}^2$	U_D

（续表）

$H_1 = \dfrac{(n-s)\cdot E_1}{\chi^2_{n-s,\alpha}}$	$MU_T = E_1$	U_1
$H_2 = \dfrac{(n-s)\cdot E_2}{\chi^2_{n-s,\alpha}}$	$0.5\cdot MV_T = E_2$	U_2
$H_{3rs} = \dfrac{(n-s)\cdot E_{3rs}}{\chi^2_{n-s,1-\alpha}}$	$-(1+\theta_P)MU_R = E_{3rs}$	U_{3rs}
$H_{4rs} = \dfrac{(n-s)\cdot E_{4rs}}{\chi^2_{n-s,1-\alpha}}$	$-(1+\theta_P)\cdot 0.5\cdot MV_R = E_{4rs}$	U_{4rs}
$H_{\eta_1} = \sum E_q + \left(\sum U_q\right)^{\frac{1}{2}}$		

$H_{\eta 1} = \sum E_q + \left(\sum U_q\right)^{\frac{1}{2}}$ 作为 $\hat{\eta}_1$ 的 95% 置信上限。注意 $n = \sum\limits_{i=1}^{s} n_i$ ，，其中 s 表示序列数，ni 为每个序列中的受试者数量，而 $\chi^2_{\alpha,\,n-s}$ 来源于具有 $n-s$ 自由度卡方分布的累积分布函数，即 $\Pr(\chi^2_{n-s} \leq \chi^2_{\alpha,\,n-s}) = \alpha \hat{\eta}_2$ 的置信限的计算方法相似，调整与适当方差分量相关的常数（特别是与 MU_R 和 MV_R 相关的恒量）。

$H_q = $ 置信评定	$E_q = $ 点估计	$U_q = (H_q - E_q)^2$
$H_D = \left(\left|\hat{\triangle}\right| + t_{1-\alpha,\,n-s}\left(\dfrac{1}{s^2}\sum\limits_{i=1}^{s} n_i^{-1} M_I\right)^{\frac{1}{2}}\right)^2$	$E_D = \hat{\triangle}^2$	U_D
$H_1 = \dfrac{(n-s)\cdot E_1}{\chi^2_{n-s,\alpha}}$	$MU_T = E_1$	U_1

（续表）

$$H_2 = \frac{(n-s)\cdot E_2}{\chi^2_{n-s,\alpha}} \qquad 0.5\cdot MV_T = E_2 \qquad U_2$$

$$H_{3cs} = \frac{(n-s)\cdot E_{3cs}}{\chi^2_{n-s,1-\alpha}} \qquad -1\cdot MU_R = E_{3cs} \qquad U_{3cs}$$

$$H_{4cs} = \frac{(n-s)\cdot E_{4cs}}{\chi^2_{n-s,1-\alpha}} \qquad -0.5\cdot MV_R = E_{4cs} \qquad U_{4cs}$$

$$H_{\eta_2} = \sum E_q - \theta_P \cdot \sigma_{T0}{}^2 + \left(\sum U_q \right)^{1/2}$$

采用混合比例方式来计算群体 BE，计算参照物标度或恒定标度线性标准的 95% 置信上限。对于参照物标度或恒定标度方式的选择主要取决于参照产品总标准偏差的研究评价（在四阶段设计中采用 $[MU_R + 0.5\cdot MV_R]^{1/2}$ 来评价）。如果标准偏差的研究评价 $\leqslant \sigma_{T0}$，那么应计算该恒定标度标准和其相关置信区间。反之，应计算该参照物标度标准和其相关置信区间。上文已描述各个置信限的计算步骤。如果适当标准的置信上限为负值或零，判定为群体 BE；如果置信上限为正值，判定为非群体 BE。

附录7

个体生物等效性标准的统计测试方法

附录 7 描述了使用个体 BE 标准的方法。过程（Hyslop, Hsuan, 和 Holder 2000）涉及可为正值（判定为非个体 BE）或负值（判定为个体 BE）的测试数据的计算。

考虑下列统计模型，假设为各 s 序列等量重复 T 和 R 的四阶段设计，假设没有（或相等）残留效应（进入各阶段的残留效应相等）。

$$Y_{ijkl} = \mu_k + \gamma_{ikl} + \delta_{ijk} + \varepsilon_{ijkl}$$

其中 $i=1, \cdots, s$ 表示序列；$j=1, \cdots, n_i$ 表示在序列 i 中的受试者；$k=R, T$ 表示治疗；$l=1, 2$ 表示在第 i 个序列中第 k 种治疗中的第 l 次重复，Y_{ijkl} 为第 i 个序列中第 j 个受试者第 k 种治疗的第 l 次重复时的反应，γ_{ikl} 表示在第 i 个序列中第 k 种治疗中的第 l 次重复时的混合效应，δ_{ijk} 为在第 i 个序列中的第 j 个受试者第 k 种治疗的随机受试者效应，ε_{ijkl} 为在第 i 个序列中的第 j 个受试者第 k 种治疗中的第 l 次重复时随机错误。ε_{ijkl} 的假设为相互独立且等同分布。

$$\varepsilon_{ijkl} \sim N(0, \sigma_{Wk}^2)$$

其中 $i=1, \cdots s$；$j=1, \cdots n_i$；$k=R, T$；$l=1, 2$。此外，随机受试者效应 $\delta_{ij}=(\mu_R+\delta_{ijR}, \mu_T+\delta_{ijT})$ 的假设为相互独立且等同分布。

$$\delta_{ij} \sim N_2 \left[\begin{pmatrix} \mu_R \\ \mu_T \end{pmatrix}, \begin{pmatrix} \sigma_{BR}^2 & \rho\sigma_{BT}\sigma_{BR} \\ \rho\sigma_{BT}\sigma_{BR} & \rho\sigma_{BT}^2 \end{pmatrix} \right]$$

下列约束应用到多余参数中以避免 $k=R$，T 模型的过参数化。

$$\sum_{i=1}^{s} \sum_{l=1}^{2} \gamma_{ikl} = 0$$

Chinchilli 和 Esinhart 提出的统计模型假设 $s \times p$ 位置参数（其中 p 为周期数）可划分为 t 治疗参数和 $sp-t$ 多余参数（Chinchilli 和 Esinhart 1996）。一个饱和模型便产生。在该模型中估计了各种多余参数，但重点为个体 BE 所需参数。在一些设计中，序列和时间效应可通过多余效应的重复参数化来估计。

该模型定义可以扩展到其他交叉设计。

1. 线性标准 [来源于第四部分，式（9-6）和式（9-7）]
参照物标度：

$$\eta_1 = (\mu_T - \mu_R)^2 + \sigma_D^2 + (\sigma_{WT}^2 - \sigma_{WR}^2) - \theta_I \cdot \sigma_{WR}^2 < 0$$

恒定标度：

$$\eta_2 = (\mu_T - \mu_R)^2 + \sigma_D^2 + (\sigma_{WT}^2 - \sigma_{WR}^2) - \theta_I \cdot \sigma_{W0}^2 < 0$$

2. 评价该线性标准
对于线性标准的评价主要取决于研究设计。残留估计和置信区间过程假设为四阶段设计，其各 s 序列等量重复 T 和 R。将重复参量化定义为：

$$I_{ij} = Y_{ijT.} - Y_{ijR.}$$

$$T_{ij} = Y_{ijT1} - Y_{ijT2}$$

$$R_{ij} = Y_{ijR1} - Y_{ijR2}$$

其中 $i=1, \cdots, s$ 和 $j=1, \cdots, n_i$。

$$Y_{ijT} = \frac{1}{2} \left(Y_{ijT1} + Y_{ijT2} \right) ; \quad Y_{ijR} = \frac{1}{2} \left(Y_{ijR1} + Y_{ijR2} \right)$$

计算 I_{ij}、T_{ij} 和 R_{ij} 的方差，序列间池化，分别通过 M_I，M_T 和 M_R 评价表示这些方差。其中：

$$\hat{\mu}_k = \frac{1}{s} \sum^{s} \overline{Y}_{i \cdot k \cdot} ; \quad k = \text{R}, \quad \text{T} \quad ; \quad \hat{\triangle} = \hat{\mu}_\text{T} - \hat{\mu}_\text{R}$$

$$\overline{Y}_{i \cdot k \cdot} = \frac{1}{n_i} \sum_{i=1}^{n_i} \frac{1}{2} \sum_{l=1}^{2} Y_{ijkl}$$

$$M_I = \hat{\sigma}_I^2 = \frac{1}{n_I} \sum_{i=1}^{s} \sum_{j=1}^{n_i} (I_{ij} - \overline{I}_i)^2$$

$$n_\text{I} = n_\text{T} = n_\text{R} = \left(\sum_{i=1}^{s} n_i \right) - s$$

$$M_\text{T} = \hat{\sigma}_\text{WT}^2 = \frac{1}{2n_\text{T}} \sum_{i=1}^{s} \sum_{j=1}^{n_i} (I_{ij} - \overline{I}_i)^2$$

$$M_\text{R} = \hat{\sigma}_\text{WR}^2 = \frac{1}{2n_\text{R}} \sum_{i=1}^{s} \sum_{j=1}^{n_i} (R_{ij} - \overline{R}_i)^2$$

然后，根据如下所列估计线性标准。

参照物标度：

$$\hat{\eta}_1 = \hat{\triangle}^2 + M_I + 0.5 \cdot M_T - (1.5 + \theta_I) \cdot M_R$$

恒定标度：

$$\hat{\eta}_2 = \hat{\triangle}^2 + M_I + 0.5 \cdot M_T - 1.5 \cdot M_R - \theta_I \cdot \sigma_{W0}^2$$

受试者 – 制剂相互之间方差分量可通过以下公式来估计。

$$\hat{\sigma}_D^2 = \hat{\sigma}_I^2 - \frac{1}{2} (\hat{\sigma}_{WT}^2 + \hat{\sigma}_{WR}^2)$$

标准的 95% 置信上限。

下表说明了基于双序列、四阶段设计，对于有参照物标度的 a（$1-\alpha$）置信上限水平的结构，对于 $\hat{\eta}_1$ 的 95% 置信上限采用 $\alpha = 0.05$ 表示。

H_q = 置信评定	E_q = 点估计	$U_q = (H_q - E_q)^2$
$H_D = \left(\left\| \hat{\triangle} \right\| + t_{1-\alpha,\,n-s} \left(\frac{1}{s^2} \sum\limits_{i=1}^{s} n_i^{-1} M_I \right)^{1/2} \right)^2$	$E_D = \hat{\triangle}^2$	U_D
$H_I = \dfrac{(n-s) \cdot M_I}{\chi^2_{\alpha,\,n-s}}$	$E_I = M_I$	U_I
$H_T = \dfrac{0.5 \cdot (n-s) \cdot M_T}{\chi^2_{\alpha,\,n-s}}$	$E_T = 0.5 \cdot M_T$	U_T

（续表）

$$H_R = \frac{-(1.5+\theta_I)(n-s)\cdot M_R}{\chi^2_{1-\alpha,\,n-s}} \qquad E_R = -(1.5+\theta_I)\cdot M_R \qquad U_R$$

$$H_{\eta_1} = \sum E_q + \left(\sum U_q\right)^{\frac{1}{2}}$$

$n=\sum\limits_{i-1}^{s} n_i$，其中 s 表示序列数，而 $\chi^2_{\alpha,\,n-s}$ 来源于具有 $n-s$ 自由度卡方分布的累积分布函数，即 $\Pr(\chi^2_{n-s} \le \chi^2_{\alpha,\,n-s}) = \alpha$。然后，$H_{\eta_1} = \sum E_q + \left(\sum U_q\right)^{\frac{1}{2}}$ 作为 $\hat{\eta}_1$ 的 95% 置信上限。$\hat{\eta}_2$ 置信限的计算方法相似，调整与适当方差分量相关的常数（特别是与 M_R 相关的恒量）。

$H_q=$ 置信评定	$E_q=$ 点估计	$U_q=(H_q-E_q)^2$
$H_D = \left(\left|\hat{\triangle}\right| + t_{1-\alpha,\,n-s}\left(\dfrac{1}{s^2}\sum\limits_{i=1}^{s} n_i^{-1}M_I\right)^{\frac{1}{2}}\right)^2$	$E_D = \hat{\triangle}^2$	U_D
$H_I = \dfrac{(n-s)\cdot M_I}{\chi^2_{\alpha,\,n-s}}$	$E_I = M_I$	U_I
$H_T = \dfrac{0.5\cdot(n-s)\cdot M_T}{\chi^2_{\alpha,\,n-s}}$	$E_T = 0.5\cdot M_T$	U_T
$H_R = \dfrac{-(1.5)(n-s)\cdot M_R}{\chi^2_{1-\alpha,\,n-s}}$	$E_R = -(1.5)\cdot M_R$	U_R
$H_{\eta_1} = \sum E_q - \theta_I\cdot\sigma_{W0}^2 + \left(\sum U_q\right)^{\frac{1}{2}}$		

采用混合比例方式来计算个体 BE，计算参照物标度或恒定标度线性标准的 95% 置信上限。对于参照物标度或恒定标度标准的选择主要取决于参照产品个体内标准偏差的研究评价。若标准偏差的研究评价 ≤ σ_{w0}，则应计算该恒定标度标准和其相关置信区间。反之，应计算该参照物标度标准和其相关置信区间。上文已描述各个置信限的计算步骤。如果适当标准的置信上限为负值或零，判定为个体 BE；如果置信上限为正值，判定为非个体 BE。

该指导原则建议申报者在切换点处使用参照物标度或恒定标度。为了测试个体 BE，需计算参照物标度和恒定标度线性标准的 95% 置信上限。上文已描述各个置信限的计算步骤。如果任一标准的置信上限为负值或零（H_{η_1} 或 H_{η_2}），判定为个体 BE。如果两标准的置信上限为正值，判定为非个体 BE。

附录 8

方差估算

相对于简单的无偏估计,矩方法(MM)或约束性最大似然(REML)法可用于估算个体 BE 方法中的平均值和方差参数。REML 和 MM 法之间的关键区别与估计方差方面的差异有关。REML 法分别估算 σ_D^2, σ_{WR}^2, σ_{WT}^2 这三个差异,然后在个体 BE 标准中将其合并。σ_D^2 的 REML 法估算来源于 σ_{BR}^2、σ_{BT}^2 及其相关系数 ρ 的估算。MM 法用以估算标准分子中方差项的总和 $\sigma_D^2 + \sigma_{WT}^2 - \sigma_{WR}^2$ 且不必分别估算每个分量。这种差异结果就是 σ_D^2 的 MM 法估计量是无偏的,但可能是负值。REML 法也可能导致负的估计量,但是若随机效应的协方差矩阵被强制为一个适当的协方差矩阵,σ_D^2 的估计量可以为非负性。这个强制非负性具有使估计量正偏的作用,并给置信限引入些许保守性。REML 法可应用在特殊情况下(例如当存在大量缺失数据时)。此外,MM 法尚未适用于允许残留效评估的模型。

第十章｜基于生物药剂学分类系统的速释固体口服制剂体内生物利用度和生物等效性研究的豁免指导原则[1]

一、前言

本指导原则为速释固体口服制剂（IR）在新药临床研究（INDs）、新药上市申请（NDAs）、仿制药申请（ANDAs）及以上申请的补充申请过程中申请体内生物利用度（BA）和（或）生物等效性（BE）研究豁免的申报者提供建议。这些豁免适用于：①在 IND 期间 IR 剂型的体内 BA 初步确立之后，体内 BA 或 BE 的研究；②在 ANDAs 期间 IR 剂型的体内 BE 研究。21CFR 规章第 320 部分的条例规定了批准药品申请和补充申请对 BA 和 BE 数据的要求。有关在一定条件下体内 BA/BE 研究豁免的规定见 21CFR 320.22。本指导原则解释了基于生物药剂学分类系统（BCS）方法，何时对速释固体口服制剂生物豁免。

---

[1] 该指导原则由食品药品管理局药品审评与研究中心（CDER）、生物药剂学协调委员会、生物药剂学分类系统工作小组起草。本指导原则代表美国食品药品管理局对该主题目前的观点。它不会赋予任何人任何权利，也不会约束 FDA 或公众。如果有替代方法能够满足法令、法规或同时满足两者的要求，可以采用该替代方法。

二、生物药剂学分类系统

BCS 是基于药物水溶性及肠道渗透性的原料药分类科学架构。当与药物溶出度同时进行考量时，BCS 主要考虑影响速释固体口服制剂中药物吸收的速率和程度的 3 个主要因素：溶出度、溶解性和肠道渗透性。根据 BCS，药物分为以下几类：①高溶解性 - 高渗透性（1 类）；②低溶解性 - 高渗透性（2 类）；③高溶解性 - 低渗透性（3 类）；④低溶解性 - 低渗透性（4 类）。

另外，速释固体口服制剂分为快速或慢速溶出。在此构造下，当满足一定标准时，BCS 作为药品开发工具以帮助申报者申请生物豁免。

由于药物在体内溶出度不同，两种药学等效的固体口服制剂在体内吸收的速率和程度会有不同。然而，当速释固体口服制剂在体内快速溶出且药物在胃肠道中具有高渗透性时，药物的吸收速率和程度不依赖于药物的溶出和（或）胃肠通过时间。在这种情况下，只要制剂中的辅料对活性成分的吸收影响不大时，对包含 1 类药物的制剂来说，体内 BA 或 BE 证明可能不需要。本指导原则概述的 BCS 方法可以采用推荐的试验方法 [21CFR 320.22（e）] 来证明对速释固体口服制剂中高溶解性 - 高渗透性（即 1 类）、体外快速溶出药物的生物豁免。下文讨论了用于测定溶解性、渗透性和体外溶出度推荐的试验方法。

（一）溶解性

溶解性分类的界限取决于速释制剂的最高规格，是生物豁免申请的主体。当最高规格能溶于 ≥ 250ml、pH 范围在 1~7.5 的水介质中时，则认为药物是高溶解性。250ml 的体积来源于典型 BE 试

验方案，该方案规定给予空腹人类志愿者的药物应以 1 杯水送服
（大约 8 盎司）。

（二）渗透性

溶解性分类的界限间接基于药物在人体内的吸收程度（药物吸收
分数，非系统的 BA）以及直接基于对透过人体肠黏膜的质量转
移速率的测量。另外，可采用非人体系统预测药物在人体的吸收
程度（例如体外上皮细胞培养方法）。在没有证据证明药物在胃
肠道中不稳定时，基于质量平衡的测定或与静脉参比制剂的比较，
药物在人体内的吸收度不少于给药剂量的 90% 时被认为是高渗透
性的。

（三）溶出度

在本指导原则中，使用美国药典（USP）装置 1 在 100rpm（或装
置 2 在 50rpm），在不大于 900ml 的下列三种介质中：① 0.1 N 盐
酸或不含酶的 USP 模拟胃液；② pH 为 4.5 缓冲液；③ pH 为 6.8
缓冲液或不含酶的 USP 模拟肠液，当有不少于 85% 的药物标示
剂量在 30 分钟内溶解时，该速释制剂被视为可快速溶解。

三、药物分类和确定药品溶出特征的方法

下述为根据 BCS 的药物分类以及确定速释制剂溶出特征所推荐
的方法。

（一）确定原料药溶解性分类

BCS 方法的目的是确定一种药物在不同生理 pH 下的溶解平衡性。
试验药物 pH- 溶解度图应保持在 37±1℃ 的 pH1~7.5 的水介质条
件下测定。应评估足够数量的 pH 条件以准确确定 pH- 溶解度图。

溶解度测定时的 pH 取决于试验药物的电离特性。举例说明，当一个药物的 pKa 的范围为 3~5，溶解度应为 pH=pKa，pH=pKa+1，pH=pKa−1 以及 pH=1 和 7.5。每个 pH 条件下的溶解度测定应至少重复三次。由于研究的多变性，为提供一个可靠的溶出度评估，更多的重复次数是有必要的。美国药典中的标准缓冲溶液在溶解性试验中可视为合适，若这些缓冲溶液由于物理或化学原因不合适时，其他缓冲液也可以应用。溶液的 pH 在加入药物后应经过核实。除了传统的摇瓶法，其他方法如酸或碱滴定方法，被证明也具有预测实验原料药平衡溶解度的能力。应使用验证稳定性指示分析确定选定的缓冲区（或 pH 条件）内原料药的浓度，该指示分析可以由它的降解产物区分原料药。[2] 若观察到降解的原料药是一个缓冲区和（或）pH 组成的函数，该降解物和其他稳定性数据应在三（二）中上报。

溶解性分类应由在 pH1~7.5 范围内计算充分溶解药物最高规格所需水的容量来确定。当最高规格药物溶于 ≤ 250ml pH 1~7.5 范围内的水介质时，该药物原料药应该归类为高溶解性。

（二）确定原料药渗透性分类

原料药的渗透性类别可以在人体内通过质量平衡、绝对 BA 或灌肠的方法得到确认。推荐的方法不涉及在受试者体外或在适合的动物模型（如老鼠）原位肠灌注，也不涉及使用切除肠组织的体外渗透方法或单层的合适上皮细胞。在很多情况下，采用一种方法便已足够（如当绝对生物利用度不小于 90% 或从尿液中回收的原料药不少于 90%）。当一种方法不能确定渗透性分类，建议使

---

[2] 查阅 FDA 指导原则：人用药物和生物制剂稳定性提交文件（Submitting Documentation for the Stability of Human Drugs and Biologics, 1987 年 2 月），发布于 http://www.fda.gov/guidance/index.htm.

用两种不同的方法。药物的化学结构和（或）某些物理化学性质（如
在合适系统的分配系数）能提供关于渗透性有用的信息。申报者
可以考虑使用这些信息来进一步分类。

1. 人体药代动力学研究

（1）质量平衡研究 药代动力学质量平衡研究使用没有标签、稳
定的同位素或放射性药物等证明药物的吸收程度。考虑到研究的多
变性，足够数量的试验对象可以提供一个可靠的吸收程度评估。由
于该方法可以为很多药物的吸收提供高度可变的评估，可能更优先
选择其他方法。

（2）绝对生物利用度研究 可以使用以静脉注射给药为参考的口
服 BA 测定。由于该研究的多变性，足够数量的受试者参与其中，
以提供一个可靠的吸收程度评估。当药物绝对生物利用度不小于
90% 时，没必要通过其他数据证明药物在胃肠液的稳定性。

2. 肠道渗透性方法

下述方法用于确定药物在胃肠道的通透性：①人体内灌流研究；
②恰当的动物模型体内或原位灌流研究；③切除的人体或动物肠
道组织的体外渗透研究；④单层培养上皮细胞的体外渗透性研究。

体内或原位动物模型和体外方法，如那些使用培养动物或人体单
层上皮细胞的方法，被认为适合于被动运输药物。观察到一些药
物在人体内的低渗透性可能由于药物通过膜转运蛋白如 P- 糖蛋
白（P-gp）外排引起。当这些模型中没有转运蛋白的外排作用或
与人体中情况相比表达水平较低，与药物被动运输相比，受制于
外排的药物渗透性存在更大分类错误的可能性。已知的转运蛋白
的表达在选定的研究系统内应作为特性。流出系统的函数表达式

（如 P-gp）可通过如双向转运研究技术证明，证实了应用选择性模型药物或化学物质（环孢素 A、长春碱、若丹明 123）的浓度不足以饱和外排系统，其基底到顶端的转运速度高于顶端到基底的速度。至今尚无法建立一个标准的肠道排出验收的试验系统。相反，该指导原则建议限制那些被动转运机制的药物使用非人体渗透性试验方法。体外评价药物外排相关性时，药代动力学研究可能在剂量线性或比例关系方面提供有用信息。例如，在低浓度时由基底到顶端方向有更高的转运速率，但在人体内呈线性关系的药物，对其体外方法的使用可能关注较少。

对于 BCS 的应用，当满足下列条件之一时，可以假设一个表观的被动转运机制。

● 人体的给药剂量（如相关临床剂量范围）和测定的 BA（浓度 – 时间曲线下面积）呈线性（药动学）关系。

● 测得的体内或原位渗透性与动物模型的灌注液的初始药物浓度（如将 0.01、0.1 和 1 倍量的最高规格制剂溶解至 250ml）不存在依赖性。

● 通过使用合适的且被证明能表达已知的外排转运体的（如 P- 糖蛋白）体外细胞培养方法表明，用供试液和转运方向（如在选定的药物浓度下，药物从顶端流至基底的转运速度在统计学上无显著的差异）测得的体外渗透性与初始药物浓度（如将 0.01、0.1 和 1 倍量的最高规格制剂溶解至 250ml）不具有依赖性。

为了证明 BCS 渗透率方法的适用性，应使用足够数量的模型药物来建立测试渗透性值和人类受试者药物吸收程度之间的顺序关系。对于人体内的肠灌流研究，建议采用六个模型药物。对于动

物体内或原位肠灌注研究和体外细胞培养方法，建议采用二十个
模型药物。由于研究的变异性，为了提供可靠的药物渗透率估算
值，应需足够数量的受试者、动物、离体组织样本或细胞单层用
于研究。这种关系应能精确区分高和低肠道渗透性药物。

为证明方法的适用性，模型应能代表低（如 <50%）、中（如
50%~89%）、高（如 ≥ 90%）三个等级药物吸收情况。申报者可
从附件 1 提供的药物和（或）化学品列表中选择化合物，也可以
选择其他在人体内吸收机制已知且能可靠地估计出药物吸收程度
的药品。

在证明一种方法的适用性且保持相同的研究方案后，针对药物分
类的后续研究，没有必要重新测试所有选定的模型药物。相反，
应选择一个低或高渗透率的模型药物作为内标物（即包括含有受
试药物的灌注液或供试液）。这两个内标物除了含液体体积标记
（或零渗透率化合物，如 PEG4000）外，还应包括某类灌注技术（如
闭环技术）。内标物的选择应基于受试药物的兼容性（即它们不
会表现出任何显著的物理、化学的或渗透的相互作用）。当这个
方案不适用时，内标物的渗透率应通过相同的受试者、动物、组
织或单分子层来确定，随后评价试验药物。在不同试验中两种内
标物的渗透性值不应该有显著差别，包含方法适用性的试验。在
原位或体外试验的最后，应测定膜上的药物量。

对于一个给定特定条件的试验方法，在渗透性接近低 / 高渗透性
边界时，选择高渗透性内标物可帮助受试药物的分类。例如，当
其渗透性值等于或大于所选的高渗透性内标物时，一个受试药物
可能被认定为是高渗透的。

3. 肠胃道内的不稳定性

基于使用尿液中总放射性的质量平衡研究来确定药物在人体内的吸收程度是没有考虑到肠道膜渗透前胃肠液中药物的降解程度。另外，一些确定渗透率的方法是基于药物从体内或原位进入人体和（或）动物胃肠道的灌注液的损失或清除。由于肠膜渗透导致的胃肠道内药物损失（不是降解过程）的确证有助于建立渗透率。使用从人类受试者获得的胃液和肠液可证明药物在胃肠道的稳定性。药品溶液应在 37℃培养一段时间（例如，在胃液中 1 小时和在肠液中 3 小时），这代表体内药物与这些液体相互作用，进而使用一种验证稳定性指示分析方法确定药物浓度。在此方案中若药物显著降解（>5%），说明药物潜在的不稳定性。从人体中获取胃肠液需要插管，而且在某些情况下很难执行。经过合理的验证后，也可以采用适合的动物模型胃肠液和（或）模拟液体（如 USP 胃肠液）来替代。

（三）确定药品的溶出特征和溶出曲线相似性[3]

溶出度试验应使用 USP 装置 1 在 100rpm 或 USP 装置 2 在 50rpm 条件下进行，使用 900ml 的以下溶出介质：① 0.1N HCl 或无酶的 USP 模拟胃液；② pH 为 4.5 的缓冲液；③ pH 为 6.8 的缓冲液或无酶的 USP 模拟肠液。对有明胶涂层的胶囊和片剂，可以使用 USP 模拟胃液和肠液（含有酶）。

用于此评估的溶解试验装置应符合 USP（<711>溶出度）的要求。在药物开发期间对溶出度试验仪器（USP 装置 1 或 2）的选择应基于可用于该产品体外溶解和体内药代动力学数据比较。USP 装

---

[3] 来自 FDA 的工业指导原则中的有关速释固体口服制剂的溶出度试验（1997.8）。

置 1（转篮法）通常是胶囊和倾向于浮动的成品药的首选方法。
USP 装置 2（桨法）通常是片剂的首选方法。对于一些片剂，由
于分解的药品落定在溶解器的底部，其在体外（而非体内）的分
解可能比较缓慢。在这种情况下，USP 装置 1 可能优于装置 2。
如果需要修改测试条件以更好地反应体内的迅速溶解（如使用不
同的旋转速度），可以通过比较体外溶解与体内吸收的数据证明
（相对 BA 研究使用单一水溶液作为参照品）进行。

提出生物豁免要求至少需要评价 12 个剂量单位的药品制剂。药
品溶出曲线应搜集足够多的时间间隔（如 10、15、20 和 30 分钟）。

当比较受试品和参照品时，可使用相似因子比较溶出曲线（f_2）。
相似因子是总平方差的对数倒数平方根转换，是对两条曲线溶出
百分比相似程度的测量。

$$f_2 = 50 \cdot \log\{[\ 1 + (1/n)\Sigma_{t=1}^{n}\ (\ R_t - T_t\ )^2\ ]^{-0.5} \cdot 100\}$$

当两条溶出曲线的相似因子 $f_2 > 50$ 时，认为相似。考虑到使
用平均数据，则早的时间点（如 10 分钟时）变异系数不应超过
20%，其他时间点不应超过 10%。应注意，当受试品与参照品在
15 分钟内、溶解于上述三种溶出介质中的药物标示量为 85% 或
更多时，曲线 f_2 的对照则没有必要。

四、申请生物豁免的额外注意事项

当申请豁免是基于 BCS 的口服固体 IR 剂型体内 BA/BE 研究时，
申请人应注意以下能影响其申请或申请文件的因素。

（一）辅料

辅料有时可以影响药物吸收的速率和程度。通常，使用目前 FDA 批准的口服固体 IR 剂型的辅料不会影响高度可溶和高渗透性的药物吸收的速度和程度，此原料药以 IR 药物快速溶解制成。为支持生物豁免申请，IR 药物辅料数量应符合预定的功能（比如润滑剂）。当一个口服固体 IR 剂型包含新的辅料或异常大用量的常用辅料时，监管机构要求提交该些辅料对药物 BA 无影响的额外资料。该资料需提供以单一水溶液为参照品的相对 BA 研究信息。一些大量的辅料，如表面活性剂（如聚山梨醇酯 80）和甜味剂（如甘露醇和山梨醇）可能存在问题，当有上述因素存在时，申报者联系相关审查部门。

（二）前药

前药的渗透发生取决于转化为有效药物的机制及（结构学）转化位点。当前药和药物的转换主要发生在肠膜渗透以后，应测量前药的渗透率。当该转换发生在肠渗透之前，应测定药物的渗透率。前药和药物的溶出度和 pH– 溶解度数据相关联。在包含前药的速释制剂使用 BCS 方法前，申报者应与相关审查人员协商。

（三）例外处理

基于 BCS 的生物豁免在下列情况中不适用。

1. 治疗范围狭窄的药物 [4]

本指导原则把治疗范围狭窄的药品定义为：那些包含特定的易受治疗药物浓度或药效限制的原料药和（或）在产品标签显示治疗

---

[4] 本指导原则中用治疗范围狭窄来替代治疗指数狭窄，尽管后者更常用。

范围狭窄的药物。例如地高辛、锂、苯妥英、华法林。由于并不
是所有受到药物治疗浓度或药效控制的药物都属于治疗范围狭窄
的药物，申报者应联系相关的审查部门确定药物的所属范围。

2、专门适用于口腔的药品

基于 BCS 体内 BA/BE 研究的豁免申请不适用于口腔吸收的剂型
（如舌下或口腔片剂）。

五、BCS 的管理应用

（一）新药临床研究（INDs）/ 新药上市申请（NDAs）

新药临床研究 [21CFR 320.21（a）] 必须包含允许 FDA 豁免体内
生物利用度的证据或信息。一个特定的目标就是建立用于临床研
究剂型体内性能，为其安全性和有效性提供主要证据。申报者可
通过与口服溶液、悬浮液或静脉注射比较来确定口服固体 IR 剂
型的相对 BA[21CFR 320.25（d）（2）和 320.25（d）（3）]。临床试
验剂型的 BA 应该在 IND 期间优化。

IND 期间，若该制剂的生物利用度已经完成，随后体内 BE 研究
的豁免以及（或）生产方法的主要变更（如类似于 SUPAC-IR 3
水平改变[5]）可能要使用 BCS。当成分、组成和（或）生产方法
的改变发生在临床试验阶段，基于 BCS 的生物豁免可用于上市制
剂，只要求剂型具有快速和相似的体外溶出曲线。上述方法仅对
高度可溶和高渗透原料药适用，且处方前后变化为药学等效 [根

---

[5] 见于关于速释固体口服制剂的 FDA 工业指导原则：扩大和批准后变更
（1995.11）。

据 21CFR 320.1（c）的定义］。BCS 的生物豁免只针对于 BE 研究，故不适用于食物影响的 BA 研究或其他药代动力学研究。

（二）仿制药申请（ANDAs）

假设参比制剂也能迅速溶解，并且受试制剂与参比制剂的溶解存在相似的曲线，含有高溶解性和高渗透性原料药的快速溶出的速释试验制剂可以申请基于 BCS 的生物豁免。当受试制剂和参比制剂等效时，此方法是适用的。溶解装置（USP 装置 1 或 2）的选择应与参比制剂一样。

（三）批准后的变更

假设变更后的产品或者变更前后的产品溶解快速且溶出曲线相似，包含高溶解性、高渗透性原料药的 IR 速释产品在批准后进行重大变更时，可申请基于 BCS 的生物豁免。该方法仅适用于药物变化前后是药效等效的情况。

六、支持生物豁免申请的数据

申请生物豁免的原料药应当具有高溶解性和高渗透性。申报者申请基于 BCS 的生物豁免时，应向临床药理学和生物药剂学办公室（适用于 NDAs）或者仿制药办公室、生物等效性处（适用于 ANDAs）提交以下信息。

（一）高溶解性数据支持

应当建立支持受试药物高溶解性的数据。申请内容应包含以下信息。

●测试方法的描述，包括分析方法和缓冲液组成的信息。

●有关化学结构、分子量、原料药的性质（酸、碱、两性或中性）、
分离常数 [pKa（s）] 的信息。

●列表总结基于溶液 pH、药物溶解度（mg/ml）以及溶解最高规
格所需溶剂体积的测试结果（平均值、标准差和变异系数）。

●平均 pH– 溶解度曲线图。

（二）高渗透性的数据支持

应当建立支持受试药物高渗透率的数据。申请内容应包含以
下信息。
●对人体药代动力学研究而言，研究设计和所使用的方法及药代
动力学数据的信息。

●对直接渗透法而言，所选方法适用性的信息，包含研究方法的
描述，受试者、受试动物或上皮细胞的选择标准，捐助者体液的
药物浓度，分析方法的描述，用于计算吸收或渗透性程度的方法
以及适当地方外排潜在信息（如双向传输数据）。

●选择的模型药物及人体吸收程度的数据（平均值、标准差、变
异系数）用于建立方法的适用性。将每种模型药物的渗透率值（平
均值、标准差、变异系数）、每种模型药物的渗透率类别以及作
为渗透性吸收的低 / 高渗透性分类边界和限定的内部标准的吸收
程度图（平均值±标准差或 95% 的置信区间）。支持受试原料药
高渗透性的信息应该包括被测原料药的渗透率数据、内标物（平
均值、标准差、变异系数）、稳定性数据、在适当情况下支持被
动转运机制的数据及用于建立测试原料药高渗透率的方法。

（三）快速和相似溶出的数据支持

为提交生物豁免申请，IR 产品应是快速溶出的。应提交受试制剂和参比制剂快速溶出属性的数据。申请内容应包含以下信息。

● 用于溶出测试的 IR 产品的简要描述，包括批量或批号、有效期、形状、规格、重量的信息。

● 通过对 12 个独立单位进行试验和参考产品使用推荐的测试方法获得分解数据。应在每个单独的剂量单位报告每个指定的测试间隔内记录标签申明的百分比。应当将平均的溶出百分比、溶出的范围（最高和最低）和变异系数（相对标准偏差）列表记录。表中需包括三种溶剂中的受试制剂和参比制剂的平均溶出曲线。

● 三种溶剂中的受试制剂和参比制剂的溶出曲线相似性的比较数据，使用 f_2 进行评估。

（四）附加说明

受试制剂生产过程的简要描述需提供生产方法的信息（例如湿法造粒和直接压缩）。应当提供辅料的名称、使用的剂量和有关功能的清单。用于产品开发的辅料应是 FDA 事先批准的用于口服固体 IR 剂型的种类。

附录

该附录包括所述的建议用于建立渗透率方法适用性的模型药物。
这些化合物的渗透率是根据 FDA 可获得的数据确定的。潜在的内
标物（IS）和外排泵底物（ES）也是确定的。

药物	渗透性分类
安替比林	高（潜力的 IS 候选物）
咖啡因	高
卡马西平	高
氟伐他汀	高
酪洛芬	高
美托洛尔	高（潜在的 IS 候选物）
萘普生	高
普奈洛尔	高
茶碱	高
维拉帕米	高（潜在的 ES 候选物）
阿莫西林	低
阿替洛尔	低
速尿	低
氢氯噻嗪	低
甘露醇	低（潜在的 IS 候选物）
α - 甲基多巴	低
聚乙二醇（400）	低
聚乙二醇（1000）	低
聚乙二醇（4000）	低（零渗透率标记）
雷尼替丁	低

第十一章 | 以药动学参数为终点评价指标的仿制药生物等效性研究指导原则[1]

本指导原则草案最终定稿时，仅代表美国食品药品管理局（FDA）对该主题目前的观点。它不会赋予任何人任何权利，也不会约束FDA或公众。如果有替代方法能够满足法令法规的要求，可以采用该替代方法。如果想要讨论该替代方法，请联系本指导原则标题页中所列的FDA负责执行本指导原则的工作人员。

一、前言

本指导原则为申请者提交仿制药申请（ANDAs）和仿制药补充申请中包含的生物等效性（BE）研究提供相关意见。该指导原则描述了如何满足《联邦食品药品和化妆品法案》（FD&C Act）和FDA法律法规规定的生物等效性试验的要求。该指导原则一般适用于依赖于测定系统暴露量来评价生物等效性的口服和非口服制剂（例如透皮吸收、部分直肠给药和鼻腔给药的药物）。相信该

---

[1] 该指导原则由美国食品药品管理局药品审评与研究中心（CDER）、制药科学办公室、仿制药办公室、生物等效性处起草。

指导原则将对批准后某些方面需要改变的仿制药申请进行的生物
等效性试验提供帮助。

本指导原则修改和替换了 FDA 指导原则的部分内容 [2]，包括有关
仿制药申请中提交的生物等效研究和餐后生物等效性研究。该
指导原则不涉及新药上市申请（NDAs）和新药临床研究（INDs）
中生物利用度（BA）、生物等效性和食物的影响试验。不久一个
独立的指导原则将会公开阐述 INDs、NDAs 和 NDA 补充申请中
进行的生物利用度和生物等效性试验。[3] FDA 根据不同的申请类型
区分开不同的指导原则将有益于申请者。

另外 FDA 经常发布特殊药品生物等效试验设计指导原则。[4] FDA
推荐申请人对所申请药物进行生物等效研究时，同时参考一般原
则和相关产品特殊指导原则。包括本指导原则在内的 FDA 所有指
导原则文件均不具有法律强制性。相反，指导原则描述了机构针
对一个主题当时的看法，可视为一种建议，除非引用特殊的法律
法规。应该（Should）一词在 FDA 指导原则中的意思是某事被建
议或推荐，而不是必须要求。

---

[2] 新药（IND/NDA）进行生物利用度和生物等效性研究的指导原则——食
物影响生物利用度和餐后生物等效性研究指导原则。
[3] 该文件多处引用其他指导原则，可访问 http://www.fda.gov/Drugs/Guida
nceComplianceRegulatoryInformation/Guidances/default.htm.进行查询。
我们周期性地更新该网站中的指导原则。请访问 CDER 指导原则网站确
保下载的是最新版的指导原则。
[4] 参见特定产品生物等效性的建议指导原则。地址 http://www.fda.gov/
Drugs/GuidanceComplianceRegulatoryInformation/Guidances/ucm075207.
htm .

二、背景

为了获得仿制药申请的批准，除了其他事情外，申请人一般必须说明申请的药品与对照药（RLD 或参比制剂）生物等效。[5] FD&C 法案判定一个仿制药与对照药（RLD 或参比制剂）生物等效，需满足以下条件。

在相似的试验条件下，单剂量或多剂量给予受试者相同摩尔浓度的治疗组分，受试药物与对照药相比，吸收速率和吸收程度无明显差异。[6]

对于大多数药物而言，生物等效性试验的关注点在于原料药从药物制剂释放至循环系统中。在生物等效性试验中，申请人会比较受试药物与对照药的系统暴露情况。

三、生物等效性评价

根据 FDA 规定，申请人必须采用 21CFR 320.24（b）规定中的"准确度、灵敏度、重现性最好的分析方法"来评价生物等效性。[7] 正如在 21CFR 320.24 规定了可以通过建立体内和（或）体外分析方法评价生物等效性。通常，按照偏好降序排列为药代动力学、药效动力学、临床试验和体外试验。[8]

---

[5] 参见《食品药品和化妆品法案》21CFR 314.94（a）（7）的 505（j）（2）（A）（iv）节。

[6] 参见《食品药品和化妆品法案》505（j）（8）（B）（i）节以及《联邦食品药品和化妆品法案》21CFR 320.1（e）和 320.23（b）的 505（j）（8）（B）（ii），（C）节。

[7] 参见 21CFR 320.24（a）。

[8] 参见 21CFR 320.24（b）。

（一）药代动力学研究

1. 一般考虑

如上所述，生物等效性法定定义可表述为活性成分或部分吸收的速率和程度，侧重通过测定可获得的生物基质（如血液、血浆、血清）中的活性物质，以取得的药代动力学参数为终点指标，以此反应药物释放并被吸收进入循环系统的速度和程度。[9] 通常分别采用药代动力学参数 C_{max}（峰浓度）和 AUC（血药浓度 – 时间曲线下面积）来反应吸收的速率和程度。

在不能对血浆、血清或者血液中药物和代谢产物浓度进行测定时，也可以采用测定尿排泄量来评价生物等效性。

2. 预试验

申请人可以选择在进行正式的生物等效性研究前，在少数受试者身上进行预试验来验证分析方法学，评估变异性，优化样品采集时间间隔，收集其他相关信息。

3. 生物等效性正式试验

基于药代动力学参数测定的标准生物等效性试验的一般建议请参见附录。

4. 试验设计

FDA 建议使用双周期、双顺序、两制剂、单剂量服药，交叉试验设计、单剂量平行试验设计或者重复试验设计进行生物等效性研究。对于大多数剂型来说，药物释放的目的是被机体利用，因此建议使用双周期、双顺序、两组对照、单剂量服药，交叉试验设

---

[9] 参见《联邦食品药品和化妆品法案》505（j）（8）（B）节。

计法，并以健康受试者作为研究人群。该试验设计使每个受试者随机接受单一制剂（受试制剂和参比制剂）。交叉试验设计并不适用于药动学半衰期长的药物（例如大于 24 小时）。在这种情况下，研究者可采用单剂量、平行试验设计法，即每一个制剂给予独立一组具有相似人口统计学特征的受试者。附录中为交叉试验设计方法提供了一般性建议。

重复交叉试验一般是平行试验和非重复交叉试验的备选方案，可设计为部分重复（三交叉）和全部重复（四交叉）给药。该试验设计中，一种或者两种制剂在不同时刻给予同一受试者。重复设计与两制剂、交叉试验相比，每名受试者要接受多次给药，其优势在于纳入较少的受试者。重复试验在药物变异性较大的情况下非常有用。

推荐申请者使用均值法进行生物等效性评估。在有限的情况下，对于高变异药物，申请人可采用比例标化平均生物等效分析法。[10]这种分析法常常应用于重复试验设计。重复试验设计和均值生物等效性的相关建议，详见评价生物等效性的统计学方法指导原则。[11]

---

[10] 对于高变异性的药物（个体差异＞30%），申请人可以使用重复设计的方法开展 BE 研究。另外，单剂量、随机、三周期参比剂标度，平均 BE 方法也是合适的。参比剂标度平均 BE 方法通过计算研究中使用的参比制剂在受试者组内的变异性调整高变异性药物的 BE 限度并规定与参比制剂生物利用度之比的几何平均值的限度为 0.8~1.25。可采用参比制剂给药两次、受试制剂给药一次的三交叉调整的重复设计研究检测参比制剂受试者组内的变异性。对于参比剂标度方法的一般信息，研究者应参考由 Kanfer I, Shargel L 主编的《仿制药开发－生物等效性国际监管要求》（Generic Drug Product Development － International Regulatory Requirements for BioequivalenceNew York, NY: Informa Healthcare, 2010:271-272）一书中 Davit B, Conner D 撰写章节中关于参比剂标度平均生物等效性研究方法。

[11] 见脚注 3。

对于希望使用试验设计和分析方法变体的申请人（例如，顺序设计和比例标化平均生物等效性），推荐在开始研究就前提交完整的试验方案的供审查及评阅。

5. 受试人群

通常，除非在特殊的指导原则中有另外的建议外，受试者应该满足以下条件。

●招募的进行体内生物等效性试验的受试者应在 18 周岁或 18 周岁以上。

●体内生物等效试验的受试者应代表一般人群特征，包括年龄性别和种族。

●如果药物拟用于两种性别的人群，试验中纳入男性与女性比例应相似。

●如果药物主要适用于老年人，申请者应该尽可能多纳入 60 岁及 60 岁以上的老年受试者。

●一项研究的受试者数量应该充分满足评价生物等效统计学效力，但是不要求每个亚组满足统计学要求。

在大多数情况下，不推荐对亚组进行统计分析。

建议研究中排除标准应主要是基于安全方面的考虑。有时基于安全方面的考虑会剔除健康志愿者。在这种情况下，应纳入相对应的患者，并且要保证患者的疾病进展和治疗适合进行生物等效性研究。进行生物等效性研究前需要进行 IND 申请，例如细胞毒类药物。[12]

6. 单剂量研究

对于普通制剂和缓释制剂，通常均建议使用单剂量药代动力学方法评价生物等效性，因为单剂量研究相比于稳态药代研究在评价药物从制剂释放到循环系统中的差异方面更敏感。

7. 稳态研究

当出于安全性考虑而纳入正在接受药物治疗的患者进行生物等效性试验时，唯一不会影响患者正常治疗的评价方法就是进行稳态研究。在进行稳态研究时，建议申请人设计恰当的给药剂量和采样点证明达到稳态。

8. 生物样品分析方法学

建议申请人确保生物等效性研究的生物分析方法需准确、精密、选择性高、灵敏、可重复。一份独立的生物样品分析方法验证指导原则草案（Bioanalytical MethodValidation）能够帮助申请人验证分析方法的准确性。[13]

9. 药物暴露速率和程度的药动学参数的测定

（1）吸收速率（吸收峰）　对于单剂量和稳态研究，推荐对实际测得数据采用直接读取峰浓度（C_{max}），而不是用内插法来评价吸收速率。药物血浆达峰时间（T_{max}）是评价吸收速度的重要信息。

---

[12] 参见 21 CFR 312.2（c）和 320.31。
[13] 见脚注 3。

（2）部分暴露 对于普通口服制剂，可通过测定药物暴露的峰值
和总暴露量来评价生物等效性。在某些情况下，推荐采用部分
AUC 来测定早期暴露值。部分暴露量的截断时间的确定应符合临
床药效学检测要求。建议采集足够的可定量样本，以便充分估计
部分暴露量。有关特殊药物更多的信息，请查看 FDA 官网是否存
在针对该药的特殊指导原则。[14]

（3）吸收程度（总暴露量） 对于单剂量研究，建议评价吸收程
度的指标有以下两点。

● 0 到 t 时刻血浆 / 血清 / 血液浓度 – 时间曲线下面积，t 是能测
得浓度的最后一个时间点。

● 0~ 无穷的血浆 / 血清 / 血液浓度 – 时间曲线下面积，$AUC_{0\sim inf}$
$=AUC_{0-t}+C_t/\lambda_z$。
其中：C_t 是最后一个可测得的血药浓度；λ_z 是通过适当的方法计
算的末端或者消除速率常数。

对于稳态研究，推荐使用稳态后一个给药时间间隔内的血浆 / 血
清 / 血液浓度 – 时间曲线下面积（AUC_{0-tau}）来评价吸收程度，tau
是用药间隔时间。

10. 餐后生物等效性研究
口服药物与食物同服能够影响药物的生物等效性。因此当口服药
物与食物同服时，应展开餐后生物等效研究来评价受试制剂和参

---

[14] 见脚注 3。

比制剂的生物等效性。推荐使用单剂量、双周期、两组对照、两顺序，交叉试验进行餐后生物等效研究。试验设计详情见附录。

对于普通口服制剂应进行空腹体内生物等效性研究，也应展开餐后生物等效研究，但是当参比制剂说明书用法与用量一栏中明确说明该药物仅可空腹服用（例如说明书中标明饭前 1 小时或饭后 2 小时服用）时，则不考虑进行餐后生物等效性试验。

对于说明书明确标明仅与食物共同服用的普通口服制剂来说，除了空腹服用可能会产生严重的不良反应外，均建议展开空腹和餐后生物等效性研究。对于空腹服用可能会产生严重不良反应的药物，建议仅开展餐后生物等效性研究，而不推荐进行空腹生物等效性研究。

对于口服给药的缓释制剂来说，建议申报人除了开展空腹生物等效研究外，还应开展餐后生物等效性研究。以上所有试验均应在最高规格下进行，除非基于安全性考虑而取消该剂量组在受试者中进行试验。

11. 撒布于食物上共服药物的生物等效性研究

如果一个缓释参比制剂的产品说明书中指明药物可以分散在柔软的食物上服用，建议申请人增加相应的生物等效性研究。对于每个治疗组，药物应撒布于参比制剂说明书中提到的其中一种柔软食物上，通常是苹果酱。除了与柔软食物共服以外，该项新增试验均应遵循附录中对空腹生物等效性研究的相关建议。

12. 特殊饮料送服的药物生物等效性研究

有一些药物说明书中明确说明必须用特殊饮料送服。这些药物的

生物等效性研究必须与说明书中提到的其中一种饮料混合后送
服。说明书中其他的饮料，申请人必须证明使用其他饮料不会影
响生物等效性。

如果申请人对于生物等效性研究中使用其他溶媒或者试验设计，
数据分析等环节有任何疑问，请与仿制药办公室（OGD）相关工
作人员联络。

（二）其他生物等效性研究的一般考虑

在某些情况下也可使用其他生物等效性试验来证明两种制剂生物
等效。以下是其他生物等效性研究相关试验的一般考虑。申报者
应参照 FDA 指导原则获得试验方法的相关信息。[15]

（1）体外试验预测人体生物利用度（体外 – 体内相关性研究）
（IVIVC）是运用科学的方法描述制剂体外释放特征（例如药物释
放的速率或程度）和体内响应（例如血浆药物浓度或者药物吸收
程度）之间的关系。

这种关系模型的建立可以促进缓释制剂的合理化开发和评估，也
可作为生物利用度和生物等效性试验的替代试验，筛选剂型和建
立药物溶出 / 释放标准的工具。

其他有关 IVIVC 开发和验证的信息参见口服缓释制剂体内外相关
性研究技术指导原则。

（2）药效动力学研究 一个经过合理化验证的药效动力学方法可

---

[15] 见脚注 3。

用于评估生物等效。然而，不推荐能够被吸收进入系统循环并且采用药代动力学方法依然可行的药物采用药效动力学研究评价生物等效。

（3）比较的临床研究 当上述方法均不适用时，申报人可采用把控良好的、以患者临床疗效为终点评价指标的生物等效性研究。

（4）体外研究 某些情况下，可采用 21CFR 320.24（b）中规定体外研究方法（例如溶出度/药物释放试验）评估生物等效。FDA 不推荐能够被循环系统吸收的药物使用体外研究方法进行评价。体外方法却适用于其他情况（例如，在胃肠道与胆汁酸结合的药物）。

四、不同剂型生物等效性的评价

以下内容为特殊剂型评价生物等效性提供建议。以下几种情况生物等效性研究可以豁免。

（一）口服溶液

对于口服溶液剂，酏剂、糖浆、酊剂或其他溶液剂型，体内生物等效性试验是可以豁免的，因为这类制剂生物等效性是显而易见的。在这种情况下，申报人被视为已经遵守并且满足生物等效性评价数据要求。[16] 例如，如果该制剂与参比制剂有相同的活性成分、浓度和剂量，并且不包含任何显著影响药物吸收和利用的辅料，那么口服溶液生物等效性评估可以被豁免。

---

[16] 见 21CFR 320.22（b）（3）。

（二）普通制剂：胶囊和片剂

1. 批准之前

对于片剂和胶囊来说，建议进行以下研究：①参比制剂与受试制剂单剂、最高规格空腹生物等效性比较性研究；②参比制剂与受试制剂单剂、最高规格给药的餐后生物等效性比较性研究。

如果满足以下条件并且在征得生物等效性处（OGD）的同意后，基于安全方面考虑，可开展除最高规格外其他规格的体内研究。
● 在治疗剂量范围内具有线性消除动力学特征。
● 受试制剂和参比制剂较高规格与较低规格具有比例相似性。
● 参比制剂和受试制剂较高规格比较溶出试验已提交并被接受。

单规格或多规格体内生物等效的豁免基于以下条件：①在指定的规格下生物等效性研究可被接受；②所有规格的体外溶出试验可被接受；③制剂在所有规格下呈现比例相似性。[17]

本指导原则对比例相似性做如下定义。
● 不同规格产品的主辅料比例相似（例如 50mg 片剂所含辅料几乎正好为 100mg 片剂所含辅料的一半，是 25mg 片剂所含辅料的两倍）。

● 对于高活性原料药（活性成分在处方中的含量相对较低）：①所有规格制剂的总重量基本保持一致（与进行了生物等效性研究的规格相比，产品的总重量差别在 10 % 以内）；②所有规格产品辅料一致；③通过调整主辅料的用量来调整规格。

---

[17] 见 21CFR 320.22（d）（2）。

● 不同规格主辅料比例不完全一致，可以通过充分的论证后可被视为比例相似（例如制剂比例试验证明体内生物利用度相等）。

符合上述任一种情况，建议进行体内生物等效性研究的同时，提供所有规格的体外溶出曲线。建议采用批准药品治疗等效性评价（通常所说的橙皮书）[18]中规定的规格比较受试制剂与参比制剂生物等效性。

另外，对于高溶解、高渗透、快速溶出的口服普通制剂，可以基于生物药剂学分类系统的速释固体口服制剂体内生物利用度和生物等效性研究的豁免指导原则中描述的生物药剂学分类系统，通过体外数据证明生物等效性。[19]

对于特殊药品生物等效性试验设计的其他相关信息，推荐申请人访问网站确定是否有针对该药的特殊指导原则。[20]

2. 批准之后

特殊药物上市后变更的生物等效性试验的相关建议请参见普通固体口服制剂：规模化生产和批准后化学、生产和控制，体外溶出度试验以及体内生物等效性结果指导原则。[21]

对于上市后变更，推荐申请人提供药品变更前后的体外比较试验结果。当需要进行体内生物等效性试验来支持 ANDA 上市后变更时，FDA 推荐采用对照物（RLD）作为参比制剂，而不是将变更

---

[18] 见 http://www.fda.gov/cder/orange/default.htm.
[19] 见脚注 3。
[20] 见脚注 3。
[21] 见脚注 3。

前的仿制药作为参比制剂。

（三）混悬剂

一般建议申请人对混悬剂开展与其他固体口服制剂一致的生物等
效性试验。体内研究和溶出度试验要求与上文中描述的普通制剂
或下文中描述的缓释制剂相同。

（四）缓释制剂

缓释制剂包括延迟释放制剂和延缓释放（控制释放或者持续释放）
制剂。

1. 延迟释放制剂

延迟释放制剂指给药后经过一段时间才释放的制剂，而不是给药
后立即释放（例如，从可定量的血浆浓度上看，存在一段的滞后
时间）。典型的，包衣片（如肠溶包衣片），即将药物设计为延迟
释放制剂，直到药物通过胃中酸性环境之后才释放。延迟释放制
剂的体内试验要求与延缓释放制剂的要求相似。建议在体外溶出
试验中需证明这类制剂在酸性环境中稳定，并且仅在中性介质中
（如 pH = 6.8）释放。

2. 延缓释放制剂

延缓释放制剂与普通制剂相比，可降低给药频率，减小血药浓度
波动。延缓释放制剂包括胶囊、片剂、颗粒剂、微丸剂或混悬剂。
如果药品的任何一个部分包含延缓释放成分，那么该产品将被视
为延缓释放制剂，按照下述标准进行生物等效性评价。

3. 生物等效性研究

建议缓释制剂进行以下研究：①单剂量给药、空腹、最高规格的

受试制剂与参比制剂的比较性研究；②单剂量给药、餐后、最高规格的受试制剂与参比制剂的比较性研究。一般认为单剂量给药试验对于解释关于生物等效性的主要问题（例如，原料药从制剂中释放并进入循环系统）较多剂量给药试验更加敏感。因此一般不推荐进行多剂量给药研究。

4. 生物等效性展示形式：其他规格

根据 21 CFR320.24（b）（6）中的规定，若以下条件全部满足，则说明缓释制剂的其他规格与参比制剂相应规格的生物等效性可以被接受。

● 其他规格制剂的活性和非活性成分的比例与进行体内研究所用受试制剂相似。

● 其他规格制剂的释药机理与体内研究所用受试制剂各规格溶出试验结果相同可接受。建议至少在 3 种不同溶媒（例如 pH1.2、4.5 和 6.8）中通过 f_2 值判断其他规格的溶出曲线与生物等效性试验中受试制剂的溶出曲线具有相似性。[22]

建议绘制受试制剂和参比制剂所有规格的溶出曲线。

5. 批准后的变更

请参考 FDA《SUPAC-MR 缓释固体口服制剂：规模化生产和批准后变更，化学、生产和控制，体外溶出度试验以及体内生物等效性结果指导原则》中特殊缓释制剂批准后变更生物等效性试验的相关信息。[23]

---

[22] 在这种情况下，预计该方法能充分证明生物等效性，见 21CFR 320.24（b）（6）。

[23] 见脚注 3。

对于上市后变更申请，建议申请人进行变更前后产品的体外对比
试验。如果可以，推荐采用 f_2 值比较溶出曲线。溶出曲线不一致时，
需进行体内生物等效性试验。当需要体内生物等效性试验支持仿
制药批准后变更申请时，推荐采用对照药（RLD）作为参比制剂，
而不是将变更前的产品作为参比制剂。

（五）咀嚼片

咀嚼片的给药方式应依照说明书。如说明书中要求吞咽之前先咀
嚼，进行生物等效性试验时，受试者需咀嚼后吞服。如说明书中
说明该药可以咀嚼也可以整粒吞服，则在进行生物等效性试验时，
要求以 240ml 水整粒送服。体外溶出试验也建议使用整片制剂。

五、特殊主题

以下对于一些特殊问题进行了说明，其他问题请咨询仿制药办公
室（OGD）。

（一）待测组分

1. 原形药 vs 代谢物

在生物等效性试验中，一般要求检测生物样品中的原形药物，除
非用当前最好的检测方法仍无法准确定量。一般推荐仅检测原形
药物，而不检测代谢产物，因为原形药的浓度－时间曲线比代谢
物能更灵敏地反映制剂的变化，而代谢产物的浓度－时间曲线则
更能反映代谢物的生成、分布和消除。对于从原形药物直接代谢
产生的主要代谢产物，如果同时满足以下两点，则应予以测定：
①代谢产物基本上产生于进入循环系统以前（首过、肠壁细胞内
或肠腔内代谢）；②代谢产物能够显著影响药物的安全性和有效
性。以上原则适用于包括前体药物在内的所有药物。建议用置信

区间法评价原形药物的生物等效性。代谢产物的数据用于支持临床疗效可比性。

如果血液、血浆或血清中原形药物含量过低，不足以获得足够长时间药物浓度的可靠数据，可采用代谢产物数据通过置信区间法评价药物的生物等效性。

2. 对映异构体和 外消旋体

生物等效性研究中，通常建议用非手性分析法对外消旋体进行检测。当同时满足以下所有条件，则需分别测定两个异构体：①每个对映异构体具有不同的药效动力学特征；②每个对映异构体具有不同的药代动力学特征；③主要的有效性和安全性取决于含量较少的异构体；④至少有一个对映异构体吸收过程呈现非线性（主要表现为随着药物吸收速率的变化，两对映异构体浓度比发生改变）。当满足以上所有情况时，建议对每个对映异构体分别进行生物等效性分析。

3. 复方制剂

有些药物由多种复杂的药物成分组成（例如，由多种合成和（或）天然的组分混合而成的活性成分或非活性部分）。目前这些复杂的药物成分中的一些或所有成分的化学结构和（或）生物学活性还不能完全确定。不鼓励在药代动力学研究中把有活性或可能有活性的所有组分均进行测定。当然，建议通过测定其中少量标记物吸收速率和程度评价生物等效性。应根据药品的特征选择标记物，比如组分在制剂中的含量、血浆或血液样品中的含量、生物活性成分相对于混合物中其他成分的比例。

（二）长半衰期药物

对于消除半衰期较长（24 小时以上）的普通口服制剂，申请人
应开展单剂量交叉试验，并且应给予足够长的清洗期。如果交叉
试验存有疑问，申报人可以开展平行设计生物等效性研究。无论
交叉设计还是平行设计，样本的采集时间均应足以使药物通过肠
道并被吸收（通常大约需 2~3 天）。可分别用 C_{max} 和适当截取的
AUC 来表征药物峰浓度和药物总暴露量。如对于药物分布和清除
个体内变异较小的药物，可用 $AUC_{0~72hr}$ 来代替 $AUC_{0~t}$ 或 $AUC_{0~inf}$。
但对于药物分布和消除个体内变异较大的药物，则不能采用截取
的 AUC。

（三）首个采样点即达峰

生物等效性研究中，血药浓度 – 时间曲线有时出现第一个生物
样本即为最高浓度值的现象，因为前期采样时间设计不合理导致
对真实 C_{max} 值的估计偏差。一个合理的预试验有助于避免此类现
象的出现。在正式生物等效试验中，第 1 个采样点设计在给药后
5~15 分钟之间，之后在给药后 1 小时以内采集其他样本（2~5 个
样本），一般就足以获得药物的峰浓度。FDA 对试验整体数据的
分析中一般不纳入由于早期样本（给药后 5~15 分钟之内采集的
样本）未采集而导致的首个样本即达峰的受试者的数据。

（四）乙醇饮料对缓释制剂的影响

饮用含乙醇的饮料会影响原料药从缓释制剂中释放。该制剂将失
去缓释作用，导致药物过快释放，并改变药物的系统暴露量，进
而对药物的安全性和有效性产生有害影响。

FDA 建议开发延缓释放固体口服制剂的申报者进行体外研究，用
以评价药物在体内乙醇环境中出现药物突释的可能性。应在不同

浓度的乙醇溶媒中考察药物的体外释放情况。在某些特定情况下可能需要进行体内药物与酒同服时的体内生物等效性研究。对于特殊产品可参考 FDA 个别药品生物等效性推荐指导原则以获取更多相关信息。[24]

（五）内源性化合物

内源性化合物是指体内存在的化合物，由体内产生或从正常饮食中摄入。由于这些化合物与从药物中摄取的化合物相同，很难测定从制剂中释放并被个体吸收药物的含量。建议测定内源性化合物在血液中（血浆中）大概的基线值，再从给药后测得的每个人的总血药浓度中减去这一基线值。按照这种方法，可以估算药物的真实利用度。因内源性化合物来源不同，生物等效性研究方法可能有所不同。

（1）当化合物由机体产生　建议给药前测定多点基线值，而后根据药代动力学特征从给药后的血药浓度中减去相应的基线值。

（2）当化合物来源于食物　建议试验前及试验过程中严格控制该化合物的饮食摄入。受试者应在试验前进入研究中心，统一标准化饮食，控制餐饮中内源性化合物的量与正式试验相当。

有些内源性化合物的基线值可能具有周期特异性，此时建议每个试验周期均采集基线值。若经过基线校正后血药浓度出现负值，则以零计。校正前和校正后的数据应分别进行药代动力学参数计算和统计分析。采用校正后的数据进行生物等效性评价。

---

[24] 见脚注 3。

（六）局部起效的口服药物

在某些情况下，当药物在胃肠道局部发挥作用，可以用药代动力学终点评价生物等效性。其他情况，临床终点、药效终点和（或）设计合理的、有效的体外试验作为补充或替代检测血浆浓度的方法确定生物等效。特殊药物的相关信息，请参考特殊药品的生物等效性试验建议指导原则和其他相应指导原则。[25]

（七）体外溶出试验

以下指导原则为有关溶出试验方法学开发、质量标准的建立及溶出试验方法的监管申请提供建议：[26] ①普通口服固体制剂溶出度试验技术指导原则；②口服缓释制剂体内外相关性研究技术指导原则。

1. 普通制剂

对于普通制剂，建议申请人采用美国药典（USP）药物专论中阐述的方法。若 USP 专论中没有针对申请药物的相应方法，建议采用 FDA 推荐的 USP 总论中描述的溶出度试验的方法。[27] FDA 推荐的 USP 溶出度试验方法公开发布在下述网址：http://www.accessdata.fda.gov/scripts/cder/dissolution/index.cfm.

如果申请人选择开发新的溶出试验方法，需提供以下信息。
● 原料药在不同 pH 条件下的溶解度曲线。

● 在不同搅拌速度下获得的溶出曲线 [例如, USP 装置 1（转篮法）

---

[25] 见脚注 3。
[26] 见脚注 3。
[27] 美国药典通则 <711> 章溶出。

100~150 rpm 或 USP 装置 2（桨法）50~100 rpm]。

● 提供在至少 3 种溶出介质中的所有规格制剂的溶出曲线（例如 pH 1.2、4.5 和 6.8 缓冲液）。水可以作为额外的溶出介质。如果药物溶解度低，推荐加入合适浓度的表面活性剂。

2. 缓释制剂

对于缓释制剂，建议申报者采用美国药典（USP）药物专论中公布的方法进行溶出试验，并提交溶出曲线。若 USP 专论中没有相应的方法，则采用 FDA 推荐的方法（见上述溶出方法数据库）或开发针对申请药物的新方法。另外，建议采用 USP 总论中描述的方法或上文提到 FDA 推荐的 3 种条件中进行溶出试验方法（如 pH1.2、4.5 和 6.8 缓冲液）并提供溶出曲线。若采用 USP 和 FDA 推荐方法以外的新方法，建议将 USP 和 FDA 方法与新方法结果作比较。

申请人应选择不同搅拌速度和溶出介质，使方法具有足够的区分能力，并且要考虑到所有体内体外数据。

建议缓释制剂应选用近期生产的 3 个批次受试制剂进行溶出试验，建立质量标准。

附录

以药代动力学参数为终点评价指标生物等效性研究
一般试验设计和数据处理

建议重复和非重复的体内生物等效性试验均采用一般原则，对于某些原料药和制剂可做个别的参数调整。

1. 试验的实施

●除餐后等效性试验以外，在空腹状态下给予合理数量的受试者参比制剂和受试制剂，并且用 8 盎司（240ml）水送服。

●饮食方面：试验前至少空腹 10 小时，给药前 30 分钟时开始进食推荐餐食。受试者应在 30 分钟内用餐完毕，并在开始进餐的 30 分钟后准时服药，用 8 盎司（240ml）水送服。

●服药后 4 小时内禁食。服药前 1 小时至服药后 1 小时内禁止饮水，其他时间自由饮水。受试者应在每个试验周期同一时间服用标准餐。

●通常市售最高规格的制剂可以一个单位服用，如需获得足够的生物分析灵敏度，在安全性允许的条件下，在说明书服药总量范围内可同时服用多片 / 粒最高规格制剂。

●两试验周期间应该有一个足够长的清洗期（待测物 5 倍半衰期以上）。

●应说明受试制剂和参比制剂的批号以及参比制剂的有效期。建议受试制剂药物含量与参比制剂药物含量差值小于 5%。申请人应提供受试制剂组成说明，尽可能提供受试制剂和参比制剂成分一一对比的资料。根据 21CFR 320.63，供受试制剂和参比制剂试验资料等应保存至试验后 5 年。其他信息请参见生物利用度和生物等效性试验生物样品的处理和保存要求指导原则。[28]

在试验开始前和进行过程中，推荐受试者应：①服药前 1 小时至服药后 1 小时内禁止饮水，其他时间自由饮水；②提供标准餐的时间不早于服药后 4 小时；③每个试验周期开始之前 24 小时至该试验周期最后一个样本采集完毕期间禁止摄入乙醇。

2. 餐后生物等效性研究的试验餐组成

推荐采用对胃肠道生理功能和药物生物利用度影响大的食物进行餐后生物等效性研究。建议选择高脂肪（约占食物总热量的 50%）、高热量（约 800~1000 卡路里）食物作为餐后生物等效性研究的试验餐。该试验餐中，蛋白质、碳水化合物、脂肪约分别提供大约 150、250 和 500~600 卡路里热量。[29] 研究报告中应提供试验餐的热量分析说明。

3. 样本采集和样本采集时间

建议在正常条件下采集血液样本，而非尿样或组织样本。多数情况下检测血清或血浆中的药物或其代谢产物。然而有时应采集全血样本进行生物分析。建议恰当地选择合适的样本采集时间来描述药物的吸收、分布、消除阶段。对于大多数药物，建议每位受

---

[28] 见脚注 3。

[29] 试验餐实例为两个黄油煎蛋、两条培根、两片吐司加黄油、4 盎司土豆饼和 8 盎司全脂牛奶。只要食物中的蛋白质、碳水化合物和脂肪能够提供相似的热量并且食物的体积、密度和黏度相似，试验餐可以被替换（例如，牛肉或鸡肉代替培根）。

试者、每个剂量采集 12~18 个样本，其中包括给药前的样本。采样时间不短于药物的 3 个末端消除半衰期。根据药物性质和药物摄入的速率来确定确切样本采集时间，样本的采集应满足能够准确估计最大血药浓度（C_{max}）和末端消除速率常数（K_{el}）。末端消除相应至少采集 3~4 个样本，从对数血药浓度 – 时间曲线末端直线准确估算求得 λ_z。建议记录准确的样品采集时间和给药消耗的时间。

4. 给药前血药浓度不为零的受试者

如果给药前血样的浓度小于等于 C_{max} 的 5%，则该受试者的数据可以不经校正而直接参与药动力学参数计算。如果给药前血样浓度大于 C_{max} 的 5%，则建议剔除该受试者的数据。

5. 因出现呕吐而剔除数据

在普通制剂生物等效性试验过程中，如果受试者在两倍中位 T_{max} 时间以内发生呕吐，建议剔除该受试者的数据。对于缓释制剂，如果受试者在短于药品说明书中说明的服药间隔以内发生呕吐，也建议剔除该受试者的数据。

6. 建议申请人在报告中提供以下的药代动力学参数信息

● 血药浓度和采血时间点。

● 受试者、周期、顺序、治疗组。

● 受试者个体间、个体内和（或）总的变异性（如果有）。

● 单次给药生物等效性研究：$AUC_{0~t}$、$AUC_{0~inf}$、C_{max}，除此之外需提供下列支持性数据 T_{max}、K_{el} 和 $t_{1/2}$。

●稳态生物等效性研究：$AUC_{0\sim tau}$、C_{maxss}、C_{minss}（给药间隔末的浓度）、C_{avss}（一个给药间隔的平均浓度）、反映波动程度的参数 [（$C_{max}-C_{min}$）$/C_{avss}$] 和振幅 [（$C_{maxss}-C_{minss}$）$/C_{minss}$] 以及 T_{max}。

7. 建议申请人提供下列 $AUC_{0\sim t}$、$AUC_{0\sim inf}$, 和 C_{max} 的统计学信息

建议提供 $AUC_{0\sim t}$、$AUC_{0\sim inf}$、C_{max} 对数转换的数据证明生物等效性，以及以下数据：几何平均数、算术平均数、几何平均数比和 90% 置信区间（CI）。

8. 置信区间有效位数保留

建议保留置信区间（CI）数值有足够的有效位数。因此，要达到 80%~125% 的标准，CI 的数值需要在 80.00%~125.00% 之间。

词汇表

$AUC_{0\sim t}$：0 到最后一个采样时间点血药浓度 – 时间曲线下面积。
$AUC_{0\sim inf}$：0 到无限大时间血药浓度 – 时间曲线下面积。
$AUC_{0\sim tau}$：稳态时一个给药时间间隔内血药浓度 – 时间曲线下面积。
C_{avSS}：稳态时平均血药浓度。
C_{max}：达峰浓度。
C_{maxSS}：稳态时一个给药间隔内峰浓度。
C_{minSS}：稳态时谷浓度。

对映异构体：两个立体异构体（分子结构中原子组成和化学键相同，但是原子三维排列不同）相互反射，彼此互为镜像，但无法重合。立体异构体分子之间中心对称。除了在偏振光旋转的方向和它们与其他光学异构体相互作用等方面不同以外，这两个对映异构体具有相同的物理性质。

外消旋体：外消旋体不具有光学活性。因为两个异构体偏振光旋转方向相反，互相抵消，因此外消旋体混合物不能使偏振光发生偏转。相比于具有相同物理性质两个单独的对映异构体，外消旋体通常具有与之不同的性质。熔点和溶解度通常不同，沸点也可能不同。药物可以是外消旋体也可以是单一对映体，两者之间可能会有不同的药效。

第十二章 | 新药临床研究或新药上市申请中生物利用度和生物等效性研究指导原则[1]——一般考虑

> 本指导原则草案最终定稿时，仅代表美国食品药品管理局（FDA）对该主题目前的观点。它不会赋予任何人任何权利，也不会约束 FDA 或公众。如果有替代方法能够满足法令法规的要求，可以采用该替代方法。如果想要讨论该替代方法，请联系本指导原则标题页中所列的 FDA 负责执行本指导原则的工作人员。

一、前言

本指导原则为申报者和（或）申请人计划进行新药临床研究（INDs）、新药上市申请（NDAs）和新药补充申请（称作 NDABA 及 BE 指导原则草案）的药物制剂包含的生物利用度（BA）和生

---

[1] 该指导原则由美国食品药品管理局（FDA）药品审评与研究中心（CDER），制药科学办公室、新药质量评价办公室、转化科学办公室、临床药理学办公室起草。

物等效性（BE）研究信息提供相关意见。[2] 本指导原则中包含了
对于适合口服给药的制剂如何满足 21CFR 第 320 部分规定的 BA
和 BE 要求的建议。[3] 该指导原则也适用于依赖于测定系统暴露
量来评价 BA 和 BE 的非口服给药的药品（例如，透皮给药系统、
某些直肠给药和鼻腔给药的药物）。本指导原则有助于申请人对
新药临床试验期间开展 BA 和 BE 研究以及在药品批准上市后因
药品的某些变化进行 NDA 申请时开展 BE 研究。[4] 本指导原则将
不会为证明公共保健服务法（Public Health Service Act）第 351 章
节批准的生物制品的可比性或生物相似性而进行的研究提供相关
意见。[5]

本指导原则草案最终定稿时，其将修改和替换 FDA2003 年 3 月

---

[2] 仿制药申请（ANDAs）和仿制药补充申请中药品的 BA 和 BE 信息不是本
指导原则的主题。2013 年 12 月 FDA 颁布了单独的以药动学为终点评价
指标的仿制药 BE 研究指导原则草案。仿制药 BE 研究指导原则草案最终
定稿时，将代表美国食品药品管理局（FDA）对该主题目前的看法。该
文件多处引用其他指导原则。这个脚注中提到的本指导原则以及本文档
其余部分参考的其他指导原则可访问 http://www.fda.gov/Drugs/Guidance
ComplianceRegulatoryInformation/Guidances/default.htm. 进行查询。我
们周期性地更新该网站下指导原则。请访问 FDA 指导原则网站确保下载
的是最新版的指导原则。

[3] 这些剂型包括片剂、胶囊、溶液、混悬剂、传统／速释制剂和改进（延
长、延迟）释放制剂。

[4] BE 是在《联邦食品药品和化妆品法案》（FD&C Act）第 505 章节（j）[21
U.S.C. 355（j）] 中显示出的一个法定术语，在其中它要求 ANDA 申报者
需证明计划的仿制产品和它的参考上市药品具有 BE。《联邦食品药品和
化妆品法案》（FD&C Act）505 章节（j）（2）（A）（iv）；也可见《联邦
食品药品和化妆品法案》（FD&C Act）505 章节（j）（8）。没有类似的
法定要求 NDA 申报者根据《联邦食品药品和化妆品法案》（FD&C Act）
505 章节（b）（1）或（b）（2）证明计划的产品与另一产品的 BE。然而
从科学上看，在 NDA 背景下，两个产品显示出相同或相似的 BA 可能是
评估一个产品安全性或有效性的目的所需要的。为了方便读者，在本指
导原则中将对两个或两个以上产品的相对 BA 评价称为 BE 的评价。

[5] 有关这些类型的研究信息，可以访问 FDA 药物指导原则网页查看。有
关访问这一网页的信息详见脚注 2。

颁布的关于新药临床研究、新药上市申请和新药上市补充申请中的生物利用度和生物等效性研究指导原则——口服制剂的生物利用度和生物等效性研究：一般性考虑（2003 年 3 月版 BA 和 BE 研究指导原则）的部分内容。[6] 自从 2003 年 3 月版 BA 和 BE 研究指导原则颁布后，FDA 已经确定根据不同的申请类型区分不同的 BA 和 BE 研究指导原则，将有益于申报者和申请人。因此，FDA 正准备颁布这份 NDA 生物利用度和生物等效性研究指导原则草案前，如前所述，FDA 已经颁布了用于 ANDA 和 ANDA 补充申请的 ANDA 生物等效性研究指导原则草案。[7]

本指导原则不能阐述与 INDs 和 NDAs 生物利用度或生物等效性评价研究相关的每个问题，因此建议申报者和申请人联系相关的审评部门，寻求其对本指导原则未能说明的具体问题的指导。

FDA 指导原则文件（包括本指导原则在内）不具有强制力的法律责任。相反，指导原则描述了 FDA 针对该主题当前的想法，仅视为一种建议，除非引用特定的法规或法令要求。FDA 指导原则中使用的应该（Should）一词是指建议或推荐，而非要求。

二、背景

对制剂的 BA 评价属于新药研发过程的一部分。本指导原则中所

---

[6] 对 2003 年 3 月版 BA 和 BE 研究指导原则的修订包括：①缓释制剂章节的扩展；②添加了伴随用药和联合用药的章节；③添加了乙醇饮料对缓释制剂的影响的章节；④添加了内源性物质的章节；⑤添加了个体内高变异药物的章节；⑥删除了有关 ANDAs 中进行的 BE 研究内容。本指导原则也有其他的修订需澄清。

[7] 详见脚注 2。

探讨的评价 BA 和 BE 的方法有助于 FDA 对 IND、NDA 或 NDA 补
充申请产品的安全性和有效性进行评价。在此过程中，使用了申
请中所有可以利用的信息，除此之外，还包括了使用 BE 原则收
集的信息，剂量 – 响应关系评价和临床试验结果。相比之下，仿
制药的 BE 评价常常用于支持判断仿制药可以代替它参比的上市
药品，并且涉及了对 ANDA 中允许的不同类型数据的考虑。因
此，本指导原则中讨论的方法可能不同于 ANDA 生物等效性研究
指导原则草案中类似的讨论内容。例如，本 NDA 生物利用度和
生物等效性研究指导原则草案建议使用 FDA 发布的食物影响生
物利用度和餐后生物等效性研究指导原则（2002 版食物影响的指
导原则）。空腹状态下的 BE 研究基本是足够的，其提供了在评估
INDs、NDAs 或 NDA 补充申请时所需考虑的全部信息。相比之下，
在 ANDA 生物等效性研究指导原则草案中推荐了餐后和空腹状
态下的 BE 研究，其将能够根据《联邦食品药品和化妆品法案》
（FD&C Act）505（j）项提供具体的信息来支持 BE 评价，并依
次支持其可替代性。尽管 ANDA 生物等效性研究指导原则草案修
改和替换了 ANDAs 和 ANDA 补充申请相关的 2002 版食物影响的
指导原则的部分内容，但是本 NDA 生物利用度和生物等效性研
究指导原则草案未替换与 INDs、NDAs 和 NDA 补充申请研究相关
2002 版食物影响的指导原则。[8]

（一）综述

测定产品的 BA 和（或）建立产品 BE 研究是支持 INDs、NDAs
和 NDA 补充申请的重要元素。BA 是指从药物制剂中吸收活性成
分或活性组分的比率和程度以及活性成分或活性组分在活性位点
可被利用的速率和程度 [21CFR 320.1（a）]。BA 数据提供了对吸

---

[8] 因此，正在修订 2002 版食物影响指导原则。

收药物部分的评估，也提供了药物药代动力学相关的信息。

BE 是指在合适的研究中，在相似条件下注射相同摩尔剂量的等值制剂或同成分不同含量制剂中的活性成分或活性部分，其在药物作用部位可被利用的速率和程度无显著性差异 [21CFR 320.1（e）]。评价两个产品之间的 BE 研究对于在药物研发和批准后期间发生的某些剂型或制造工艺的变更而言比较重要。在 BE 研究中，受试制剂的暴露量曲线会与参比制剂进行比较。

（二）生物利用度

一个给定剂型制剂的 BA 评估吸收进入全身循环的口服给药剂量的相对部分。口服给药产品的 BA 可通过其系统暴露量特征与合适的参比制剂的比较进行证明。曲线由按时测定活性成分和（或）活性组分的浓度组成，适当时，也会通过按时测定从全身循环收集的样品中活性代谢产物的量而组成。系统暴露量特征反映出原料药从药物制剂中释放以及释放后对原料药一系列可能的首过 / 全身作用。

FDA 的 21CFR 320.25 规定阐明了体内 BA 研究的指导原则。正如该规定所述，BA 研究的参比制剂应为溶液、悬浮液或静脉注射（IV）的剂型 [21CFR 320.25（d）（2）和（3）]。进行一项参比制剂为口服溶液的 BA 研究旨在评价剂型在 BA 研究中的影响。使用静脉注射（IV）参比制剂进行 BA 研究可评价给药途径对 BA 的影响，并界定了从药物制剂中释放药物的绝对 BA。

（三）生物等效性

如前所述，BA 和 BE 均关注原料药从药物制剂中释放以及随后吸收进入全身循环的过程。因此，建议确定 BE 的常用方法按

照用于 BA 研究的类似方法。BE 的确证包括一个更加正规的对
比试验，该试验使用有特定标准和对该标准有预设 BE 范围的
特定参比制剂。

1. 批准前变更

在 IND 期间，BE 结果可用于比较：①早晚期临床试验制剂；②
临床试验和稳定性研究中使用的制剂（两者如果不同）；③临床
试验制剂和已上市的药物制剂（两者如果不同）；④相应规格制
剂等效性。在每一个比较中，新的剂型、新的制造方法生产的制
剂或者新的规格是受试制剂，之前的制剂、之前的制造方法或之
前的规格作为参比制剂。在药物研发期间，证明 BE 的决定通常
由申请人判断决定，使用相关指导原则 [在本指导原则中，见二
（三）部分（批准前变更）和三（四）部分（体外研究）] 来确定
当组件、成分和（或）制造方法改变时，建议进行进一步的体外
和（或）体内研究。

2. 批准后变更

当涉及批准后组件、成分、生产地点和（或）制造方法存在重大
变更时，FDA 建议与变更前的制剂进行比对，变更后制剂的体
内 BE 应该被确证。根据《联邦食品药品和化妆品法案》（FD&C
Act）[21 U.S.C. 356a（c）（2）] 的 506A（c）（2）部分，在使用变
更的方法生产的制剂前，申请人需要向 FDA 提交补充申请并获其
批准。

有关推荐按特定批准后改变的 NADS 标准的速释和缓释制剂的
体外溶出度和体内 BE 研究类型的信息在下列 FDA 指导原则中
有描述。

（1）SUPAC-IR（速释固体口服制剂） 规模化生产和批准后变更，

化学、制造和控制，体外溶出度试验和体内生物等效性结果指导原则。

（2）SUPAC-MR（缓释固体口服制剂） 规模化生产和批准后变更，化学、生产和控制，体外溶出度试验和体内生物等效性结果指导原则。

3. 生物等效考虑

BE 研究常常采用交叉设计的方案。对该研究，当确定样本量大小时，个体内的变异需被考虑。当必须使用平行设计评价 BE 时，总变异性需被考虑，其中包括个体间变异替代了个体内变异。

未能证明受试制剂等效可能是因为与参比制剂相比，其吸收速率和（或）程度的测量值在可接受的上限或下限范围外。例如，当受试制剂的系统暴露量明显高于参比制剂时，关注重点为从更高系统浓度的安全角度来看，经验通常是有限度的。当受试制剂的系统暴露量明显低于参比制剂时，关注重点为受试制剂可能缺乏治疗效果。当受试制剂的变异性高于参比制剂时，关注重点为安全性和有效性，因这可能提示受试制剂的药效无法与参比制剂相比，另外受试制剂可能因变异性太高而不能在临床使用。

当无法证明 BE 时，申报者应根据可用的剂量－响应或浓度－响应数据得到的安全性和有效性证明吸收速度和程度方面的差异并不显著影响。缺少上述证据时，不足以证明 BE，可能提示受试制剂应该重新调整配方、受试制剂的制造方法应该被改变或者受试制剂需要额外的安全性或有效性数据。在某些情况下，若受试制剂和参比制剂的系统浓度－时间特征不同（例如，达峰时间 T_{max} 不同），根据受试制剂与参比制剂间药物峰浓度 C_{max} 和血药浓

度－时间曲线下面积 AUC 得到的 BE 结论可能不足以证明在安全
性和有效性方面无差异。例如，受试制剂与参比制剂之间系统浓
度分布曲线的形状差异可能意味着受试制剂不会产生与参比制剂
相同的临床反应。在这种情况下，建议进行额外的数据分析（例如，
部分血药浓度－时间曲线下面积 AUC），用暴露量－响应的评价
或临床研究来评价两种制剂的 BE。

三、证明 BA 和 BE 的方法

根据 FDA 法规，申请人必须采用 21CFR 320.24（b）规定中的
"准确度、灵敏度、重现性最好的分析方法"来证明产品的 BA 或
BE[21CFR 320.24（a）]。正如 21CFR 320.24 所规定，多种体内和
体外分析方法可用于测定 BA 和确认 BE。按照偏好降序排列为药
代动力学研究、体外试验预测人体内 BA（体外－体内相关性）、
药效动力学研究、有临床受益终点研究和其他体外试验。此外，
在体内数据适合证明 BA 处，相关法规中提供了有关特定类型的
体内 BA 研究的指导原则（见 21CFR 320.25 ~320.29）。该指导原
则主要关注用于证明 BA 或 BE 的药代动力学研究。

（一）药代动力学研究

1. 一般考虑

FDA 法规按活性成分或活性部分在作用位点的吸收速率和吸收程
度基本定义了 BA 和 BE。[9]对于体内研究，FDA 法规规定使用可
供利用的生物基质如血液、血浆和（或）血清进行药代动力学测定，

---

[9] 21CFR 320.1（a）和（e）。
[10] 例如见 21CFR320.24（b）（1）（i），如果血浆、血清或血液中药物或
它的代谢产物的连续测定不能完成，那么需要测定尿药排泄。

用于指示原料药从药物制剂释放进入全身循环的过程。[10]BA 和 BE 经常取决于药代动力学的测定，例如评价系统暴露量程率的血药浓度 – 时间曲线下面积（AUC），评价系统吸收速率的药物峰浓度（C_{max}）及达峰的时间（T_{max}）。基于药代动力学指标的比较来描述相对 BA 或给出 BE 结论，是依据测定在作用位点的活性成分或部分基本不可能的认识且假定有效性 / 安全性和活性部分的浓度及（或）体循环中其重要代谢产物间存在某些关系。典型的研究按交叉设计研究方案进行。交叉设计减少了由特殊患者因素引起的变异性，从而增加识别因配方引起差异的能力。

2. 预试验

申报者可选择在进行全面的 BA 或 BE 研究前，在少数受试者身上进行预试验，用以验证分析方法学评估药代动力学（PK）变异性，确定样本量大小以达到足够的检验效能，优化样品采集时间间隔，确定两次给药间所需清除期的时间。例如，对常规速释型制剂而言，精心设计初始样品采集时间可能会避免在全面研究中第一次收集样品的时间位于药物峰浓度（C_{max}）之后。对于调释制剂，预试验有助于确定评价滞后时间和剂量突释所需的采样时间流程。假若预试验的设计和执行是合适的，且有对足够数量的受试者参与完成了研究，预试验的结果可作为唯一的依据用以证明 BA 或 BE。

3. 全面试验

基于药代动力学参数测定的标准 BE 试验的一般建议请参见附录。建议对速释和调释制剂的 BA 和 BE 研究采用非重复的交叉试验设计。然而，申报者和（或）申请人也可以选择采用重复交叉设计进行 BE 研究。使用重复交叉设计可以：①评估参比制剂或受试和参比制剂个体内变异性；②通过制剂处方相互作用的方差分

量评价受试者。与非重复交叉方法相比，该设计阐明了 BE 研究
时发生混淆的变异性的内因。评价 BE 的非重复或重复试验，推
荐的分析方法测定的是平均 BE。对于实施和评价重复试验设计
的建议可在 FDA 评价生物等效性的统计学方法指导原则中找到。

4. 研究人群

BA 或 BE 研究纳入的受试者应在 18 周岁或以上，并且应让其知
情同意。通常，若制剂可安全地用于健康人群，BA 或 BE 研究应
在健康志愿者中进行。在健康志愿者与患者中分别开展的试验相
比，产生较少的药代动力学变异性，这是因为患者有诸如伴随疾
病及联合用药等潜在的干扰因素。在 BA 和 BE 研究中，男性和
女性受试者均可被招募，除非有特定的原因需要排除一种性别的
受试者。而上述排除可能与药物制剂标示仅能在一种性别中使用
或在一种性别中的潜在副作用与另一种性别相比有更大关系。例
如，口服避孕药需在女性受试者中进行评价，因其适应证特定于
女性。若药物属于潜在的畸胎剂，该药物制剂应在男性受试者中
进行评价。在研究开始时，研究中招募的女性受试者不应有孕妇，
在研究期间，女性受试者也不应怀孕。在某些情况下（如当因安
全性考虑排除了健康受试者的使用），在药物制剂预期适用的患者
中评价 BA 和 BE 可能是必要的。在这种情况下，申报者和（或）
申请人应招募在研究的整个时期内预计其病情是稳定的患者。

5. 单剂量和多剂量（稳态）试验

本指导原则一般建议采用单剂量的药代动力学研究来评价 BA 和
BE，因其在评价原料药从制剂释放吸收进入全身循环中的速率和
程度时，单剂量试验比稳态试验更敏感。

FDA 法规 21CFR 320.27 为多剂量体内 BA 研究设计提供指导。本

法规也列举了需要开展多剂量 BA 研究的几个实例。

（1）吸收速度有差异而吸收程度无差异。

（2）受试者间 BA 变异性较大。

（3）单剂量给药后，对于使用既定分析方法进行准确测定而言血液中药物活性成分或治疗部分、其代谢产物的浓度太低。

（4）药物制剂是缓释剂型。[11]

建议若开展多剂量试验研究，应选择合理的给药剂量和样品采集用以证明达到稳态。

6. 生物样品分析方法学

建议申报者确保 BA 和 BE 研究的生物样品分析方法应准确、精密、选择性高、灵敏、可重复。一份独立的 FDA 生物样品分析方法验证指导原则能够帮助申报者验证其分析方法。[12]

7. 空腹 / 餐后给药

除了预期空腹条件下会出现耐受性问题外，BA 或 BE 研究应在空腹条件下（给药前一晚至少禁食 10 小时）进行。假若预期空腹时会出现耐受性问题，建议申请人只进行餐后的研究。一份独立的 FDA 食物影响生物利用度和餐后生物等效性研究指导原则 会使申报者受益。

---

[11] 21CFR 320.27（a）（3）。
[12] 另请参阅 21CFR 320.29。

8. 待测组分

在 BA 研究中应测定收集到的生物体液中制剂释放的活性成分或
其活性部分以及（适当时）其活性代谢产物[13] 的含量。

BE 研究中建议测定的是活性成分或活性部分的含量，而不是代
谢产物。因与代谢产物相比，活性成分或活性部分的浓度 – 时间
曲线对制剂处方的改变更加敏感，代谢产物的浓度 – 时间曲线更
多反映了代谢产物产生、分布和消除。以下是需要测定活性代谢
产物的例子。

● 当活性成分或活性部分浓度太低而不能在血液、血浆或血清中
进行可靠的分析检测时，必须测定代谢产物的浓度。在此情况下，
代谢产物应取代活性成分或活性部分被检测。建议采用置信区间
法对这些研究中获得的代谢产物数据进行分析。

● 若代谢产物通过首过代谢形成且具有显著的有效性和（或）安
全性意义，除了活性成分或活性部分外，必须对代谢产物进行测
定。置信区间法适用于所有待测组分。然而，BE 标准通常仅适
用于活性成分或活性部分。申报者应联系相关审评部门以确定应
测定哪些成分。

9. 药代动力学系统暴露量的测定

本指导原则建议应对系统暴露量进行测定用以评价 BA 和 BE。采
用峰值、部分和全部的血浆、血清或血液浓度 – 时间曲线对暴露
量测定进行了如下定义。

---

[13] 参阅 21CFR 320.24（b）（1）（i）。

●峰值暴露量

建议通过直接从全身药物浓度数据而非内插法获得的 C_{max} 评价峰值暴露量。T_{max} 能够提供关于吸收速率的重要信息。由于采样时间不够早测得血液和（或）血浆浓度 – 时间曲线的第一个点有时为最高浓度，产生了测定的 C_{max} 真实性的问题。精心设计的预试验有助于避免出现上述问题。给药后 5~15 分钟时采集早期时间点的样品，给药后的一小时收集额外样品（如 2~5 次），可足够用以评价早期峰浓度。若按上述采样方法，即使观察到最高浓度出现在第一个时间点，该数据也被视为合理的。

●总暴露量（吸收程度）

对于单剂量研究，建议总暴露量的测定如下。

从 0 到 t 时刻血浆、血清或血液浓度 – 时间曲线下面积（$AUC_{0\sim t}$），其中 t 是可测得浓度的最后一个时间点。

0 到无穷时刻血浆、血清或血液浓度 – 时间曲线下的面积（$AUC_{0\sim\infty}$），其中 $AUC_{0\sim\infty} = AUC_{0\sim t} + C_t / \lambda_z$。$C_t$ 是最后可测量的药物浓度，λ_z 是根据适当方法计算所得的末端或消除速率常数。

对于半衰期长的药物，可使用截断 AUC。

对于稳态研究，建议总暴露量的测定应为达到稳态后在一个给药时间间隔内，0 到 tau 时血浆、血清或血液浓度 – 时间曲线下面积（$AUC_{0\sim tau}$），其中 tau 是给药间隔。

●部分暴露量

对于口服制剂，一般通过峰值和总暴露量的测定来证明 BA 和

BE。对于某些类型的药物在某种情况下（例如评价镇痛效果），
可通过提供进一步疗效的证据评价部分暴露量以支持不同配方制
剂的疗效。本指导原则建议使用部分 AUC 作为部分暴露量的测定。
截断部分的时间应与临床相关的药效学（PD）测定相关。建议申
请人应收集足够可量化的样品，以便对部分区域进行充分的评价。
对于有关药效学（PD）测定的适用性或部分暴露量应用方面的问
题，建议申报者和（或）申请人向相关的审评部门咨询。

10.BE 试验中药代动力学的比较

建议采用等效性的方法对 BE 进行比较。推荐的方法取决于：①
比较标准；②标准的置信区间；③ BE 限度。建议在统计分析前
对测得的暴露量进行对数转换。本指导原则建议使用平均 BE 标
准来比较速释和调释型制剂的重复和非重复 BE 研究的系统暴露
量。对于数据分析的额外信息，参考附录和 FDA 评价生物等效性
的统计学方法指导原则。

（二）支持 BA/BE 的其他方法

在某些情况下，建议采用其他方法证明 BA/BE。以下是关于这些
方法的一般考虑。申报者也可以参考 FDA 指导原则以获得关于这
些方法的额外信息。[14]

1. 体外试验预测人体 BA

体内外相关性（IVIVC）研究是一种描述制剂体外特征（例如，
药物释放的速率或程度）和相关体内响应（例如，血浆药物浓度
或者药物吸收量）之间关系的方法。这种关系模型的建立可以促
进缓释制剂的合理开发和评估。一旦 IVIVC 得到验证，体外试验

---

[14] 见脚注 2。

可作为 BA 和（或）BE 试验的替代试验，以及作为筛选剂型和建立药物溶出 / 释放验收标准的工具。

具体地说，鼓励所有缓释制剂的研究应描述其体外溶出 / 药物释放特征（包括原制剂），尤其若为不同药物制剂定义的体内吸收特征。上述努力可以使 IVIVC 得以建立。当 IVIVC 或关系得到确立 [21CFR 320.24（b）（1）（ii）]，体外试验不仅可以作为生产过程的质量控制，而且可以作为制剂如何在体内发挥作用的评价指标。

其他有关 IVIVC 开发和验证的额外信息参见 FDA 口服缓释制剂体内外相关性研究技术指导原则。

2. 药效动力学

当药物被吸收进入全身循环且可采用 PK 方法评价系统暴露量以及 BA 或 BE 时，不建议对口服制剂进行 PD 研究。首选 PK 终点，因为通常它是最准确、敏感和重复性好的方法。然而，在不能获得 PK 终点的情况下，也可以采用经过合理验证的 PD 终点来证明 BA 或 BE。

3. 比较的临床研究

在有限的情况下可以使用临床终点，例如对口服药物制剂而言，当不能对获得的生物体液中活性成分或活性部分进行测定（PK 方法）或无法使用 PD 方法时。因为这些情况不会经常发生，所以很少使用这种方法。

4. 体外研究

在某些情况下，在批准前和批准后可采用体外方法（例如，溶

出 / 药物释放试验）评价 BA 和 BE[21CFR 320.24（b）（5）（6）]。
例如具有高溶解性和高渗透性以及速溶的口服药物，基于生物
药剂分类系统，使用体外方法（溶解 / 药物释放研究）证明 BE
合理性。[15]

下列 FDA 指导原则为溶出方法学的开发、质量标准的制定和
溶出度试验的监管应用提供了建议。

● 口服固体制剂溶出度试验技术指导原则。

● 口服缓释制剂体内外相关性研究技术指导原则。

另外，建议申报者参考 FDA 其他指导原则中有关体外数据适用于
证明制剂的 BA 或 BE 情况下的额外信息。

四、不同剂型 BA 和 BE 的评价

本章节总结了评价特殊剂型 BA 和 BE 研究建议，无论该评价发
生在批准前或是批准后。

（一）溶液和其他溶液剂

对于口服溶液剂，如酏剂、糖浆、酊剂或其他溶液剂，体内 BA
和（或）BE 试验一般显而易见，且产品的体内数据可能被豁免 [21
CFR 320.22（b）（3）]。在此情况下，申请人被视为已遵守且满

---

[15] 见 FDA 基于生物药剂学分类系统的速释固体口服制剂体内生物利用度
和生物等效性研究豁免指导原则。该指导原则文件提供了有关生物药剂
学分类系统（BCS）的补充信息。

足体内数据的要求。[16] 尽管比较研究不是必需的，但是需要描述药物的药代动力学特征 [21CFR 314.50（d）（3）]。此外，基于原料药从制剂中释放是显而易见的且溶液中不含有任何显著影响药物吸收的辅料的假设，比较不同溶液剂体内 BE 的研究是可被豁免的。然而，某些可能影响 BA 的辅料（例如山梨糖醇可以降低药物的 BA，维生素 E 可能提高 BA）有时应用于口服液体制剂中。在此情况下，需要评价体内 BA 和（或）BE。

（二）速释制剂

此部分讨论包括胶囊剂、片剂（包括传统型、口含片、咀嚼片、口腔崩解片和舌下剂型）和混悬剂。

1. 批准前

对于 BA 和 BE 试验，建议开展单剂量的空腹研究。在某些情况下，需要开展多剂量的 BA 试验和（或）食物影响研究（见食物影响生物利用度和餐后生物等效性研究指导原则）。非传统型制剂（口含片、咀嚼片、口腔崩解片和舌下剂型）应按照拟定的标签和说明书给药。此外，对于整片吞服的非传统型制剂需要开展 BA 研究以评价整片误吞的影响。除了总暴露量外，采样需充分获取 T_{max} 和 C_{max} 信息。

建议评价所有口服制剂的体外溶出度。与传统制剂相比，非传统型制剂的体外溶出度试验条件可以相同或不同。若溶出度数据存在差异，应该与相关的审评部门进行探讨。

---

[16] 见 21CFR 320.22（b）（3）。

2. 批准后变更

速释制剂申请批准后变更所需的体外溶出度和体内 BE 试验类型的信息可以在 FDA（SUPAC-IR）速释固体口服制剂：规模化生产和批准后变更，化学、生产和控制，体外溶出度试验和体内生物等效性结果指导原则中获得。建议对于批准后变更，应对变更前后的制剂进行体外或体内的比较。

（三）调释制剂

调释（MR）制剂包括延缓释放（控制释放或者持续释放）制剂[17]和延迟释放制剂。

ER 制剂是延缓或延长活性成分或活性部分从药物制剂中释放的剂型，与速释（IR）制剂相比，其可以减少给药频率。且该种制剂的开发可减少血浆中药物浓度的波动。ER 制剂可以是胶囊剂、片剂、颗粒剂、微丸或混悬剂。

延迟释放（DR）制剂是指给药一段时间后才释放活性成分或活性部分的制剂（例如，这类制剂在量化血浆药物浓度上显示出一段滞后时间）。典型地，包衣（如肠溶包衣片）用于延迟原料药的释放，直至药物制剂通过胃的酸性介质之后才释放。通常，DR制剂被视为速释制剂。然而，若 DR 制剂具有复杂的释放特点，应联系相关审评部门寻求另外的指导。

若为 ER 制剂，以下建议将适用。

---

[17] 为了本指导原则的目的，术语延缓释放（extended）、控制释放（controlled）和持续释放（sustained）可以交换使用。

1. 批准前：BA 和 BE 试验

FDA 法规 21CFR 320.25（f）中提出进行延缓释放制剂的 BA 研究者在确定是否满足某些划定的条件。[18] 该法规也规定"生物利用度研究选择的参比物质可以对制剂声称的 ER 特点进行合适的科学评价"。[19] 合适的参比制剂可以包括：①活性药物成分或治疗部分的溶液剂或混悬剂；②目前市场上销售的包括同样活性药物成分或治疗部分且按照非控释制剂标签中的推荐剂量给药的非控释制剂；③目前市场上销售的已被 NDA 全部批准的含有相同活性药物成分或治疗部分，且按照目前市场上销售的标签中有推荐剂量给药的 ER 制剂。[20]

通常，ER 制剂的药代动力学特征可能与已批准的 IR 制剂不匹配（例如 T_{max} 不同）或者在某些情况下，与另一个 ER 制剂不匹配。在此情况下，使用 C_{max} 和 AUC 评价相似的药代动力学特征可能不足以揭示 ER 制剂与速释制剂的生物等效性。因此，建议进行额外的安全性或有效性研究或药代动力学/药效学评价。本指导原则建议在以下几种情况下，对提交 NDA 的 ER 制剂开展后续的 BA 研究和食物对于 BA 影响的研究。

与已经批准的 IR 制剂相比的新型 ER 制剂。

● 对于在药物治疗剂量范围内的具有线性药代动力学特性的药

---

[18] 21CFR 320.25（f）（1）。

[19] 21CFR 320.25（f）（2）。

[20] 21CFR 320.25（f）（2）（i）（ii）（iv）。建议试图使用"目前经新药申请完全批准上市销售且含有同样活性成分或治疗部分，并按照标签中建议的剂量给药的 ER 制剂"作为参比制剂的申报者根据法规 21CFR 320.25（f）（2）（iii），在开始这项研究前与 FDA 协商。

物，应进行空腹试验来比较以最高规格单剂量给药的 ER 制剂与
在最小的给药时间间隔内给药以达到和 ER 制剂总给药剂量等效
的 IR 参比制剂。[21] 若由于安全性原因不能使用最高规格的制剂，
较低规格的制剂也可接受。

● 对于在药物治疗剂量范围内的具有非线性药代动力学特性的药
物，至少将单剂量的最高和最低规格的 ER 制剂与其相对应的以
ER 制剂给药间隔时间内给药的 IR 参比制剂进行比较。若根据以
上研究不能推断出中等规格 ER 制剂的相对 BA，中等规格 ER 制
剂的单剂量试验应与以 ER 制剂给药间隔时间给药的 IR 参比制剂
进行比较。

● 当 ER 制剂规格在成分上并不成比例相似时，应进行 ER 制剂
单剂量空腹的剂量等效性评价研究 [22] 或剂量比例性研究 [23]。

● 应对最高规格 ER 制剂进行单剂量食物影响研究（见 2002 版食
物影响指导原则）。

---

[21] 例如，当一天一次给药（QD）的 150mgER 制剂正在被开发时并给予了
已批准的以一天三次给药（TID）的 50mg 速释参比制剂或一天二次给药
（BID）的 75mg 速释参比制剂，单剂量给药的 150mgER 制剂可以与已
批准的以一天三次给药（TID）的 50mg 速释参比制剂或一天二次给药（BID）
的 75mg 速释型参比制剂相比较。在这种情况下，常见的最小时间间隔
是 24 小时。
[22] 如果三种规格 10、25 和 50mg 的新延缓释放制剂正在被开发，进行的
剂量规格等效性研究应该使用 5×10mg、2×25mg 和 1×50mg 以达到剂
量的不变。
[23] 如果三种规格 10、25 和 50mg 的新延缓释放制剂正在被开发，进行的
剂量规格比例性研究应该使用 1×10mg、1×25mg 和 1×50mg 以达到
剂量的不变，使用 1×10mg、1×25mg 和 1×50mg 进行剂量规格比例
性研究。

●应进行稳态研究来比较最高规格 ER 制剂与以 ER 制剂总给药剂量相等的已批准的 IR 参比制剂。

新的延缓释放制剂（ER_{new}）与已批准的给药间隔不同的延缓释放制剂（ER_{old}）的比较（即 ER_{new} 和 ER_{old} 的给药间隔不同）。

●除了参比制剂的选择，提供的建议与之前章节（考虑到已经批准的 IR 制剂进行新的 ER 制剂开发）所述内容相同。此种情况下，参比制剂可能是已批准的 ER_{old} 或者是 IR 制剂。

新的 ER 制剂（ER_{new}）与已批准的给药间隔相同的延缓释放制剂（ER_{old}）相比较。

●高规格 ER_{new} 制剂与 ER_{old} 制剂相比的单剂量空腹 BE 研究。如果 ER_{new} 和 ER_{old} 的规格不同，那么应对 ER_{new} 制剂和 ER_{old} 制剂的最高规格进行比较。

●应进行最高规格的 ER_{new} 制剂单剂量食物影响研究。

●当 ER_{new} 制剂的规格在成分方面不具有比例相似性，应进行 ER_{new} 制剂的单剂量空腹给药下，剂量等效性评价研究或剂量比例性研究。[24]

●在某些情况下,若两种 ER 制剂的药代动力学特征不匹配(例如,

---

[24] 21CFR 320.21（b）（给申请人提交"将允许 FDA 豁免提交证明体内 BE 的证据"信息的选项）和 320.21（f）(要求提交信息支持豁免请求"应当符合 320.22 中规定的标准"）。

T_{max} 不同），ER_{new} 制剂和 ER_{old} 制剂间的 BE 可能不足以确保安全
性或有效性无差异。需要开展额外的数据分析或临床研究以确保
两种制剂的临床等效性。

2. 批准后变更

已批准的 ER 制剂经特定批准后变更所需开展的体外溶出度和体
内 BE 研究类型的信息可参考 FDA 缓释固体口服制剂（SUPAC-
MR）：规模化生产和批准后变更，化学、生产和控制，体外溶出
度试验以及体内生物等效性结果指导原则。建议对于批准后变更，
应对变更前后的制剂进行体外或体内的比较。

（四）批量大小

对于关键的 BE 研究，受试批次应能够代表生产批次。因此，受
试批次的数量应至少为计划生产批次数量的 10% 或者最低为
100,000 个单位，两者之间取数量较大者。

五、关于体外研究方法的附加信息

（一）支持体内 BA 和 BE 研究数据要求豁免的体外研究

如上所述，FDA 的法规中规定若一个产品需要体内 BA 或 BE 数据，
申报者可以在某种情况下申请对上述要求豁免。[25] 例如，在某些
情况下，根据药物制剂的某些特点，体内 BA 或 BE 显而易见[21CFR
320.22（b）]，因此，任何体内数据的要求均可视为已满足。在
其他划定的情况下，体内 BA 或 BE 数据要求可能会被豁免，体

---

[25] 21CFR 320.21（b）（给申请人提交"将允许 FDA 豁免提交证明体内
BE 的证据"信息的选项）和 320.21（f）（要求提交信息支持豁免请求"应
当符合 320.22 中规定的标准"）。

外数据替代体内数据是可接受的 [21CFR320.22（d）]。例如根据 21CFR 320.22（d）（2），当：①药物制剂具有相同剂型和不同规格；②不同规格制剂的活性和辅料与同一制造商获得批准生产的另一制剂具有比例相似性；③新的规格能够满足法规中所述的体外试验时，不同规格速释制剂的体内数据要求可能会被豁免。[26] 此外，对于更高规格制剂的豁免，应证明其在治疗剂量范围内的药代动力学具有线性特征。

本指导原则用以下几种方式定义了比例相似性。

● 所有不同规格制剂的活性和辅料的比例完全一样（例如，50mg 规格片剂所含有的所有辅料恰好是 100mg 规格片剂所含辅料的一半、25mg 规格片剂所含辅料的两倍）。

● 对于高活性原料药（活性成分在处方中的含量相对较低）：①所有规格制剂的总重量基本保持一致（与进行了生物等效性研究的规格相比，产品的总重量差别在 10% 以内）；②所有规格产品辅料一致；③通过调整主辅料的用量来调整规格。

● 双层片剂被认为是一种剂型，尽管其包含两个不同组成成分的独立层。在评价不同规格制剂的比例相似性时，两层的所有成分都应比例相似。事实上仅只有一层比例相似而另一层不能明显表明该制剂（整个片剂）比例不相似。这是相关的，因为片剂的不同层之间可能有相互作用，不同的规格也可能因分层的大小不同且每一层中的辅料数量的不同而不同。

---

[26] 也可以查阅 21CFR 322.22（d）（3）和（4）中豁免的额外根据。如果豁免提交与保护公众健康是兼容的，如有正当理由，FDA 也可以豁免其体内 BA 或 BE 证据的提交。对于完整的 NDAs，如果延期提交与保护公众健康是兼容的，FDA 可能会允许其推迟提交体内 BA 的证据。

若提供了充分的验证并且与相关的审评部门进行了讨论，也有可能会出现例外情况。

（二）为评价 BA 或 BE 而开展的体外研究

在其他情况下，FDA 认为体外研究是评价 BA 或 BE 中最准确、灵敏、重现性最好的方法 [21CFR 320.24（b）（5）（6）]。[27] 以下为进行此类研究提供其他指导。

1. 速释制剂（胶囊、片剂、混悬剂）

在某种情况下，体外研究数据可用来比较药物制剂的剂型。若申请人寻求使用体外试验数据评价速释型胶囊、片剂和混悬剂的 BA 或 BE，FDA 建议申报者需采用合适的溶出方法绘制所有规格的溶出曲线。若溶出结果表明制剂的溶出特点不取决于 pH 和制剂规格，一种溶媒下的溶出曲线常常足以证明 BE。否则，建议至少提供三种溶媒下（例如，pH 1.2、4.5 和 6.8）的溶出数据。应使用 f_2 检验来比较不同规格制剂的溶出度曲线（详见 FDA 速释口服固体制剂溶出度试验技术指导原则）。f_2 值 > 50 表明溶出曲线具有充分的相似性来支持生物豁免；f_2 值 <50 时，建议与相关的审评部门讨论以确定是否需要进行体内研究。f_2 方法不适用于速释溶剂（例如，在 15 分钟或更短时间内溶解超过 85%）。

● 临床试验制剂的外部包装

在药物研发期间，申报者有时必须盲目使用在临床试验中所用的制剂处方。在某些情况下，已上市制剂与临床试验制剂的唯一区别是制剂被加入到胶囊中。进行这样的外部包装的主要目的是用于设盲。如果未向胶囊中加入其他辅料且在三种溶媒下（pH 1.2、

---

[27] 在这种情况下，根据 21CFR 320.21 和 320.22，非豁免是必需的。

4.5 和 6.8）的溶出曲线具有可比性，仅用体外试验数据来支持已上市制剂与临床试验制剂的生物等效是可行的。

● 规模化生产和批准后变更

某些制剂的成分和组成、生产规模、生产地点、生产过程或设备的变更可以在批准后发生。基于生产工艺的改变对活性成分的释放和 BA 可能产生影响，IR 制剂的某些生产工艺的改变可以仅根据制剂变更前后溶出度曲线的相似性获得批准。FDA 速释固体口服制剂（SUPAC-IR）：规模化生产和批准后变更，化学、生产和控制，体外溶出度试验以及体内生物等效性结果指导原则中提供了在这种情况下速释制剂的体外溶出度和体内 BE 研究的推荐信息。本指导原则中描述的原则同样适用于与临床试验制剂不同的拟上市制剂的批准前变更。

2. 缓释制剂

FDA 缓释固体口服制剂（SUPAC-MR）：规模化生产和批准后变更，化学、生产和控制，体外溶出度试验以及体内生物等效性结果指导原则中提到，寻求使用特定的批准后变更的缓释制剂的体外数据是可被接受的。本指导原则中描述的同样原则也适用于批准前变更。体外数据使用的其他考虑因素如下。

● 珍珠胶囊：低 / 高规格

对于规格仅仅在于包含活性部分珍珠数目不同的延缓释放珍珠胶囊，最高规格制剂的一项适当的单剂量空腹 BA 或 BE 试验应该进行。仅根据与最高规格制剂的体内 BA 或 BE 研究的溶出度曲线的比较，可以对一个或多个低规格制剂的体内 BA 或 BE 进行评价（除非因安全性原因排除了在健康受试者中进行最高规格制剂的给药）。每个规格制剂溶出度曲线的生成应该使用建议的溶

出度方法。若溶出度方法暂未确定的情况下，溶出度曲线应至少
在三种媒介下（例如 pH 1.2、4.5 和 6.8）生成。根据：①推荐剂
量下的临床安全性和（或）有效性数据及更高规格制剂的需求；
②治疗剂量范围内的药代动力学线性关系；③有相似溶出度结
果的所有规格制剂采用同样的溶出过程，更高规格制剂的体内
BE 试验可能并不必需。f_2 检验可用来评价不同规格制剂的相似
曲线图。

● 缓控释剂型：低规格

对于缓控释剂型，当药物制剂为剂型同样而规格不同且当：①药物
显示出线性药代动力学；②多种规格的制剂的活性和辅料；[28] ③药物
释放机制相同，通过仅与最高规格制剂的体内 BA 或 BE 研究的
溶出度曲线作比较，可对一个或多个低规格制剂的体内 BA 或 BE
的测定值进行评价。每个规格制剂溶出度曲线的生成应使用建
议的溶出度方法。若溶出度方法暂未确定，溶出度曲线应该至
少在三种媒介下（例如 pH 1.2、4.5 和 6.8）生成。使用相同的
溶出度试验条件可以生成所有规格的受试制剂和参比制剂的溶
出度曲线。

六、专题

（一）乙醇饮料对缓释制剂的影响

饮用含乙醇的饮料会影响原料药从缓释制剂中释放。该制剂将失
去缓释作用，导致药物过快释放，并改变药物的系统暴露量，进

---

[28] 如果所有规格的制剂在成分上并不成比例，并且下列数据是可接受的：
①最高规格制剂和最低规格制剂适当的 BA 或 BE 数据；②使用 f_2 评价得
到的体外多种媒介下溶出度比较曲线，那么可以提交中等规格制剂的体
外数据。

而对药物的安全性和（或）有效性产生有害影响。

应在不同浓度的乙醇溶媒中考察药物的体外释放情况。根据体外评价的结果，给予乙醇时，需进行药物制剂的体内 BA 试验。

（二）对映异构体 和外消旋体

在外消旋体制剂研发期间，BA 试验中应进行外消旋体的测定。通过测定外消旋体的单个对映体来表示对映体的药代动力学特征也是重要的。对于一个特定的对映体开发，应评价其手型转化。

BE 研究中建议采用非手性分析的方法测定外消旋体。当满足下列所有条件时：①对映体显示出不同的药效学特征；②对映体显示出不同的药代动力学特征；③较少的对映体产生了主要疗效和安全性的活性；④在至少一个对映体中显示出非线性吸收（通过对映体的浓度比率变化显示药物输入速率的变化），建议在 BE 研究中测定单个对映体。在此种情况下，建议应分别对对映体应用 BE 标准。

（三）以复杂混合物为活性成分的药物制剂

某些制剂可能含有复杂的原料药（即活性部分或活性成分为多种合成的和（或）天然成分的混合物）。这些复杂的原料药中的一些成分或所有成分可能不具有化学结构和（或）生物活性方面的特征。BA 和 BE 研究中，量化所有活性或潜在活性成分不太可能。在此情况下，建议应根据选定的成分进行 BE 研究。典型的成分选择标准包括药物剂型中各部分的数量、各部分的血浆或血液水平以及各部分的生物活性。当使用药代动力学方法评价制剂中药物成分的吸收速度和程度不可行时，药效学、临床研究或体外研究的方法可能适合。

（四）长半衰期的药物

在长半衰期（≥ 24 小时）速释口服制剂的 BA 或药代动力学研究中，半衰期的充分描述应包括一段长时间内的血液采集。对于含有长半衰期药物制剂的 BA 或 BE 测定，若其经历了一个充分的洗脱期，可以进行一项非重复性、单剂量交叉研究。如果该交叉研究有问题，采用平行设计研究。对于交叉研究或平行研究，建议样品采集时间应足以保证药物制剂完成胃肠通过（约 2~3 天）和药物吸收。C_{max} 和适当截断的 AUC 可以分别用来描述药物的峰值暴露量和总暴露量的特征。对于在分布和消除方面证明为低个体内变异的药物，截断的 AUC（例如 $AUC_{0~72h}$）可以用来替换 $AUC_{0~t}$ 或 $AUC_{0~\infty}$。对于在分布和消除方面证明为高个体内变异的药物，不应该采用 AUC 截断的方法。在此情况下，建议申报者和（或）申请人咨询相关的审评部门。

（五）用于局部作用的口服药物

当药物通过胃肠道产生局部作用药效时，通过使用适当的药代动力学、可接受的药效学终点、临床有效性和安全性研究及（或）合适设计的且已验证的体外研究可以实现对 BA 和 BE 的评价。对于上述的情况，建议申报者和（或）申请人咨询相关的审评部门。建议进行额外的安全性研究来描述产品的局部安全性特征。体外研究应反映出重要的临床效果或者与临床研究相比对于产品的疗效变化更敏感。为了确保可比的安全性，食物影响的额外研究可以帮助了解用于胃肠道局部作用的药物制剂给药后的系统暴露程度。

（六）组合 / 合用制剂

组合制剂是指两种或两种以上活性成分按配方制成单个药物制剂。一般情况，涉及组合制剂的体内 BA 研究存在将组合制剂中每个活性药物成分或治疗部分的吸收速度和程度与分开的单一成分制备物中同时给药的每个活性药物成分或治疗部分的吸收速度和程度进行比较 [21CFR 320.25（g）]。

为了定义 BA 或需要时确定 BE，本指导原则建议对组合制剂进行下列研究。

●作为单一治疗的同时给药的单一成分药物制剂或已批准的含有相同活性成分的组合制剂的一项两种治疗，单剂量空腹研究。本研究应使用与单个药物制剂相匹配的最高规格的组合制剂。

●某些取决于特定情况的可供选择的研究设计也是可以接受的。例如，当一种组合制剂由两种成分组成时，比较组合制剂分别给药的单一成分药物制剂的一项三治疗的研究设计可能是合适的。

●组合制剂的一项单剂量食物影响研究。

组合制剂的 BE 研究应包括对每种活性成分系统浓度的测定。置信区间方法应被用于组合制剂每个测定的分子实体和它的参比制剂中。

在特定情况下，药物制剂联合给药（非联合配制的）存在增加其中一个药物（主药）的暴露量。第二种药物无治疗效果，仅是增加了主药的系统暴露量。当主药和第二种药物为新的分子实体，应分别评价每个药物的 BA。若因任何原因主药需要进行 BE 研究时，受试制剂和参比制剂的第二种药物应伴随着主药给药。包括 BE 标准的置信区间在内的相应药代动力学结果应适用于主药。测定第二种药物的浓度是不必要的。第二种药物需要的 BE 研究应仅在第二种药物中进行，主药不应伴随着第二种药物给药。当

组合制剂中包含一个新分子实体和一个已批准的药物制剂，可仅
评价新分子实体的 BA。在此假定已批准药物制剂的 BA 目前已得
到评价。

（七）内源性物质

研发含有人体内源性化合物（例如睾丸）的药物制剂。当内源性化
合物与正在给药的药物相同时，测定从制剂中释放的和每位受试者
吸收的药物量较困难。大多数情况下，测定和粗略估计血液（血浆）
中化合物的基线内源性水平并从给药后测定的每位受试者的总浓度
中减去这些基线水平相当重要。用这种方法可以实现对药物制剂实
际药物利用度的评估，因此可评价 BA 和 BE。内源性物质可能存在
自我平衡的过程，这会影响其产生进而影响其全身的浓度。为了减
少这些自我平衡过程的并发症并潜在地避免基线校正的需求，一种
替代的方法可能是用在 BA 和 BE 研究中招募内源性物质低或无内
源性物质的患者来替代健康的志愿者。

体内产生的内源性物质的浓度可在试验药物给药前进行测定。根
据建议的适应证，从每位受试者给药后的浓度中减去时间平均的
基线值或时间匹配的基线值。当内源性物质水平受饮食影响时，
在研究开始前和期间需严格控制化合物的饮食摄入。为达到稳定
的基线水平，受试者应在研究开始前有足够的时间到医院住院并
食用与药代动力学采样当天食用的相似标准餐。

不论哪种情况，均应测定每个给药期的基线浓度，在特定时期进
行基线校正。若基线期校正后得到的血浆浓度值结果为负值，则
在计算基线校正的 AUC 前应将该值设为 0。所有未校正和已校正
的数据都均适当地进行药代动力学和统计学分析。由于与内源性
化合物相关的复杂性的存在，建议申报者和（或）申请人与相关

的审评部门联系，寻求其额外的指导。

（八）高个体内变异的药物制剂

除了传统的方法和采用重复设计的平均 BE 使用外，也可以考虑使用重复设计的参比制剂校正的 BE 方法。此方法为显示高个体内变异（≥ 30%）的药物准备的。参比制剂校正的平均 BE 方法通过扩展调整高变异性药物的 BE 范围，使之与研究中参比制剂受试者内的变异性相适应，且规定几何平均值的比值范围为 0.8 ~1.25。[29] 当计划使用参比制剂校正的 BE 方法时，应咨询相关的审评部门。

---

[29] 对于参比制剂校正方法的一般原则可以参考 Davit B, Conner D.Reference-Scaled AverageBioequivalence Approach. In: Kanfer I, Shargel L, Eds. Generic Drug Product Development - International Regulatory Requirements For Bioequivalence. Informa Healthcare, 2010:271-272.

附录 1

一般的研究设计和数据处理

推荐下列一般方法，到某些药物和药物制剂的成分可进行调整。

1. 进行研究

● BA 或 BE 研究应在空腹条件下进行（至少 10 小时的一夜空腹后）。若需进行伴随食物的 BA 或 BE 研究，一个单独的食物影响生物利用度和餐后物等效性研究指导原则对申报者有益。

● 受试制剂和参比制剂应使用约 8 盎司（240ml）的水在适当数量的受试者中送服给药。

● 一般情况下，上市销售的最高规格制剂应以一个单位的剂量给药。（假如单次剂量的总和仍然在标示剂量范围内且总剂量对于给药的受试者是安全的）若得到批准，可以以多个单位最高规格制剂进行给药以达到足够的生物分析灵敏度。

● 一个充足的洗脱期（例如，大于等于测定部分的 5 个半衰期）。

● 应阐明受试制剂和已上市的参比制剂的总数和参比制剂的有效期。建议检测的受试制剂批次药物含量与参比制剂的差异不应大于 ±5%。申报者应对受试制剂的组成——陈述以及如果可能的话，将受试制剂和已上市的参比制剂组成的比较——列入申请中。根据 21CFR 320.38 和 21CFR 320.63 的要求，受试制剂和已上市的参比制剂的样品须被保存至少 5 年时间。额外的信息、请参考 FDA 指导原则：BA 和 BE 试验生物样品的处理和保存。

● 在每个研究阶段之前和期间，建议：①除了给药前和给药后 1 小时外，受试者可以饮水；②应在给药后（不少于 4 小时）给受试者提供标准餐；③受试者应在每个研究开始前 24 小时戒酒，并直到收集每个研究时期的最后一个样品截止。

2. 样品收集和采样次数

● 建议在正常情况下应使用血液而不是尿液或组织作为样品。大多数情况下，药物或代谢物在血清或血浆中进行测定的。然而，在某些情况下，例如当未开发出足够灵敏度的血浆检测法时，全血可能更适用于分析。建议应采集合适次数的血液样品来描述药物的吸收、分布和消除阶段。对大多数药物，建议每位受试者应采集 12~18 个样品，其中包括一次给药前的采样。这样的采样过程应至少持续 3 个或 3 个以上药物的末端消除半衰期，以获得 90% 的相关 AUC。对于多剂量研究，样品采集应经过剂量间隔期并且应包括剂量间隔期的开始和结束。样品收集的准确时间取决于药物的性质和给药剂型的输入速率。样品的收集应以一种血液中药物的最高浓度（ C_{max} ）和末端消除速率常数（ λ_z ）可被准确评估的方式进行隔开。

在末端对数线性相位期间应获得 3 个或 3 个以上的样品，以便能从线性回归中获得 λ_z 的准确评估。建议记录下真实的采集样品时间以及给药相关的经过时间。

3. 受试者给药前的血浆浓度

若受试者给药前的血浆浓度小于等于其 C_{max} 值的 5%，那么受试者的数据无须任何调整即可被包括在所有的药代动力学测定和计算中。建议若受试者给药前的血浆浓度大于其 C_{max} 值的 5%，应从所有的药代动力学评价中剔除该受试者。受试者的数据应该被报告并且受试者应该被纳入安全性评价中。

4. 由于呕吐而删除数据

在速释制剂研究期间，若受试者在两倍中位 T_{max} 时间内发生呕吐，建议从数据分析中删除发生呕吐的受试者的数据。对于缓释制剂，在标示的服药间隔期间发生呕吐的受试者不应纳入药代动力学分析。

5. 数据提交与分析

建议提交下列药代动力学信息。

● 血药浓度和采血时间点。

● 受试者、周期、顺序、治疗组。

● 受试者个体间、个体内和（或）总的变异性（如果有）。

● 单次给药 BE 研究的 $AUC_{0\sim t}$、$AUC_{0\sim inf}$、C_{max}、T_{max}、λ_z 和 $t_{1/2}$。

● 稳态 BE 研究的 $AUC_{0\sim tau}$、C_{maxss}、T_{max}、C_{minss}（给药间隔中最低的浓度）、C_{trough}（给药间隔末的浓度）、C_{avss}（一个给药间隔的平均浓度），波动程度 [（$C_{max}-C_{min}$）/C_{avss}] 和振幅 [（$C_{maxss}-C_{minss}$）/C_{minss}]。通过测定几个给药间隔的 Ctrough 来评价是否能达到稳态。

● 除了上述信息外，BA 研究中的清除率和分布容积也应该一同提交。

此外，建议应该提供 $AUC_{0\sim t}$、$AUC_{0\sim \infty}$ 和 C_{max} 的下列统计信息。①几何平均数；②算术平均数；③几何平均数比；④ 90% 置信区间（CI）。

建议提供对数转换的数据证明生物等效性。FDA 的评价生物等效性的统计学方法指导原则可以得到利用。

6. 置信区间有效位数保留

建议申请人保留置信区间（CI）数值有足够的有效位数。因此，要达到 80%~125% 的标准，CI 的数值需在 80.00%~125.00% 之间。

第十三章 | 含 BCS1 类 和 3 类 药 物的口服固体速释制 剂的溶出试验和质量 标准指导原则[1]

本指导原则草案最终定稿时，仅代表美国食品药品管理局
（FDA 或审评机构）对该主题目前的观点。它不会赋予任何人
任何权利，也不会约束 FDA 或公众。如果有替代方法能够满
足法令法规的要求，可以采用该替代方法。如果想要讨论该
替代方法，请联系本指导原则标题页中所列的 FDA 负责执行
本指导原则的工作人员。

一、前言

本指导原则的开发为生产者提交新药上市申请（NDAs）、新药临
床研究（INDs）、仿制药申请（ANDAs），酌情为包括高溶解性原
料药的速释片剂和胶囊剂提供建议。本指导原则旨在描述何时用
标准释放试验和准则代替广泛的方法开发和质量标准定制。最终
定稿时本指导原则即含 BCS1 类和 3 类药物的口服固体速释制剂

---

[1] 本指导原则由美国食品药品管理局药品审评与研究中心（CDER）溶出
技术咨询小组（TAG）起草。

的溶出试验和质量标准指导原则将代替口服固体制剂溶出度试验技术指导原则（1997 年 8 月）。[2] 对于 2 类和 4 类原料药，申请人应参考上文提到的 1997 年 8 月版指导原则。

通常 FDA 的指导原则不具有强制力的法律责任。相反，指导原则描述的是 FDA 当前关于某问题的想法，仅作为建议，除非引用特定的法规或法令要求。FDA 指导原则中出现的"应当"一词是指建议或推荐，而非要求。

二、背景

口服给药后固体制剂的吸收取决于原料药从制剂中的释放程度、在生理条件下药物的溶出度或增溶作用以及在胃肠道黏膜的渗透程度。向 FDA 提交的 NDA、ANDA 应包括显示药品质量和效能特性的数据，包括制剂的生物利用度或生物等效性数据、体外溶出度数据以及 CMC 等数据。体外溶出度数据通常从核心临床研究和（或）生物利用度 / 生物等效性研究以及产品开发过程的其他临床试验获得。制定药物审批过程中溶出试验质量标准时，需考虑到药物的溶解度、透过性、溶出度和药物动力学特性。

BCS 是根据原料药的水溶性和对小肠黏膜的透过性对药品进行科

---

[2] 会定期更新指导原则。为确保下载到当前最新版指导原则，请访问 FDA 药物指导原则网页 http://www.fda.gov/Drugs/GuidanceComplianceRegulatoryInformation/Guidances/default.htm.

学分类的系统。生物药剂学分类系统（BCS）指导原则对高 / 低溶
解性以及高 / 低渗透性的定义进行了描述。[3]

BCS 将药品分为 4 类：①高溶解性 – 高透过性药物（1 类）；
②低溶解性 – 高透过性药物（2 类）；③高溶解性 – 低透过性
药物（3 类）；④低溶解性 – 低透过性药物（4 类）。

此分类可作为判定体内生物利用度与生物等效性相关研究必要
性的根据。此外，也可作为决定药物体内外相关性（vitro-invivo
correlation：IVIVC）的相关证据。BCS 提示可标准化高溶解性药
品的溶出试验。因为 BCS1 类和 3 类产品具有高溶解性，如果体
外表现满足或超过以下建议的标准，可认为 BCS1 类和 3 类产品
对溶出度的影响风险较低。

本指导原则对含有 BCS1 类和 3 类药物的固体速释制剂的标准溶
出方法学和质量标准进行说明。在药物开发和审评期间，这些标
准将加快这类药物溶出方法和相关规格的开发。

三、适用产品

除作为一个速释制剂外，为达到本指导原则对溶出度的标准，药

---

[3] 见 http://www.fda.gov/aboutfda/centersoffices/officeofmedicalproductsandtobacco/
cder/ucm128219.htm. 和基于生物药剂学分类系统的速释固体制剂体内生
物利用度和生物等效性研究豁免指导原则。请访问，http://www.fda.gov/
downloads/Drugs/GuidanceComplianceRegulatoryInformation/Guidances/
UCM070246.pdf.

物制剂需满足以下所有条件。[4] 申请人需参考 FDA 指导原则，确定药品是属于 BCS 1 类还是 3 类。[5] 也可以联系审批部门，以帮助确定申报的具体药品是否满足以下述特殊情况。

（一）剂型

本指导原则适用于口服给药速释制剂，如片剂、胶囊剂，其意味着需吞服。但是不适用于咀嚼片和口腔崩解片。

（二）溶解度

属于 BCS 1 类或者 3 类[6] 的药物可被认为是高溶解性的药物，当其最大规格制剂在 250ml（或更少）、pH1~6.8 的水溶性介质中能够完全溶解，[7] 并且原料药在该 pH 条件下 24 小时内保持化学稳定。

（三）治疗类型

本指导原则不适用于治疗范围狭窄（NTI）的药物，因为此类药物溶出度与生物利用度的改变对临床疗效的影响尤为严重。要想了解更多 NTI 药物的信息，FDA 专门针对华法林钠起草的指导原则中描述了 NTI 药物分类的现行方法，该指导原则于 2012 年 12 月发布在 FDA 官方网站上，该指导原则为特殊药品生物等效性试验提供建议。

---

[4] 对于这类产品，以上推荐将会代替溶出方法数据库中的内容，并且在本指导原则最终定稿时，FDA 将更新溶出方法数据库或将本指导原则中覆盖的条目从数据库中剔除。美国药典药物制剂专论中描述的方法不同于本指导原则中的建议，ANDA 申请人可能会提出使用本指导原则中使用的方法作为替代方法并寻求对相关专论进行修订。

[5] 注解 4。

[6] 注解 5.

[7] 对于 ANDAs，最高规格寻求批准。

http://www.fda.gov/downloads/Drugs/GuidanceComplianceRegulatoryInf
ormation/Guidances/U CM201283.pdf.

（四）血药浓度达峰时间

如果达峰时间对预期用途很重要，那么本指导原则不适用。比如，
要求尽早起效或者快速起效的药物（如快速镇痛药物、急救药物
等），但排除因需要满足溶出度要求达到尽早起效或快速起效的
药物。

（五）生产及试验过程

生产及试验过程包括稳定性试验，应证明药品在标准溶出实验条
件下能够满足本指导原则中的质量标准。

（六）辅料

用于处方筛选的辅料应与速释制剂的设计一致。辅料添加数量应
与产品说明书中标注的数量一致。大量添加辅料，比如甜味剂、
表面活性剂，可能导致问题发生。但如果必须大量添加某种辅料，
推荐与审评部门联系，就此问题进行沟通。

七、标准溶出试验条件

若某产品符合标准的溶出方法和质量标准，申请人需使用以下其
中一种方法。仪器和试验次数相关信息可从 USP 第 711 章溶出度
中查找。仪器使用前需校正。[8]

---

[8] 溶出仪器 1 和 2 机械校准应用——现行药品生产质量管理规范（CGMP）
（2010 年 1 月）。请访问 http://www.fda.gov/downloads/Drugs/GuidanceC
omplianceRegulatoryInformation/Guidances/UCM198649.pdf.

（一）转篮法（USP 仪器 1）

- 转速 = 100 rpm
- 500ml 的 0.01M HCl 水溶液介质
- 无表面活性剂
- 37 ± 0.5℃

（二）桨法（USP 仪器 2）

- 转速 = 75 rpm
- 500ml 的 0.01M HCl 水溶介质
- 无表面活性剂
- 37 ± 0.5℃

虽然胃肠道的流体动力学是复杂的，无法通过 USP 转篮法或桨法所重现，但已发现对于转篮法转速为 100rpm 是有区别的。对于桨法而言，转速为 75rpm 有较好的区分能力，同时以较低转速使圆锥效应最小化。酸性条件的介质能反应胃中的环境，胃容积约250ml，在口服药物时用一杯同体积水送服。此容积太小以至于无法使用当前的转篮和划桨装置进行试验；然而，对于高溶解度、快速溶出的药物来说，500ml 水溶介质是最常用且具有足够体积的介质。

五、质量标准

药物制剂溶出度质量标准取决于原料药的 BCS 分类，并应服从以下建议。除了溶出度特征数据，申请人可以考虑使用合适的模拟试验进一步支持提出的溶出度质量标准。

- 对于 BCS 1 类产品：30 分钟单点溶出度质量标准，$Q = 80\%$。

● 对于 BCS 3 类产品：15 分钟单点溶出度质量标准，$Q = 80\%$。

能够满足更严格的质量标准的 BCS3 类药品要更好地确保溶出度
不会限制药物的生物利用度，并且药物吸收的限速步骤为胃排空。
对于 ANDAs，这些标准同样适用，除非有参比药物的溶出特征数
据的支持。

六、用崩解试验代替溶出试验

对于 BCS1 类和 3 类的药物，如果 15 分钟溶出质量标准能满
足 $Q = 80\%$ 的产品可用 USP 的崩解试验代替溶出试验。

对于满足此标准的药品，USP 崩解试验要求 5 分钟以内完全崩解
（USP 仪器，0.01M HCl），可以替代常释稳定性溶出试验。然而，
已批准的溶出方法应为主要方法，已批准的崩解方法为替代方法。
请注意为了支持批准后变更，通常需要进行溶出度试验，申请人
应使用已批准的溶出方法。

参考文献

1.H, Shah VP, Crison JR. A Theoretical Basis for a Biopharmaceutic Drug Classification: The Correlation of In Vitro Drug Product Dissolution and In Vivo Bioavailability. Pharm Res, 1995,12:413–420.

2.Dickinson PA, et al. Clinical Relevance of Dissolution Testing in Quality by Design. AAPS Journal, 2008.

3.FDA guidance for industry, 1995, Immediate Release Solid Oral Dosage Forms. Scale–up and Post–Approval Changes: Chemistry, Manufacturing, and Controls, In Vitro Dissolution Testing, and In Vivo Bioequivalence Documentation [SUPAC–IR].

4.FDA guidance for industry, 1997, Dissolution Testing of Immediate Release Solid Oral Dosage Forms.

5.FDA guidance for industry, 2010, The Use of Mechanical Calibration of Dissolution Apparatus 1 and 2 – Current Good Manufacturing Practice (CGMP).

6.FDA guidance for industry, 2000, Waiver of In Vivo Bioavailability and Bioequivalence Studies for Immediate–Release Solid Oral Dosage Forms Based on a Biopharmaceutics Classification System.

7.FDA guidance for industry, 2015, Waiver of In Vivo Bioavailability and Bioequivalence Studies for Immediate–Release Solid Oral Dosage Forms Based on a Biopharmaceutics Classification System.

8.FDA draft guidance for industry, 2012, Warfarin Sodium.

9.Shah V, Gurbarg M, Noory A, et al. Influence of higher rates of agitation on release patterns of IR drug products. J Pharm Sci, 1992,81(6): 500–503.

10.Strauch S, Jantratid E, Dressman JB. Comparison of WHO and US FDA biowaivers dissolution test conditions using bioequivalent doxycycline hyclate drug products. J Pharmacy and Pharmacology, 2009, 61:331–337.

11.United States Pharmacopeia (USP) General Chapters <711> Dissolution (2011), <701> Disintegration (2008).

12.WHO, 2006, Proposal to waive in vivo bioequivalence requirements for WHO Model List of Essential Medicines immediate–release, solid oral dosage forms. Annex 8 of WHO Expert Committee on Specifications for Pharmaceutical Preparations. Geneva: WHO.

13.Yu LX, et al. BCS: The Scientific Basis of Biowaiver Extensions, Pharm Research, 2002, 19(7) :921–925.

名词术语总表

A

ADUFA: Animal Drug User Fee Act,《兽药使用者付费法案》

AGDUFA: Animal Generic Drug User Fee Act,《动物仿制药使用者付费法案》

AMQP: Animal Model Qualification Program, 动物模型认证项目

ANDA: Abbreviated New Drug Application, 仿制药申请

APEC: Asia-Pacific Economic Cooperation, 亚太经合组织

API: Active Pharmaceutical Ingredient, 药用活性成分, 原料药

B

BARDA: the Biomedical Advanced Research and Development Authority, 生物医学高级研究和发展管理局

BE Test: Biological Equivalence Test, 生物等效性试验

BIMO: Bioresearch Monitoring, 生物研究监测

BLA: Biologics License Applications, 生物制品上市许可申请

BPCA: Best Pharmaceuticals for Children Act,《最佳儿童药品法案》

BPD: Biosimilar Biological Product Development, 生物类似物产品开发

BsUFA: Biosimilar User Fee Act,《生物类似物使用者付费法案》

C

CBER: Center for Biologics Evaluation and Research, 生物制品审评与研究中心

CDC: Centers for Disease Control and Prevention, 疾病控制与预防中心

CDER: Center for Drug Evaluation and Research, 药品审评与研究中心

CDRH: Center for Devices and Radiological Health, 器械与放射卫生中心

CDTL: Cross Discipline Team Leader, 跨学科审查组长

CEO: Chief Executive Officer, 首席执行官

CFDA: China Food and Drug Administration, 国家食品药品监督管理总局

CFR: Code of Federal Regulation,《美国联邦法规汇编》

CFSAN: Center for Food Safety and Applied Nutrition,
食品安全和应用营养中心

COTR: Contracting Officer's Technical Representative,
合同缔约人员技术代表

CPI: Consumer Price Index, 消费价格指数

CPMS : Chief Project Management Staff, 首席项目管理人员

CR: Complete Response Letter, 完整回复函

CTECS: Counter-Terrorism and Emergency Coordination Staff,
反恐和紧急协调人员

CVM: Center for Veterinary Medicine, 兽药中心

D

DACCM: Division of Advisory Committee and Consultant Management,
咨询委员会和顾问管理部门

DARRTS: Document Archiving, Reporting and Regulatory Tracking System,
文件归档、报告和管理跟踪系统

DCCE: Division of Clinical Compliance Evaluation, 临床依从性评价部

DD: Division Director, 部门主任

DDI: Division of Drug Information, 药品信息部门

DECRS: the Drug Establishment Current Registration Site,
当前药品登记地点

DEPS: Division of Enforcement and Post-marketing Safety,
药品上市后安全与执行部门

DHC: Division of Health Communications, 卫生通讯部门

DMF : Drug Master File, 药品主文件

DMPQ: Division of Manufacturing and Product Quality, 生产及产品质量部

DNP: Division of Neurological Products, 神经类产品部门

DNPDHF: Division of Non-Prescription Drugs and Health Fraud,
非处方药及反卫生欺诈部门

DOC: Division of Online Communications, 在线通讯事业部

DoD: the Department of Defense, 美国国防部

DPD: Division of Prescription Drugs, 处方药部门

DRISK: Division of Risk Management, 风险管理部门

DSB: Drug Safety Oversight Board, 药品安全监督委员会

DSS: Drug Shortage Staff, 药品短缺工作人员

DTL: Discipline Team Leader, 专业组组长

DVA: Department of Veterans Affairs, 退伍军人事务部

E

eCTD: Electronic Common Technical Document, 电子通用技术文件

EDR: Electronic Document Room, 电子文档室

eDRLS: electronic Drug Registration and Listing,
药品电子注册和上市系统

EMA: European Medicines Agency , 欧洲药品管理局

EON IMS: Emergency Operations Network Incident Management System,
紧急行动网络事件管理系统

EOP Ⅰ Meeting: End-of-Phase Ⅰ Meeting，Ⅰ期临床试验结束后会议

EOP Ⅱ Meeting: End-of-Phase Ⅱ Meeting，Ⅱ期临床试验结束后会议

EUA: Emergency Use Authorization，紧急使用授权

F

FDA: Food and Drug Administration，美国食品药品监督管理局

FDAA: Food and Drug Administration Act,《食品药品管理法案》

FDAAA: Food and Drug Administration Amendments，
《食品药品管理法修正案》

FDAMA : Food and Drug Administration Modernization Act，
《食品药品管理现代化法案》

FDASIA: Food and Drug Administration Safety and Innovation Act，
《FDA 安全及创新法案》

FD&C Act: Federal Food, Drug and Cosmetic Act，
《联邦食品药品和化妆品法案》

FDF: Finished Dosage Form，最终剂型

FSA : Federal Security Agency，美国联邦安全署

FSMA: Food Safety Modernization Act,《食品安全现代化法案》

FTE: Full-Time Employee/Full-Time Equivalence，全职雇员

FY: Fiscal Year，财政年度，会计年度

G

GCP: Good Clinical Practice，药物临床试验质量管理规范

GDUFA: Generic Drug User Fee Act,《仿制药使用者付费法案》

GLP: Good Laboratory Practice，药物非临床研究质量管理规范

GMP: Good Manufacturing Practice，药品生产质量管理规范

GO：Office of Global Regulatory Operations and Policy,
全球监管运营及政策司

GRP：Good Review Practice，药品审评质量管理规范

GSP：Good Supply Practice，药品经营质量管理规范

H

HEW：Department of Health, Education, and Welfare,
美国卫生、教育和福利部，HHS 前身

HHS：Department of Health & Human Services，美国卫生及公共服务部

HPUS：Homoeopathic Pharmacopoeia of the United States,
美国顺势疗法药典

HSP：Human Subject Protection，人体受试者保护

HUDP：the Humanitarian Use Device Program，人道主义器械使用计划

I

IHGT：Institute of Human Gene Therapy，人类基因治疗研究所

IND：Investigational New Drug，新药临床研究，试验性新药

IRB：Institutional Review Boards，伦理审查委员会

IRs：Information Requests，信息请求

M

MAPPs：Manual of Policies and Procedures，政策及程序指南

MCM：Medical countermeasures，医疗措施

MDUFMA：Medical Device User Fee and Modernization Act,
《医疗器械使用者付费和现代化法案》

N

NCE：New Chemical Entity，新化学实体

NCTR：National Center for Toxicological Research，国家毒理研究中心

NDA：New Drug Application，新药上市申请

NDC：the National Drug Code，美国国家药品代码

NF：National Formulary，美国国家处方集

NIH：National Institutes of Health，美国国立卫生研究院

NIMS：the National Incident Management System，

美国国家突发事件管理系统

NME：New Molecular Entity，新分子实体

NLEA：Nutrition Labeling And Education Act，《营养标识和教育法案》

O

OC：Office of Compliance，合规办公室

OCC：Office of the Chief Counsel，首席顾问办公室

OCC：Office of Counselor to the Commissioner，局长顾问办公室

OCET：Office of Counterterrorism and Emerging Threats，

反恐怖和新威胁办公室

OCM：Office of Crisis Management，危机管理办公室

OCOMM：Office of Communication，通讯办公室

OCP：Office of Combination Products，组合产品办公室

OCS：Office of the Chief Scientist，首席科学家办公室

OD：Office Director，办公室主任

ODSIR：Office of Drug Security, Integrity, and Response，

药品安全、完整和响应办公室

OEA: Office of External Affairs，对外事务办公室

OES: Office of Executive Secretariat，行政秘书处办公室

OFBA: Office of Finance, Budget and Acquisitions，

财政、预算和采购办公室

OFEMSS: Office of Facilities, Engineering and Mission Support Services，

设备、工程和任务支持服务办公室

OFVM: Office of Food and Veterinary Medicine，食品及兽药监管司

OGCP: Office of Good Clinical Practice，GCP 办公室

OGD: Office of Generic Drug，仿制药办公室

OHR: Office of Human Resources，人力资源办公室

OIP: Office of International Programs，国际项目办公室

OMB: Office of Management and Budget，美国行政管理与预算局

OMH: Office of Minority Health，少数族裔卫生办公室

OMPQ: Office of Manufacturing and Product Quality，

生产及产品质量办公室

OMPT: Office of Medical Products and Tobacco，医疗产品及烟草监管司

OMQ: Office of Manufacturing Quality，生产质量办公室

OO: Office of Operation，运营司

OOPD: Office of Orphan Products Development，孤儿药开发办公室

OPDP: Office of Prescription Drug Promotion，处方药推广办公室

OPPLA: Office of Policy, Planning, Legislation and Analysis，

政策、规划、立法及分析司

OPRO: Office of Program and Regulatory Operations，

计划和监管运营办公室

OPT: Office of Pediatric Therapeutics，儿科治疗学办公室

ORA：Office of Regulatory Affair，监管事务办公室

ORSI：Office of Regulatory Science and Innovation，
监管科学和创新办公室

OSE：Office of Surveillance and Epidemiology，
药品监测及流行病学办公室

OSI：Office of Scientific Investigations，科学调查办公室

OSPD：Office of Scientific Professional Development，
科学专业发展办公室

OSSI：Office of Security and Strategic Information，
安全和战略情报办公室

OUDLC：Office of Unapproved Drugs and Labeling Compliance，
未批准药品和标签合规办公室

OWH：Office of Women's Health，妇女健康办公室

P

PASE：Professional Affairs and Stakeholder Engagement，
专业事务和利益相关者参与

PASs：Prior Approval Supplements，事先批准补充申请

PC&B：Personal Compensation and Benefits，个人薪酬及福利

PDP：Product Development Protocol，产品开发方案

PDUFA：Prescription Drug User Fee Act，《处方药使用者付费法案》

PMA：Premarket Approval Application，上市前批准申请

PMDA：Pharmaceuticals and Medical Devices Agency，
日本药品及医疗器械综合机构

PMR：Premarket Report，上市前报告

PR: Priority Review, 优先审评

PR: Primary Reviewer, 主审评员

PRA: the Paperwork Reduction Act, 文书削减法案

PREA: Pediatric Research Equity Act,《儿科研究公平法案》

R

REMS: Risk Evaluation and Mitigation Strategies, 风险评估及缓解策略

RLD: Reference Listed Drug, 参比制剂

RPM: Regulatory Project Manager, 法规项目经理

S

SEC: The Securities and Exchange Commission, 美国证券交易委员会

SPA: Special Protocol Assessments, 特殊方案评估

SR: Standard Review, 标准审评

T

TL: Team Leader, 审评组长

U

USP: U.S. Pharmacopeia,《美国药典》

V

VP: Vice President, 副总裁

W

WTO: World Trade Organization, 世界贸易组织